女性診療科
最新超音波診断

荒木　　　勤
監修

関谷　隆夫
石原　楷輔
著

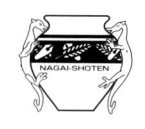

永井書店

監修のことば

　内科学には内科診断学がある．産婦人科学にも女性超音波診断学があっても良いのではと，小生は常々考えていた．

　産婦人科医にとっての「聴診器」は「超音波診断装置」である．超音波を応用しての産婦人科の種々疾患の診断はもはや欠かせない診断法となった．ここに卒前卒後を通じての，さらには生涯にわたっての研修に女性超音波診断学の重要性が認識されるべきである．

　女性骨盤内の観察診断には，経腟超音波法が欠かせない手段となっている．それに超音波カラードプラ，3次元超音波などが登場してきて，より精密な診断が得ることができるようになった．超音波装置も改良に改良を加え，新しい装置の開発は驚異的な進歩を遂げている．

　一方，他に目をやると超音波診断法の進歩とは裏腹にその診断のコツやポイントなどをやさしく解説し，教えてくれる指導書はなかなか見当たらなかった．

　いずれの臨床領域においても，指導書あるいはガイドブックなどの良書たる所以は，目を通して，やさしく理解でき，直ぐ実地臨床へ実践できるものでなくてはならない．理屈抜きにした，多数例からの経験に基づいた解説があっての指導書であって欲しい．個々の実例をより理解するには，目に焼き付くほどの美しい画像を提示して欲しい．美しい画像には，それぞれの臓器，組織，血液からの呼び声を感じ取ることができる．自分自身の経験から得た超音波画像はその人の大切な生きた宝物である．この宝物ともいうべき画像やデータも蓄積されてくれば，同じく学ぶ実地産婦人科に提示するのも意義深いことである．

　関谷隆夫，石原楷輔両氏は教学に身を置く者のつとめと感じ，両氏の所有する数々の美しい画像をもとに，やさしく解説した本書を上梓してくれた．同じ仲間からこのような素晴らしい超音波診断法における指南書が誕生したことは，小生にとって大変うれしいことである．

　本書を監修させて頂きながら，本書の良書たる所以は一体どこにあるのだろうかと考えてみた．

　① 超音波診断を行う初心者にとって，文章が簡潔で理解しやすく書かれている．

② 文字が大きく，見やすい．
③ 画像写真が豊富でどれも美しく鮮明である．
④ 少し判り難いと考えられる画像には横にシェーマが描かれているので理解しやすい．
⑤ 項目ごとの見出しは親切な文章で書かれている．読みたいところ，見たい画像が直ちに探し出せる．
⑥ 「まとめ」「ポイント」は読者にとって大変嬉しい教えとなる．より理解しやすくなる．
⑦ 随所に文献が掲載されているため，より深い知識，情報の習得に便利になっている．
⑧ 産科，婦人科疾患以外に，乳房の観察まで教示されていることは，これからの実地臨床に大いに役立つものである．
⑨ 基本知識から最先端の超音波診断法に至るまで網羅されている．

本書には，著者の夢が感じ取れる．その夢は美しい画像で示してくれている．しかし，どれほど多くの夢があろうとも，夢に色や香りがなければ，その夢は一瞬のうちに頭のなかから消え去る．一芸に秀でた者が書いた著書であるが故に，本書には夢と香りがいっぱい漂っている．まさに本書は良書の仲間入りを果たしてくれた．

実地産婦人科医療に携わる産婦人科医師，卒前卒後の学生，研修医にとっての欠かせない指南書の上梓に著者とともに喜びを分かち合いたい．

新しい女性医学の台頭にあたって
荒木　勤

序　文

　1950年，Ian Donaldがはじめて超音波画像診断法を取り入れて以来，その発達は目覚ましいものがある．今日までの電子工学をはじめとする科学技術の発達は，超音波診断機器に夢想だにしなかった程の精度の向上をもたらし，超音波診断学は飛躍的な発展を遂げました．現在，産婦人科における超音波診断法は，一般外来はもとより妊婦健診においても基本的診察法の一つになったといっても過言ではありません．

　近年の超音波検査法は単なる断層像のみでなく，ドプラ法による血流表示を応用した循環動態の観察をはじめ，子宮腔内に生食を注入しながら超音波検査を行うSonohysterography，造影剤を利用したsonohysterosalpingographyなどの手法が取り入れられ，その診断能は従来に比べて比較できないほど精度の高いものになっています．また，最近の3次元超音波法の登場は，観察対象を立体像として表示して客観的・視覚的に訴えるこができることから，その重要性の認識はもはや時代の趨勢となっています．

　このように，超音波診断学は日進月歩の進化を続けていることを認識し，検者である医師は，常にその技術と知識の修得に研鑽を積まねばならないといえます．本書を出版した目的は，こうした超音波診断を取り巻く状況を踏まえ，これまで報告されてきた数多くの知見をベースに我々が蓄積してきた研究成果を取り入れ，本検査法をより深く理解して女性診療に一層活用していただくためであります．

　本書は，新技術編，婦人科編，産科編，基礎編の順で構成されています．新技術編ではSHG，ドプラ法，3次元法について示し，婦人科編では骨盤内臓器の生理と病理を中心にし，乳房の項もこれに加えた．産科編では妊娠子宮と胎児およびその付属物の生理と病理など，産科全体を網羅するようにこころがけました．また臨床の現場で気軽に活用していただくことに重点をおいたため，基礎編はあえて最後に配しました．

　本書の特徴は，紙面の許す限り多くの写真を供覧し，一部については読影しやすいようにシェーマや臨床的背景を解説したことです．また，超音波診断を行ううえでのコツや特徴などの有用な情報を，『ポイント』として別枠として列記してみました．

本書が，これから超音波検査を修得しようとする先生，臨床検査技師，助産師，看護師の皆さんにはガイドブックとして，臨床の第一線に携わっておられる先生方には気軽に開けるハンドブックとして，それぞれ活用していただければ幸いです．

　刊行にあたっては，長年にわたり一緒に臨床超音波学を研究してきた日本医科大学付属第二病院の先生方や，興味深い症例があるたびに声をかけていただきました全国の諸先生方には，こころより御礼申し上げます．また，筆者のうち関谷が現在在籍する藤田保健衛生大学ならびに藤田保健衛生大学坂文種報徳會病院の医局の先生方にも多大なご支援をいただき，深く感謝いたします．

　本書の監修には，日本医科大学産婦人科学教室主任教授 荒木 勤先生に多大の労をお取りいただき，なんとか上梓に漕ぎ着けることができました．ここに改めて感謝の意を捧げます．

　さいごに，本書の実現に多大なご尽力をいただいた永井書店 松浦三男氏ほか出版部諸氏，ならびに持田製薬医療機器事業本部諸氏に深謝いたします．

平成14年3月　櫻7分咲きの日に

関 谷　隆 夫
石 原　楷 輔

目　次

第1章　新しい超音波検査法

A．Sonohysterography

1. 経腟超音波検査の限界 …………………………………… 1
2. Sonohysterography（SHG）とその意義 ……………… 1
3. SHGを行うために ………………………………………… 2
　1）どのような症例にSHGを行うか ……………………… 2
　2）SHGの説明 ……………………………………………… 2
　3）SHGで使用する器材 …………………………………… 3
　　（1）造影剤の選択 ………………………………………… 3
　　（2）注入用カテーテルの選択 …………………………… 3
　　（3）疼痛対策 ……………………………………………… 4
　　（4）SHGの方法 …………………………………………… 4
4. SHGによる画像の実際 …………………………………… 7
　1）正常子宮腔 ……………………………………………… 7
　2）子宮内膜ポリープ ……………………………………… 7
　3）子宮筋腫 ………………………………………………… 8
　4）子宮内膜癌 ……………………………………………… 9
　5）子宮奇形 ………………………………………………… 9
5. SHGの利点と問題点 ……………………………………… 10
　1）利点 ……………………………………………………… 10
　2）問題点およびその対策 ………………………………… 11
まとめ ………………………………………………………… 11

B．超音波ドプラ検査

はじめに ……………………………………………………… 12
1. 超音波ドプラ検査とは …………………………………… 12
　1）ドプラ検査では何が見えるのか？ …………………… 12
　2）ドプラ検査とは何か？ ………………………………… 12
　3）ドプラ検査の種類 ……………………………………… 14
　　（1）パワードプラ法 ……………………………………… 14
　　（2）カラードプラ法 ……………………………………… 14
　　（3）パルスドプラ法 ……………………………………… 14
　4）ドプラ検査の虚像とその対策 ………………………… 14
　　（1）折り返し現象（ariasing） …………………………… 15
　　（2）ミラーイメージ（mirror image） …………………… 15

2．産婦人科におけるドプラ検査の基礎 ･････････････････････ 18
　　　1）ドプラ画像の評価法 ･････････････････････････････････ 18
　　　2）婦人科領域 ･･･ 20
　　　　(1)婦人科ドプラ検査で何を見るか ･････････････････････ 20
　　　　(2)婦人科ドプラ検査の評価と臨床的意義 ･･･････････････ 20
　　　3）産 科 領 域 ･･･ 20
　　　　(1)産科ドプラ検査で何を見るか？ ･････････････････････ 20
　　　　(2)産科ドプラ検査の評価と臨床的意義 ･････････････････ 20
　　ま と め ･･･ 22

C．3次元超音波検査

　　は じ め に ･･･ 24
　　1．3次元超音波検査とは ･････････････････････････････････ 24
　　　1）産婦人科3次元超音波検査の意義 ･････････････････････ 24
　　　　(1)産婦人科の特殊性 ･････････････････････････････････ 24
　　　　(2)教育的・社会的背景 ･･･････････････････････････････ 25
　　　2）3次元超音波検査の種類とその方法 ･･･････････････････ 25
　　　　(1)コンピュータ処理による方法 ･･･････････････････････ 25
　　　　(2)音響レンズによる方法 ･････････････････････････････ 29
　　2．産婦人科3次元超音波検査の実際 ･･･････････････････････ 29
　　　1）通常のプローブ走査では得られない断面像 ･････････････ 29
　　　2）診断装置のメモリ上の輝度情報を利用した断層像 ･･･････ 29
　　　3）立体的ないわゆる3次元画像 ･････････････････････････ 31
　　　4）直交3断面の同時表示 ･･･････････････････････････････ 31
　　　5）Sonohysterography下3次元画像(3D‒SHG) ･････････････ 31
　　ま と め ･･･ 33

第2章　婦人科超音波診断の実際

A．子 宮 疾 患

　　は じ め に ･･･ 35
　　　1）超音波検査を行う前に ･･･････････････････････････････ 35
　　　2）走査法と周波数の選択 ･･･････････････････････････････ 35
　　1．子宮良性腫瘍 ･･･ 37
　　　1）子 宮 筋 腫 ･･･ 37
　　　2）子宮腺筋症 ･･･ 43
　　2．子宮悪性腫瘍 ･･･ 45
　　　1）子宮内膜癌 ･･･ 45
　　　2）子 宮 頸 癌 ･･･ 49
　　　3）子宮肉腫／子宮癌肉腫 ･･･････････････････････････････ 49
　　3．絨毛性疾患 ･･･ 53

4．子宮腔内病変（良悪性疾患を含む）･････････････ 55
　1）子宮内膜ポリープ ････････････････････････ 56
　2）子宮粘膜下筋腫 ･･････････････････････････ 58
　3）筋層内筋腫 ･･････････････････････････････ 59
　4）子宮奇形 ････････････････････････････････ 60
　5）子宮内膜癌 ･･････････････････････････････ 61
　6）子宮肉腫 ････････････････････････････････ 61
まとめ ･･ 62

B．卵巣疾患

はじめに ･･ 64
　1）超音波検査を行う前に ････････････････････ 64
　2）走査法と周波数の選択 ････････････････････ 64
1．正常卵巣とその周期的変化 ･･････････････････ 65
　1）正常卵巣 ････････････････････････････････ 65
　2）月経周期における卵巣の周期的変化 ････････ 65
　3）加齢による変化 ･･････････････････････････ 65
2．機能性囊胞 ････････････････････････････････ 67
　1）出血性卵巣囊胞（hemorrhagic ovarian cyst） ･･･ 67
　2）存続卵胞（persistent folicle） ･･･････････････ 68
　3）副卵巣囊胞（paraovarian cyst） ････････････ 69
3．良性腫瘍 ･･････････････････････････････････ 69
　1）類皮囊胞腫（皮様囊腫/dermoid cyst） ･･･････ 69
　2）子宮内膜症性囊胞（endometrial cyst） ･･････ 71
　3）ムチン性囊胞腺腫（mucinous cystadenoma） ･･ 72
　4）囊胞性腺線維腫（cystadenofibroma） ･･･････ 72
4．悪性腫瘍（境界悪性を含む） ････････････････ 74
　1）組織型による形態的特徴 ･･････････････････ 76
　　（1）漿液性囊胞腺癌（serous cystadenocarcinoma） ････ 76
　　（2）粘液性囊胞腺癌（mucinous cystadenocarcinoma） ･･ 76
　　（3）類内膜癌（endometrioid adenocarcinoma） ････ 76
　　（4）明細胞癌（clear cell carcinoma） ････････ 76
　　（5）未分化胚細胞腫（dysgerminoma） ･･････ 76
　　（6）成熟囊胞性奇形腫の悪性転化
　　　　（mature teratoma with secondary malignant change） ･･･ 78
　　（7）顆粒膜細胞腫（granulosa cell tumor） ･･･ 78
　　（8）転移性卵巣癌（Kruckenberg tumor） ････ 81
　　（9）腹膜偽粘液腫（pseudomixoma peritonei） ･･ 81
　2）超音波ドプラ法を用いた血流評価 ･･････････ 82
まとめ ･･ 84

C. 不妊／避妊

 はじめに ･･･ 86
 1. 子　　宮 ･･････････････････････････････････････ 86
  1）子宮内膜の周期的変化とその異常 ････････････････ 86
   （1）子宮内膜の厚さ(thickness) ･････････････････ 88
   （2）子宮内膜の質(texture) ････････････････････ 89
   （3）子宮内膜蠕動運動(movement) ･････････････ 92
  2）子宮腔内病変 ････････････････････････････････ 93
   （1）子宮内膜ポリープ ････････････････････････ 93
   （2）子宮粘膜下筋腫 ･･････････････････････････ 95
   （3）筋層内－粘膜下筋腫 ･･････････････････････ 96
  3）子宮腺筋症 ･･････････････････････････････････ 97
  4）子 宮 奇 形 ･･････････････････････････････････ 98
  5）子宮血流と内分泌／不妊 ･･････････････････････ 100
   （1）骨盤内臓器血流所見と月経周期および卵巣ホルモンとの関連 ････ 100
   （2）不妊症における子宮動脈血流所見 ･･･････････ 101
 2. 卵　　巣 ･････････････････････････････････････ 102
  1）卵胞発育とその異常 ･･････････････････････････ 102
   （1）卵 胞 発 育 ･･････････････････････････････ 102
   （2）多嚢胞性卵巣症候群(PCOS) ･･･････････････ 103
   （3）卵巣過剰刺激症候群(OHSS) ･･･････････････ 104
  2）黄体機能不全 ････････････････････････････････ 106
   （1）黄体形成過程の異常 ･･････････････････････ 106
   （2）黄体維持機構 ････････････････････････････ 106
   （3）子宮内膜受容体の異常 ････････････････････ 107
  3）内膜症性囊胞と超音波ガイド下卵巣穿刺およびエタノール固定術 ････ 107
  4）卵巣血流と内分泌/不妊 ･･････････････････････ 112
   （1）卵巣血流所見と月経周期および卵巣ホルモンとの関連 ････ 112
   （2）不妊症における卵巣の血流所見 ･････････････ 112
 3. 卵　　管 ･････････････････････････････････････ 112
  1）卵管とその異常 ･･････････････････････････････ 112
  2）超音波卵管造影検査 ･･････････････････････････ 113
 4. 子宮内避妊具 ･････････････････････････････････ 116
 まとめ ･･･ 120

D. 乳　　房

 はじめに ･･･ 123
 1. 乳房の観察方法 ････････････････････････････････ 123
  1）診 断 装 置 ･･････････････････････････････････ 123
  2）走　査　法 ･･････････････････････････････････ 124

3）画像の表示法 ・・・・・・・・・・・・・・・・・・・・・ 124
2．正 常 乳 房 ・・・・・・・・・・・・・・・・・・・・・・・・・・ 125
3．乳房の疾患 ・・・・・・・・・・・・・・・・・・・・・・・・・・ 126
　　1）分　　　類 ・・・・・・・・・・・・・・・・・・・・・・・ 126
　　2）診断のポイント ・・・・・・・・・・・・・・・・・・・ 127
　　　（1）B mode所見 ・・・・・・・・・・・・・・・・・ 127
　　　（2）ドプラ血流所見 ・・・・・・・・・・・・・・・ 128
　　3）実際の症例 ・・・・・・・・・・・・・・・・・・・・・・・ 129

第3章　産科超音波診断の実際

A．妊 娠 初 期

　は じ め に ・・・・・・・・・・・・・・・・・・・・・・・・・・・・・・ 133
1．妊娠初期超音波検査のチェックポイント ・・・・・ 133
　　1）胎嚢を確認する ・・・・・・・・・・・・・・・・・・・ 133
　　2）胎嚢の位置から何がわかるか ・・・・・・・・ 135
　　3）胎児（芽）およびその付属物を見る ・・・・・ 135
　　4）妊娠週数の評価 ・・・・・・・・・・・・・・・・・・・ 141
2．妊娠初期の異常を診断する ・・・・・・・・・・・・・・ 141
　　1）子宮外妊娠 ・・・・・・・・・・・・・・・・・・・・・・・ 141
　　2）流産の評価 ・・・・・・・・・・・・・・・・・・・・・・・ 147
　　　（1）枯死卵と稽留流産の評価 ・・・・・・・・ 147
　　　（2）胎芽（児）心拍の異常と流産 ・・・・・・ 147
　　　（3）切迫流産の評価 ・・・・・・・・・・・・・・・ 147
　　3）多胎妊娠の評価 ・・・・・・・・・・・・・・・・・・・ 150
　　　（1）1卵性か2卵性か？ ・・・・・・・・・・・・ 150
　　　（2）1絨毛膜性か2絨毛膜性か？ ・・・・・ 151
　　　（3）その他の多胎 ・・・・・・・・・・・・・・・・・ 153
　　4）胎芽（児）異常 ・・・・・・・・・・・・・・・・・・・・ 154
　　　（1）胎児中枢神経系の発生を理解する ・・・ 154
　　　（2）適当な診断時期はいつか ・・・・・・・・ 155
　　5）絨毛性疾患 ・・・・・・・・・・・・・・・・・・・・・・・ 166
　　6）子宮および付属器の評価 ・・・・・・・・・・・ 166
　　　（1）子 宮 筋 腫 ・・・・・・・・・・・・・・・・・・・・ 166
　　　（2）子 宮 奇 形 ・・・・・・・・・・・・・・・・・・・・ 166
　　　（3）卵 巣 腫 瘍 ・・・・・・・・・・・・・・・・・・・・ 167
　ま　と　め ・・・・・・・・・・・・・・・・・・・・・・・・・・・・・・ 169

B．妊娠中・末期

　は じ め に ・・・・・・・・・・・・・・・・・・・・・・・・・・・・・・ 171
1．妊娠中・末期超音波検査の時期と目的 ・・・・・・ 171

1）検査の時期 ・・・・・・・・・・・・・・・・・・・・・・・・・・・・ 171
　　　2）検査の目的 ・・・・・・・・・・・・・・・・・・・・・・・・・・・・ 171
　　2．妊娠中・末期超音波検査の実際 ・・・・・・・・・・・・・・・・・・・ 172
　　　1）胎児を観察する ・・・・・・・・・・・・・・・・・・・・・・・・・ 172
　　　　（1）胎児発育を評価する ・・・・・・・・・・・・・・・・・・・・・ 172
　　　　（2）胎児血流の評価方法 ・・・・・・・・・・・・・・・・・・・・・ 174
　　　　（3）胎児形態異常を診断する ・・・・・・・・・・・・・・・・・・・ 178
　　　2）胎児付属物 ・・・・・・・・・・・・・・・・・・・・・・・・・・・ 198
　　　　（1）胎　　盤 ・・・・・・・・・・・・・・・・・・・・・・・・・・ 198
　　　　（2）臍　　帯 ・・・・・・・・・・・・・・・・・・・・・・・・・・ 210
　　　　（3）羊　　水 ・・・・・・・・・・・・・・・・・・・・・・・・・・ 217
　　　3）子宮下部の観察 ・・・・・・・・・・・・・・・・・・・・・・・・・ 218
　　　　（1）子宮頸部の評価 ・・・・・・・・・・・・・・・・・・・・・・・ 218
　　　　（2）前回帝王切開 ・・・・・・・・・・・・・・・・・・・・・・・・ 225
　　ま　と　め ・・・・・・・・・・・・・・・・・・・・・・・・・・・・・・ 227

C．産 褥 期

　は じ め に ・・・・・・・・・・・・・・・・・・・・・・・・・・・・・・ 230
　1．産褥超音波検査の時期と目的 ・・・・・・・・・・・・・・・・・・・・ 230
　2．超音波の実際 ・・・・・・・・・・・・・・・・・・・・・・・・・・・ 230
　　　1）子宮復古不全 ・・・・・・・・・・・・・・・・・・・・・・・・・・ 230
　　　　（1）正常子宮復古とその不全 ・・・・・・・・・・・・・・・・・・・ 230
　　　　（2）復古不全の画像所見と臨床像 ・・・・・・・・・・・・・・・・・ 230
　　　2）癒 着 胎 盤 ・・・・・・・・・・・・・・・・・・・・・・・・・・・ 231
　　　　（1）癒着胎盤とは ・・・・・・・・・・・・・・・・・・・・・・・・ 231
　　　　（2）癒着胎盤の画像所見 ・・・・・・・・・・・・・・・・・・・・・ 232
　　　3）子宮内反症 ・・・・・・・・・・・・・・・・・・・・・・・・・・・ 234
　　　　（1）子宮内反症とは ・・・・・・・・・・・・・・・・・・・・・・・ 234
　　　　（2）子宮内反症の画像所見 ・・・・・・・・・・・・・・・・・・・・ 234
　　ま　と　め ・・・・・・・・・・・・・・・・・・・・・・・・・・・・・・ 235

第4章　超音波検査に必要な基礎知識

　1．超音波検査って何？ ・・・・・・・・・・・・・・・・・・・・・・・・ 237
　　　1）現代医療における超音波検査の位置づけ ・・・・・・・・・・・・・・ 237
　　　2）超音波断層法の作像原理と走査法 ・・・・・・・・・・・・・・・・・ 237
　　　　（1）超音波画像の作像原理 ・・・・・・・・・・・・・・・・・・・・ 237
　　　　（2）われわれの使用するBモード法とは ・・・・・・・・・・・・・・ 237
　　　　（3）超音波の分解能とは ・・・・・・・・・・・・・・・・・・・・・ 239
　2．プローブを持って実際に見てみよう ・・・・・・・・・・・・・・・・・ 240
　　　1）超音波走査法の選択と検査の進め方 ・・・・・・・・・・・・・・・・ 240

- (1) 走査法の選択 ･･････････････････ 240
- (2) 超音波検査の進め方 ･･････････････ 241
- 2) 超音波画像表示方法 ･･････････････････ 241
  - (1) 体軸に対して横断面像を表示する場合 ･･ 241
  - (2) 体軸に対して縦断面像を表示する場合 ･･ 241
  - (3) 前額断面像を表示する場合 ･･････････ 241
- 3) 女性の骨盤内臓器の局所解剖と超音波画像 ･･ 243
  - (1) 子　　宮 ････････････････････････ 243
  - (2) 卵　　巣 ････････････････････････ 243
  - (3) そ の 他 ････････････････････････ 246
- 3. モニター画面の何が表示されるか ････････････ 246
- 4. 良い画像を作像してデータに残すには ･･････････ 246
  - 1) 説得力のある画像を作像する ････････････ 246
    - (1) 良い条件で観察する ････････････････ 246
    - (2) 適した走査法と周波数を選択する ･･････ 249
    - (3) 画像を調整する ････････････････････ 249
    - (4) 観察対象の理想的な表示を行う ････････ 250
  - 2) 画像をファイリングする ････････････････ 250
    - (1) Ｖ Ｔ Ｒ ････････････････････････ 250
    - (2) Ｍ Ｏ ･･････････････････････････ 250
    - (3) そ の 他 ････････････････････････ 250
- 5. 音の特性にだまされるな ････････････････････ 251
  - 1) 超音波画像における虚像 (artifact) とは何か ･･ 251
  - 2) 虚像の実際 ････････････････････････････ 251
    - (1) 音響陰影 (acoustic shadow) ･･････････ 251
    - (2) 音響増強 (acoustic enhancement) ･･････ 251
    - (3) 外側陰影 (lateral shadow) ････････････ 251
    - (4) 多重反射 (multiple echo) ････････････ 251
    - (5) サイドローブによる虚像 ････････････ 251
    - (6) スペックルパターン ････････････････ 251
- 6. 超音波検査は安全か ････････････････････････ 252

索　　引 ･･････････････････････････････････････ 255

1 新しい超音波検査法

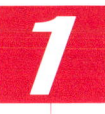

A. Sonohysterography

1. 経腟超音波検査の限界

　超音波経腟走査法は，婦人科疾患の診断に必要不可欠な方法である[1]．本法は，5〜7.5MHzの高周波探触子を採用していることから最大10cm程度までの近距離解像力に優れているが，これは超音波の減衰を最小限に抑えることができる腟腔からの走査というアプローチ法をとっているため，良好な画像が得られることは当然の結果であろう[2]．
　しかし，それでも子宮内膜ポリープや粘膜下筋腫，子宮奇形など子宮腔内病変の診断を正確に行うには不十分である．その理由として，①子宮内膜は非常に軟で，子宮腔内にこうした器質的疾患が存在しても圧迫により内膜に埋没し，病変を正確に描写できない，②子宮腔内病変が存在しても画像上の所見が乏しく見逃してしまう，③子宮腔全体には月経期を除いて内膜が存在しており，子宮腔の形態を評価するには内膜像の形態から間接的に推測することになる点などが挙げられ，こうしたことが本検査の限界と考えられてきた．

2. Sonohysterography (SHG) とその意義

　婦人科 contrast sonography（造影超音波検査）のうち，生理的食塩水などの液体を子宮腔内に注入しつつ超音波検査を行う sonohysterography（以下SHGと略す）は，液体の注入によって子宮腔が拡張して観察対象がエンハンスされるため，子宮腔全体の形態や病変と子宮腔との関係を再現性の高い画像として描出することを可能とした[3,4]（図1-1）．また，手技が簡単で，かつ侵襲性が低いことから日常の外来でも行うことができる．本法による画像の視覚的説得力は，外来における経腟超音波検査の診断性を向上させ，臨床的に非常に有用である．

図1-1 Sonohysterography（SHG）
子宮腔内に液体を注入しながら，経腟走査法にて腔内を描写する方法．

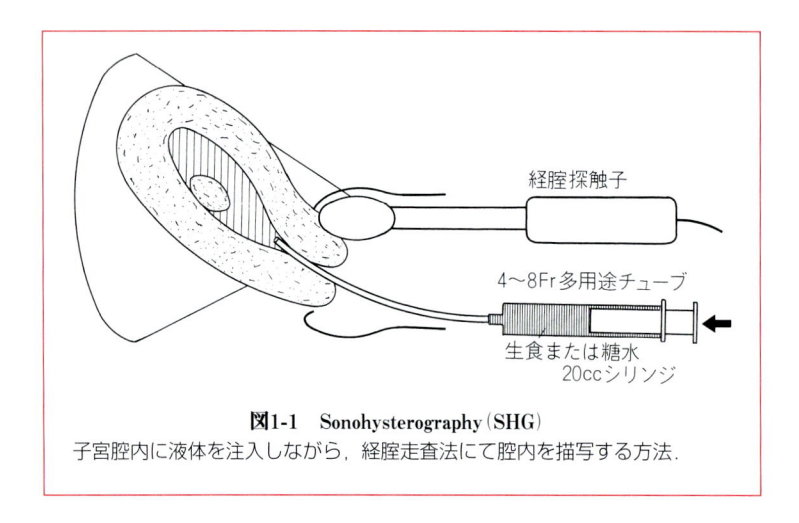

> **ポイント** 明日から SHG を臨床的に活用する
> ☆子宮腔の形態に変化をきたす疾患の診断には，通常の経腟走査法では限界がある．
> ☆こうした子宮腔内病変の診断には，SHG が有用である．
> ☆SHG は，子宮腔内に液体を注入しつつ超音波経腟走査を行う造影超音波検査で，隆起性病変がエンハンスされる．
> ☆手技が簡単で侵襲性も低く，日常外来の中で行うことができる．

3．SHG を行うために

1）どのような症例に SHG を行うか

　原則として，子宮腔内に存在するか，または子宮腔の形態に影響を与えるすべての疾患が適応となる．しかし，本法はスクリーニング検査ではなく，まず通常の超音波検査で子宮内膜の詳細な観察を行い，適応となる疾患のあたりをつけることが基本である．また，問診や内診から子宮腔内病変が疑われる例や，長期にわたって妊娠に至らない例なども良い適応となる（表1-1）．

2）SHG の説明

　現代医療において，患者に対する検査の説明は必要不可欠であり，まして何らかの造影効果のある液体を生体内に注入するとなればなおさらである．しかし，本検査で使用される造影剤は生理的食塩水か糖水であり，痛みもほとんどないことから，経腟走査法そのものに対するコンセンサスが確立した現在，われわれの施設では SHG を通常の超音波検査の延長線上においている．具体的には，まず内診や超音波検査で子宮腔内病変を疑わせる所見を得た場合に

表1-1 Sonohysterography の適応となる疾患とその所見
子宮腔の形態に変化を及ぼすすべての疾患が適応となる

疾　　患	超音波所見
子宮内膜ポリープ・増殖症	内膜の肥厚，内膜像の中の類円形高輝度領域，混合型内膜像，嚢胞性内膜像などを認める．
子宮筋腫（筋層内，粘膜下）	内膜像の中または近傍に，不規則な腫瘤様エコーが存在し，しばしば後方陰影を伴う．
子宮癌・その他の子宮腫瘍	肥厚した内膜像が，高輝度または混合型に描写される．ときに辺縁の不明瞭で血流に富む腫瘤像を認める．
子 宮 奇 形	内膜像が2つ確認されるか，左右に分かれている．

そのほか臨床的に子宮腔内病変が疑われる症例はもとより，不正性器出血を繰り返す，更年期周辺での出血，長期不妊例にも，SHGで診断できる疾患が存在することがある．

は，画像を患者に供覧しつつ次のように説明し，同意を得ながらそのままSHGに移行している．

①これまでの検査で，子宮腔の中に何らかの腫瘤（または内腔の形態異常など）がある可能性があります．

②しかし，通常の超音波検査ではこれ以上のことはわかりません．そこで，細い管を通して子宮の中に水を入れながら，今と同じように超音波でみると良く解るのでやってみましょう．

③ときに多少お腹が張った感じがすることがありますが，痛みはほとんどなく，数分で終わります．

以上のような必要最小限の説明でも，まず拒否されることはない．逆にいわゆる重いムンテラは，患者の恐怖心から子宮収縮をきたして検査が困難になることがある．

3）SHG で使用する器材

当科で使用している SHG キットを示すが，どこの施設でも簡単に調達できるものばかりである（図1-2）．

（1）造影剤の選択

生食または5～20％のブドウ糖液を使用する．ブドウ糖液は粘性が高く造影に適しているが，子宮腔から流出した場合にベタベタするため，検者にとっても被検者にとっても不快である．筆者らはこれを嫌って専ら生理的食塩水を使用しているが，検査を行ううえで不自由を感じたことはない．

（2）注入用カテーテルの選択

われわれの施設では，液体注入用カテーテルとしてとくに多用途チューブを活用している．これは，ディスポーザブルでかつ価格が安く，長さや腰の強さ

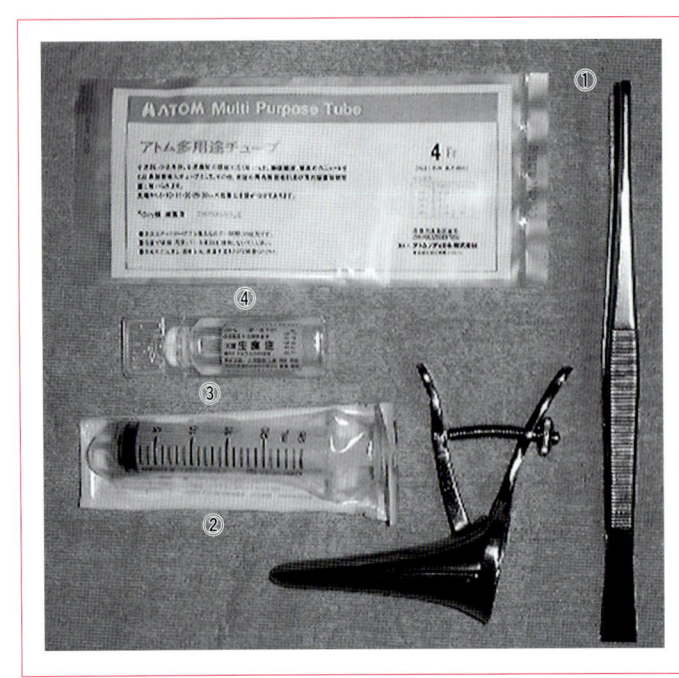

図1-2　われわれが使用するSHGキット
①長鑷子，②シリンジ(20ml)，③生理食塩水(20ml)，④4Fr多用途チューブ

　造影カテーテルは，主に4Frの多用途チューブを使用するが，頸管が広くて生食が漏出するおそれのある場合には6または8Frのものを選択する．

が丁度良く非常に使い勝手が良い．チューブの太さはメーカーによって異なるが，細いもの(4～5 Fr)と太いもの(8～9 Fr)を用意しておくと便利である．通常は，刺激が少なく，とくに頸管の狭い未経産婦や閉経後の婦人への使用にも耐えるように細い方を選択するが，性成熟期の経産婦など頸管が広く生食が漏れやすい例では太い方を利用することもある．

　一方，子宮卵管造影用のカテーテル(いわゆるヒスキャス)は，生食の漏出は起こりにくいがコストが高く，逆に固定用バルーンがあるために疼痛や経卵管的な腹腔内への生食の流出が発生するリスクが上昇するので，どうしても必要な場合を除いてあまり使用することはない．

(3)疼痛対策

　前述の通り，ほとんど痛みもなく短時間で終了するため，麻酔の必要はない．

4)SHGの方法

①20mlのシリンジに生理的食塩水を吸い，カテーテルを装着する．

■注意点■
シリンジ内のエアー抜きを行い，あらかじめカテーテル内にも生理的食塩水を満たしておくと，子宮腔内に気泡が混入せず，より鮮明な画像が得られる．

②腟鏡下で0.05%塩化ベンゼトニウム(ハイアミン)液などを用いて腟内を消毒する．

③助手にシリンジを持たせ，まず腟鏡の横から長鑷子でカテーテルを腟腔に挿入し（図1-3a），次に腟鏡を通して長鑷子でカテーテルを持ち直して子宮腔に挿入して，これが抜けないように静かに腟鏡を抜去する（図1-3b）．

■注意点■
カテーテルは内子宮口を越えて子宮腔まで挿入する．浅すぎるとプローブを挿入した際に抜けてしまい，深すぎると子宮底を刺激して痛みや子宮収縮の原因となる．子宮の大きさにもよるが，だいたい5cmを目安に入れておけばよい．しかし，あらかじめ子宮を観察してあるので，どの程度まで挿入してよいかはだいたい予測できている．また，カテーテルは必ず腟鏡の横から挿入する．真ん中から挿入すると腟鏡を抜去する際に面倒である．

④検者は腟内にプローブを挿入し，助手はカテーテルより生理的食塩水を注入しながら観察を行う（図1-3c，d）．

■注意点■
生理的食塩水の注入は緩徐に行う．急激な注入操作は，子宮筋の伸展による子宮収縮を誘発するとともに被検者は疼痛を感じ，また検者としては子宮腔が拡がらず検査がしづらくなる．
また，カテーテルに対して頸管が広く，生理的食塩水が漏出して子宮腔が造影されにくい場合には，頸管上部から子宮峡部付近をプローブで圧迫するとよい．それでもうまくいかなければ，カテーテルを太いものに変更するか，検査自体を中止する．

⑤観察終了後，カテーテルを抜去して腟内に漏出した生理的食塩水を綿球で拭き取る．

⑥必要であれば，予防的に抗生物質を1〜2日間処方する．

■注意点■
腟炎または頸管炎の疑いがある場合には，治療後まで検査を延期する．筆者らは，過去に500例以上の検査を行ったが，炎症など検査後のトラブルはまったく経験していない．

ポイント　SHGを行うにあたって

☆適応は➡内膜像が厚い，輝度の異なる部分がある，midlineが直線状でない，月経周期の周期的変化から逸脱する，などの所見がある場合．

☆被検者に対する説明は➡軽くすませる（不安による子宮収縮の予防，もとより安全な検査である，検査時間の短縮）．

☆注入用カテーテルの選択➡4〜5Frの比較的細いものを第一選択とする．頸管が広い場合には8〜9Frを使用する．

☆検査のコツを身につけよう➡上記の注意点に留意して検査を行えば，ほとんどの例で良好な画像が得られる．

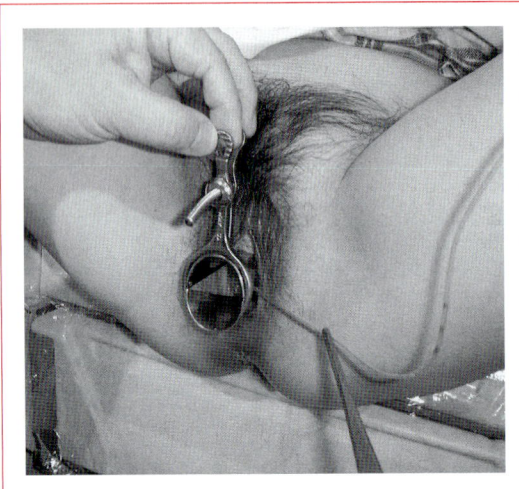

a．造影用カテーテルを腟腔内に挿入する
　腟腔内を消毒したのちに，先端部分まで生食を満たした造影用カテーテルを腟鏡の横から腟腔内へ挿入する．あえて横から挿入するのは，腟鏡を抜去する際にカテーテルが引っ掛からないようにするためである．

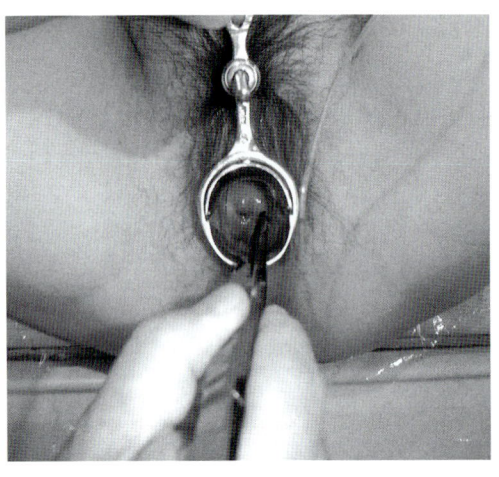

b．造影用カテーテルを子宮腔内へ挿入する
　腟腔に挿入したカテーテルの先端から3〜4cm手前を腟鏡の内側から長鑷子で把持し，経頸管的に子宮腔内へ挿入する．挿入深度は4〜7cm程度を目安とする．腟鏡を抜去する際には，カテーテルの位置がずれないように鑷子で把持しながらゆっくり行う．

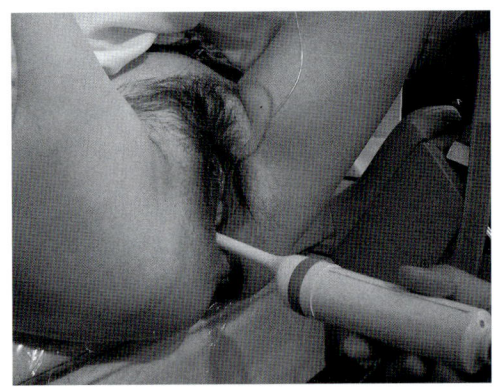

c．プローブを腟腔内に挿入する
　先端にゼリーを塗布したプローブを静かに腟腔内へ挿入し，超音波診断装置のモニター画像でカテーテルが子宮腔内に確実に挿入されているのを確認する．カテーテルの位置が浅すぎれば再度腟鏡をかけて奥に挿入し，深すぎる場合にはプローブを挿入したままカテーテルを引っ張って適当な位置にずらす．

d．生食を注入しながら観察を行う→
　助手に生食を注入してもらいつつ，プローブを走査して観察を行う．注入速度の緩急は助手に指示して適当な速度に調節する．助手もモニターを見ながら行うとよい．

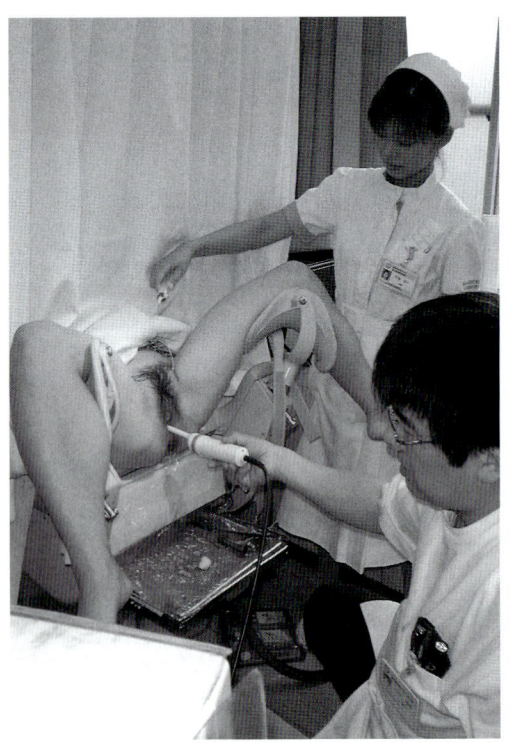

図1-3　Sonohysterography（SHG）の実際

4．SHGによる画像の実際

1）正常子宮腔

　SHGによる正常子宮腔像を示す．正常子宮では，注入液による無エコー領域の周囲に表面平滑で高輝度な内膜像が，卵胞期中期では薄く，黄体期では厚く均一高輝度に観察される（図1-4a，b）．

2）子宮内膜ポリープ

　子宮内膜ポリープは比較的頻度が高く，日常臨床においてしばしば遭遇する

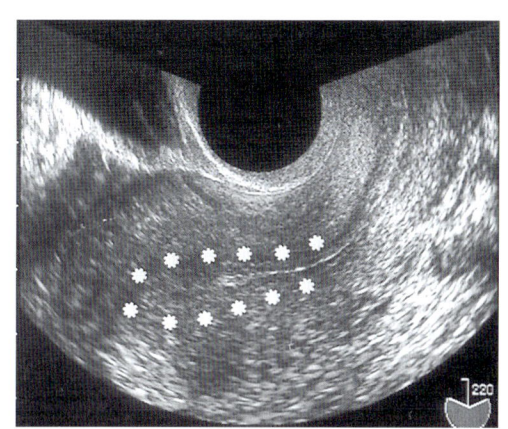

SHG前	SHG中

a．**卵胞期中期**　子宮内膜は未だ薄い．

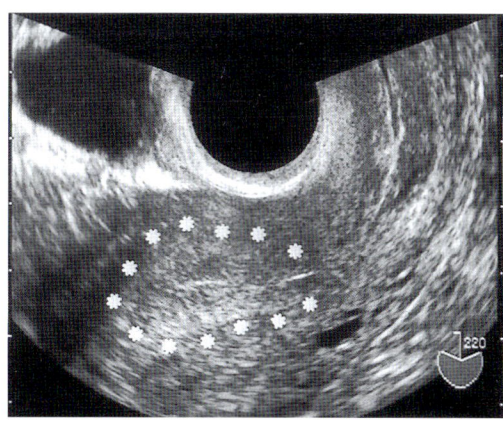

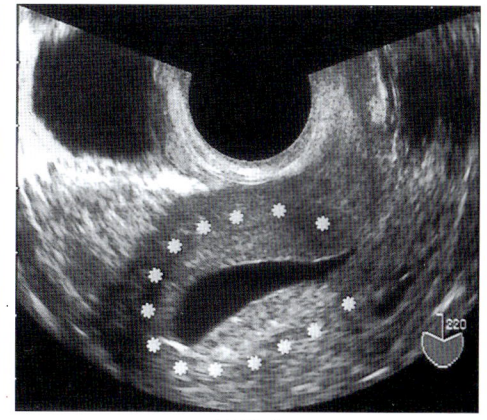

SHG前	SHG中

b．**黄体期中期**　子宮内膜は肥厚し，均一で高頻度に描写されている．
　　子宮内膜の表面はおおむね平滑である．

図1-4　SHGによる正常子宮腔の観察所見（子宮縦断面像）

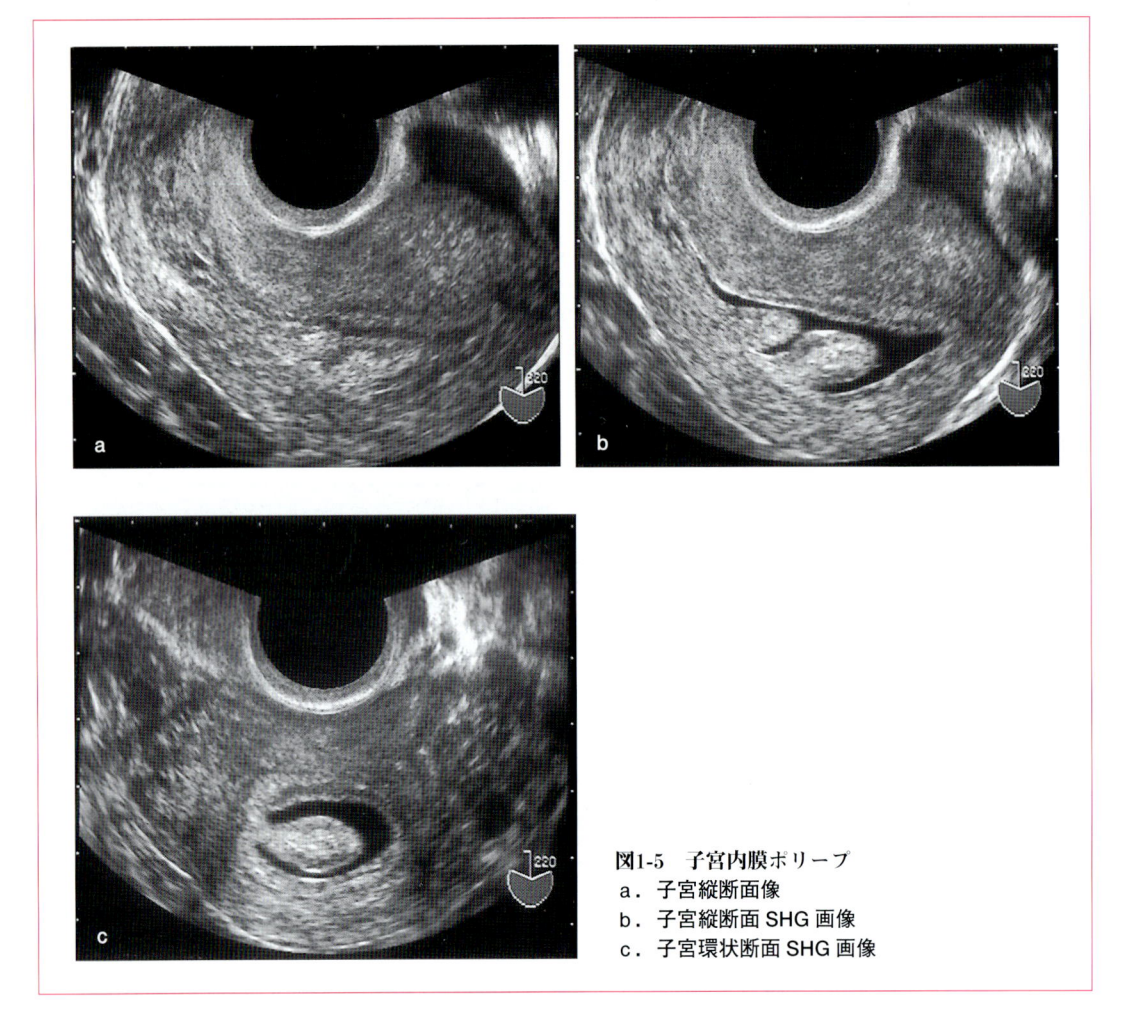

図1-5 子宮内膜ポリープ
a．子宮縦断面像
b．子宮縦断面SHG画像
c．子宮環状断面SHG画像

疾患である．本腫瘍は，単なる断層法のみでは子宮内膜に比してやや高輝度な類円形の領域として描出されるが，組織像が子宮内膜と類似することから，ときに超音波画像の輝度に差がなく，病変があっても正常内膜との境界が画像上不鮮明となることがある．実際の症例で示すと，子宮体部中央に高輝度領域が存在するものの，周囲の子宮内膜とは境界不明瞭である(図1-5a)．一方，SHGの画像では，子宮後壁から突出した表面平滑で高輝度な腫瘤像を認め，子宮内膜ポリープが明瞭に検出される(図1-5b, c)．

3) 子宮筋腫

経腟走査法を活用することにより，現在ではかなり小さい子宮筋腫まで描写できるようになった．本症は，図に示すとおり子宮内膜よりやや低輝度で，不規則な音響陰影を伴う比較的硬い印象の腫瘤として観察されるが，これだけでは子宮腔との関係を把握するのは不可能である(図1-6a)．一方，SHGの画像

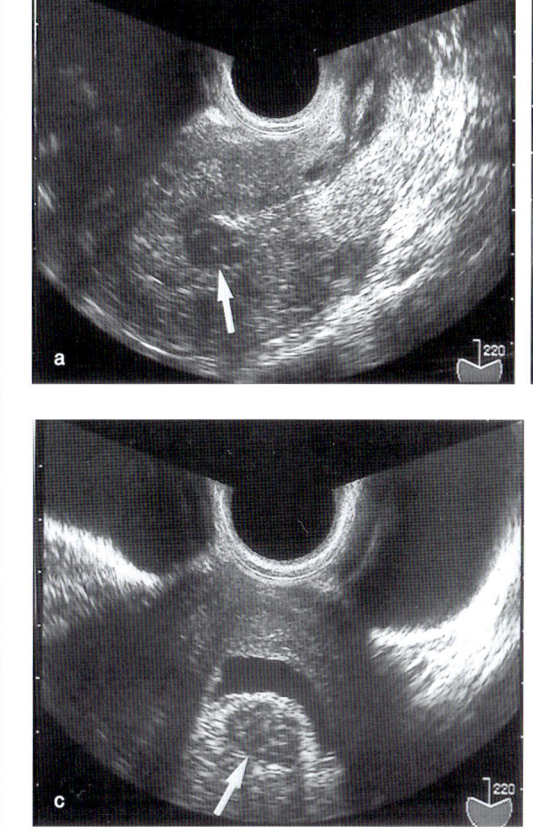

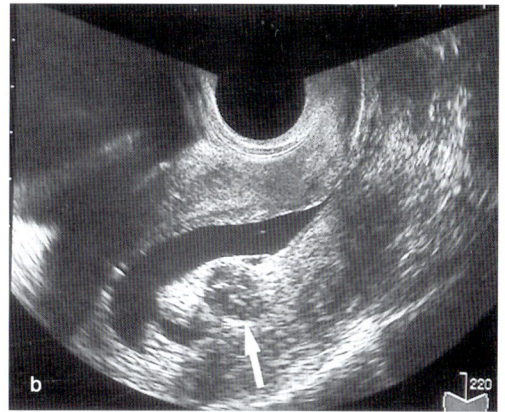

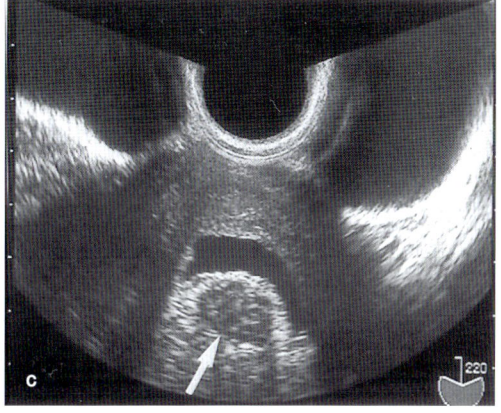

図1-6 子宮粘膜下筋腫
 a．子宮縦断面像
 b．子宮縦断面 SHG 画像
 c．子宮環状断面 SHG 画像

では子宮後壁の内膜に包埋した粘膜下筋腫像であることが鮮明に検出でき，子宮腔や筋層との位置関係も容易に把握することができる(図1-6b, c)[5]．

4）子宮内膜癌

　本症は子宮内膜が不規則に肥厚し，比較的高輝度であるが，ときに全体の輝度が一定しない腫瘤像として描出される(図1-7a)．SHGを行うと，腫瘤は子宮底から後壁にかけての領域に存在し，表面は粗く一部乳頭状で，明らかに悪性腫瘍を疑わせる所見であることがわかる(図1-7b)．

5）子宮奇形

　子宮奇形は子宮全体および内膜像の形態からも診断可能であるが，単に内膜像の所見のみでは子宮腔の形態を間接的に類推しているにすぎない．また，片側の子宮が比較的小さい例では，子宮筋腫と誤診することもある．一方，SHGでは副角子宮を除いて，双角子宮，中隔子宮などにおける子宮腔の形態を正確に描出することができる(図1-8a,b)．

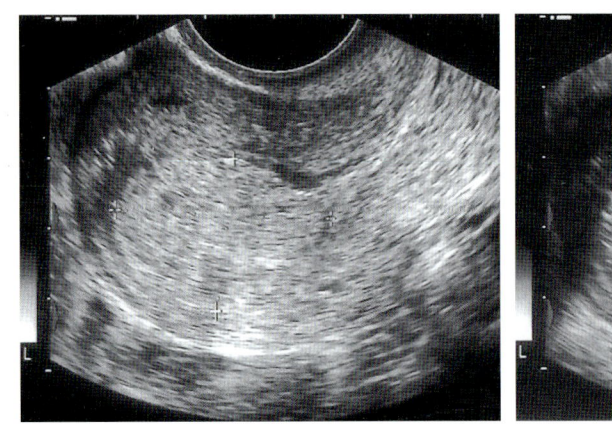

a．子宮縦断面像　　　　　　　　　　b．子宮縦断面SHG画像
図1-7　子宮内膜癌（漿液性嚢胞腺癌）

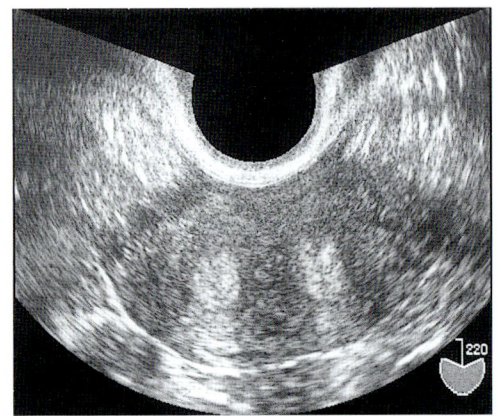

a．子宮環状断面像　　　　　　　　　　b．子宮環状断面SHG画像
図1-8　子宮奇形（双角子宮）

5．SHGの利点と問題点

　SHGは子宮腔内の観察に非常に有用であるが，ここでは本法の利点と問題点を挙げ，問題点についてはその対策を示す．

1）利　　点
　①検査時間が短い．
　②痛みがほとんどなく，麻酔を必要としない．
　③経腟超音波断層装置と，どこの施設でも簡単に調達できる器材のみで検査が可能で，コストも安い．

④リアルタイムで任意の画像が得られる．
　⑤エンハンスにより解像度が向上する．

2）問題点およびその対策

　①中等量以上の子宮出血時には検査を避ける必要がある（止血を待って再検査する）．

　②頸管がカテーテルに比して広い例や，腫瘍による圧迫などで子宮自体が硬い例では，注入液が漏出して造影が困難な場合がある（頸管が広い例では，カテーテル径を太いものに変更するか，または上記のバルーンつき HSG カテーテルを使用する．内圧の高い例では臭化ブチルスコポラミン（ブスコパン）を筋注後に検査を行うか，延期する）．

　③頸管が狭いなどの理由で，カテーテルが挿入できない場合がある（ゾンデ診を行うか，ヘガール頸管拡張器/No.1 で頸管を拡張してみる）．

　④子宮体癌では，子宮内腔への注水により腫瘍細胞が経卵管的に腹腔に流出して，腹膜播種を助長する可能性がある（子宮体癌の疑いがある例では，子宮腔への液体注入を非常に緩徐に行う必要があるが，谷澤らによると50〜70cm の高さからの自然落下による注水では腫瘍細胞は腹腔内へ流出しないとしている）[6]．

まとめ

　以上，代表的な造影超音波検査である SHG について述べた．本法は子宮腔内腫瘍や子宮腔の形態変化，さらにこれらの位置関係まで再現性の高い画像として描出することを可能とし，従来の超音波検査の短所を補う方法として非常に有用である．また，手技が簡単で，材料も多くの医療施設で常備されているもので賄うことができ，さらに侵襲性も低いことから，日常外来における一般検査としてはもちろんのこと，内視鏡手術前後の特殊精密検査としても普及しつつある．

■文　献■

1）石原楷輔：経腟超音波の婦人科領域への活用．臨婦産　53：414-419, 1999．
2）関谷隆夫, 石原楷輔, 菊池三郎ほか：経腟超音波画像診断における最近の知見．日産婦神奈川会誌　32：77-82, 1995．
3）Deichert U, van de Sandt M, Lauth G, et al：Die transvaginale Hystterokontrastsonographie（HKSG）Guburtsh unt. Frauenheilk　48：835-844, 1995．
4）家坂利清ほか：子宮腔内病変と Sonohysterography．産婦実際　45：1845-1853, 1996．
5）関谷隆夫, 石原楷輔：子宮筋腫の部位別診断．臨婦産　51：496-500, 1997．
6）谷澤　修, 三宅　侃, 杉本　修：子宮体癌術前診断に対する子宮鏡検査の再評価．産婦誌　43：622-626, 1991．

B. 超音波ドプラ検査

はじめに

　従来の超音波検査は，各種臓器の静的な形態や，いわゆるマクロ的な運動を捉えているにすぎなかった．しかし，超音波ドプラ法は，無エコー域としてしか描写できなかった血管内の血流を可視化し，非侵襲的に臓器の血流動態の評価を可能とした．臨床的には血流速度やその経時的変化，および血流の分布などの客観的評価に活用されており，産婦人科診断学における超音波検査の応用範囲はさらに広がってきたといえる[1]．ここでは，超音波ドプラ検査の基礎と臨床について解説する．

1. 超音波ドプラ検査とは

1）ドプラ検査では何が見えるのか？

　超音波ドプラ検査は，生体の中で移動する物体（主に血流）を画像として捉えることが可能であるが，臨床的には内性器や胎児およびその付属物の血流の分布と速度を検出して，循環動態の評価に用いられている．その方法は3種類に大別され，実際の画像とともに示す．

　①血液の流れる分布を同系色で表す（図1-9a）．
　②血液の流れる方向によって色分けして表す（図1-9b）．
　③描写された血管の任意の部位における血流速度の変化を時間軸上に表す（図1-9c）．

2）ドプラ検査とは何か？

　ある周波数をもった音波を特定の物体にあてると，一定時間後にその超音波が反射して戻ってくる．しかし，その物体が動いている場合には，反射した超音波はその物体の速度と方向により周波数が変化する（ドップラー効果：図1-10）[2]．こうした原理を利用して，検者の特定した場所（ここでは主に血管内の血球成分）に一定間隔で超音波を射出し（これをパルスという），行き（射出した送信波）と帰り（反射して戻ってきた受診波）の周波数の変化から血流の方向と速度を計算して画像表示する機械が超音波ドプラ診断装置である．臨床的には，この装置を利用して以下に示す超音波ドプラ検査を行う[3,4]．

B．超音波ドプラ検査法　13

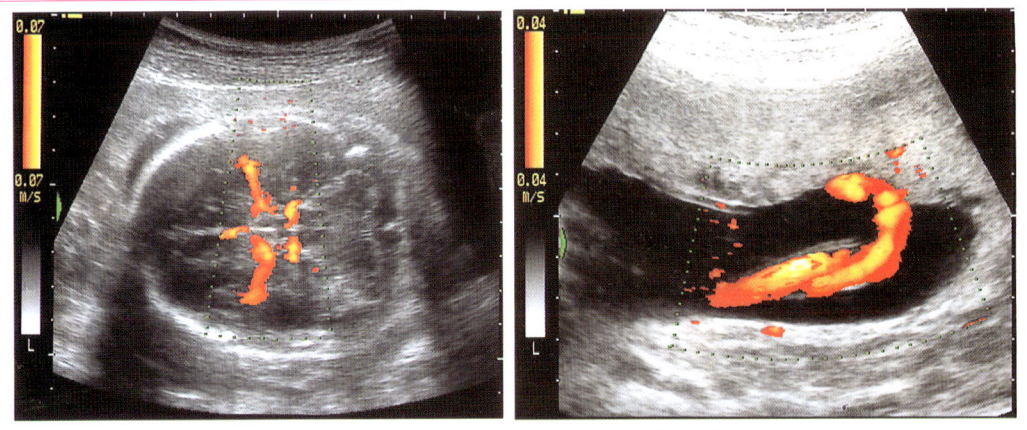

a．血流の流れる分布が見えるパワードプラ法
　パルスドプラに加えてレーダーの原理を利用し，血流の全体の動きを着色した二次元画像として描写する方法．
（左：胎児頭部横断面像，右：臍帯付着部）

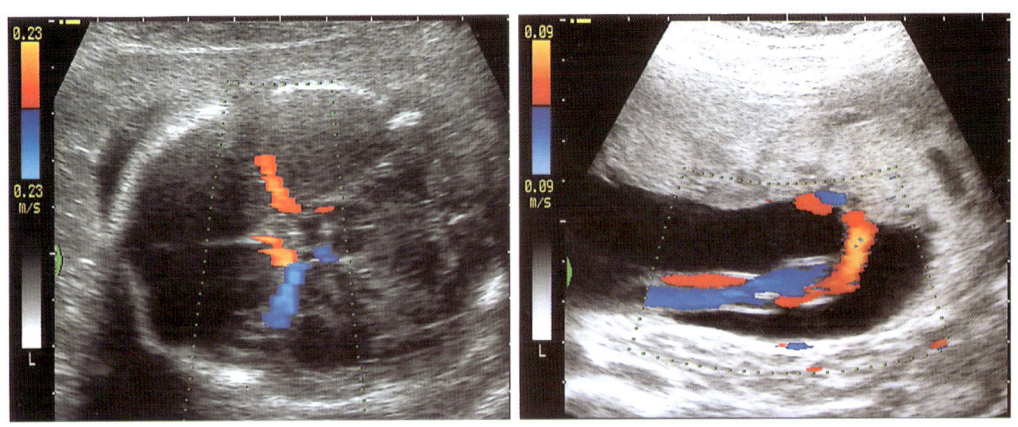

b．血流の流れる方向が見えるカラードプラ法
　パルスドプラと同様の原理で，血流をその方向によって色分けした二次元画像として描写する方法．実際には近づいてくる血流が赤色，遠ざかる血流が青色で表される．
（左：胎児頭部横断面像，右：臍帯付着部）

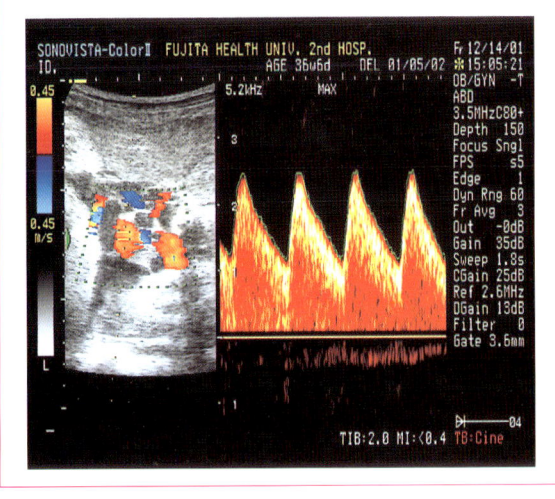

c．血流の流れる速さの変化が見えるパルスドプラ法
　一定周波数のパルスを，定期的に打ち出し，ある一定の領域（サンプリングボリューム）からの速度情報のみを取り出してBmode画像として表示する方法．（胎児臍帯動脈）

図1-9　超音波ドプラ検査では何ができるのか？

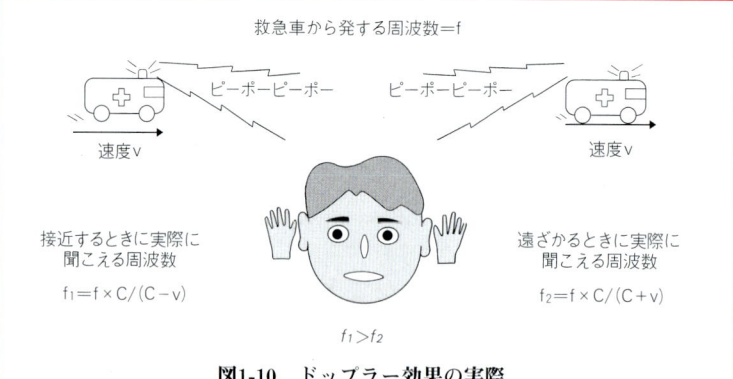

図1-10 ドップラー効果の実際
移動している物体から発生する音を聞いたり，静止している物体の音を移動しながら聞くと，もとの音源の周波数とは異なった周波数の音を聞くことになる(Christian Johann Doppler)．
救急車のサイレン音は，近づいてくるときは高く聞こえるが，遠ざかると低く聞こえる現象．

救急車から発する周波数=f
接近するときに実際に聞こえる周波数 $f_1 = f \times C/(C-v)$
遠ざかるときに実際に聞こえる周波数 $f_2 = f \times C/(C+v)$
$f_1 > f_2$

3）ドプラ検査の種類

(1) パワードプラ法(図1-9a)

通常のB mode画像の中で，動く物体(ここでは血管内の血球成分)をパルスで検知し，方向性は無視して血流などの動きのみを着色して2次元画像とし，描出する方法．

(2) カラードプラ法(図1-9b)

パワードプラ同様，血流の全体の動きを着色された2次元画像として描写するが，血液の流れる方向によって色分けして血流の方向と分布を表示する方法(プローブに対して近づく場合は赤系，遠ざかる場合は青系に表示されている)．

(3) パルスドプラ法(図1-9c)

血液の流れるスピードの変化を見るために，一定周波数の超音波を定期的に打ち出し(これをパルス波という)，検者の指定したある一定の領域(サンプリングボリューム)からの速度情報を取り出して，その部分の血流速度の変化を時間軸上に連続的に表示する方法．

その他のドプラ検査としては，速い血流速度の計測が可能な連続波ドプラ法もあるが，角度補正の必要性や婦人科領域の血流速度のレンジではないことから，現在ではあまり用いられていない．

4）ドプラ検査の虚像とその対策

本検査では超音波自体の物理的制約や装置の機械的性質により，通常の超音波検査とは異なる独特な虚像が生ずる．ここでは一般に遭遇する虚像と，その解決法について示す[5]．

(1) 折り返し現象（ariasing）

プローブからパルス信号を打ち出す間隔に対して血流速度が早すぎると（理論的には，パルス繰り返し周波数の1/2を超える周波数偏移をきたすような血流速度），血球から反射してきた音波の周波数の偏移（ずれ）が，画像上正しく表示されず，逆に遅い血流と認識される現象である．実際には，パルスドプラ法による血流速度波形では鋸歯状の波形が画面に比して大きすぎるために，上方につきぬけて逆に下方から表示される．また，カラードプラ法では，本来赤く表示されるはずのプローブ方向へ流れる血流像が，逆に青く表示される．

ドプラ波形表示画面のベースラインを下げるか，パルス信号の発射間隔（パルス繰り返し周波数：RPF）を短くすると解決する（図1-11a）．

(2) ミラーイメージ（mirror image）

設定されたドプラゲインが強すぎるため，実際には存在しない流速波形がドプラ波形画面の基線を軸として反対側にも表示される現象である．

ゲインを下げると消失する（図1-11b）．

その他，超音波の強い反射源である消化管ガスの動きがカラー表示される color flash artifact や，無エコー領域である嚢胞などを観察する場合にゲインを上げ過ぎることによって低輝度領域が過度にカラー表示される hypoechoic artifact，石灰化など微細な強い反射源がカラー表示される twinkling artifact，血管狭窄などによる乱流が血管周囲の不均一なカラー表示をきたす perivascular color artifact などがある．このように，ドプラ検査は超音波パルスを利用して機械的に画像を得ようとするものであり，生体特有の性質はもとより機械の設定や技術的要因から様々な虚像が出現することを認識する必要がある．

ポイント　ドプラ検査について知っておきたいこと

☆物理学におけるドップラー効果を利用して，血流の分布（パワードプラ法），方向（カラードプラ法），流速の変化（パルスドプラ法）を見る検査である．

☆物理学用語としてはドップラー効果が正しいが，検査法としてはドプラと表記するように定義されている．

☆ドプラ検査独特のアーチファクトとして，少なくとも折り返し現象とミラーイメージについて理解し，その解決法を知っておく．

☆以上のことがわかったらまず適当な血流を見てみよう．
・パワードプラであれば，まずパワーモードへの変更ボタンを押し，トラックボールなどで観察したい領域を設定すれば血流像が描出される．次に RPF 調節ボタンとドプラゲインボタンを操作して画像を調整する．
・カラー / パルスドプラであれば，まずドプラモードへの変更ボタンを押し，トラックボールでドプラゲートを計測部分に合わせる．次に RPF 調節ボタン，ベースライン調節ボタン，ドプラゲインボタンを操作して画像を調整する．

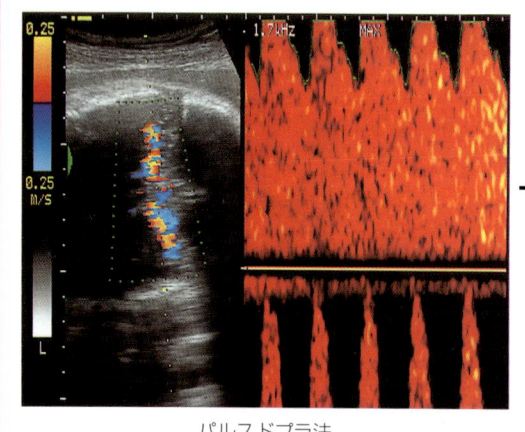

パルスドプラ法

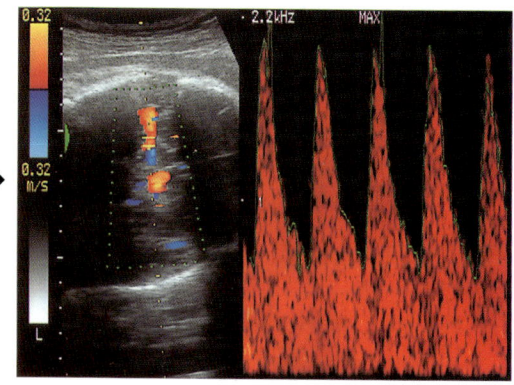

a．ベースラインを下げて補正した画像

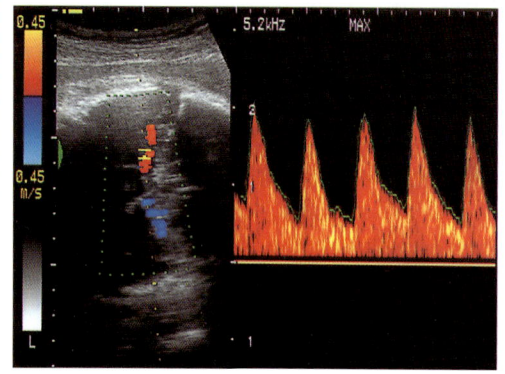

b．RPFを短くして補正した画像

折り返し現象（Ariasing）
　パルス信号を打ち出す間隔に対して血流速度が速すぎると，血流に当たって跳ね返った音波の周波数の偏移（ずれ）が画像上正しく表示されず，逆に遅い血流と認識されてしまう現象．
対　策
　a．ドプラ波形表示画面のベースラインを下げる．
　b．パルス信号を打ち出す間隔（パルス繰り返し周波数：RPF）を短くする．

ミラーイメージ
設定されたドプラゲインが強すぎるため，ドプラ波形画面の基線を中心として反対方向にも，実際には存在しない同じ流速波形が表示されてしまう現象．
対　策
ドプラゲインを下げて観察しなおす．

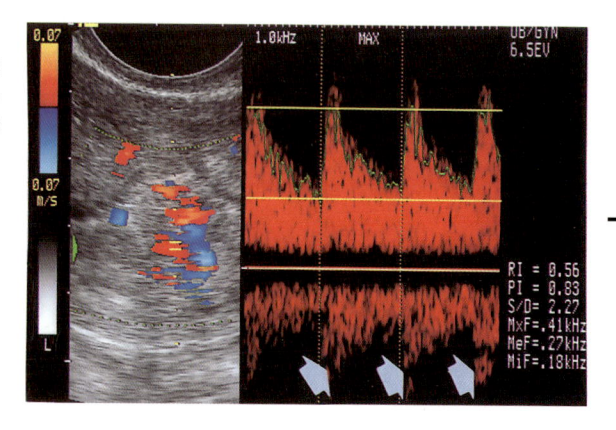

カラードプラ法

（胎児中大脳動脈）

b．RPFを短くして補正した画像

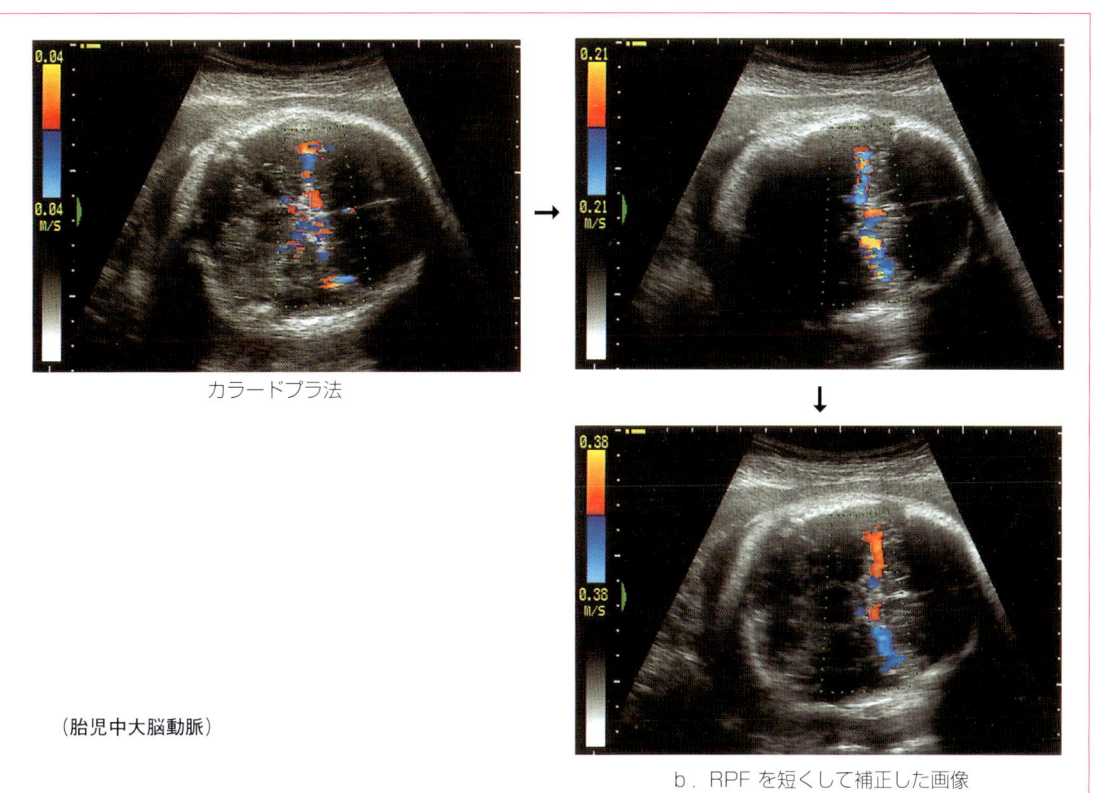

図1-11a　血流計測のアーティファクトと解決手法
　パルスドプラ法では，超音波自体の物理的な制約や装置自身の機械的性質により，通常の超音波検査とは異なったアーティファクト信号が生じる．

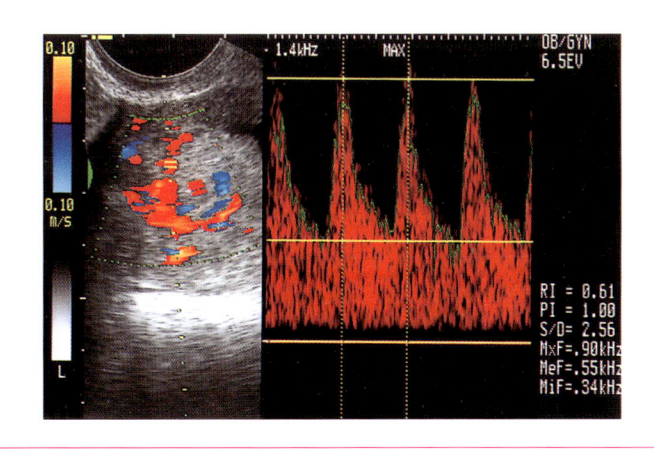

図1-11b　血流計測のアーテファクトと解決手法
　カラー／パルスドプラ法（子宮内膜癌の腫瘍内血流）

2. 産婦人科におけるドプラ検査の基礎

1) ドプラ画像の評価法

　血流の評価には，パワードプラ法やカラードプラ法により血流の分布や方向を描出して解剖学的な検討を行う方法と，パルスドプラ法により血流速度の変化を時間的に描写して血流の状態を検討する方法があることは前述のとおりである．

　前者は，血管内を移動する血流が存在すると，その部分が着色されることを利用し，臨床的には主に母体や胎児を含む各種臓器の器質的または機能的評価や，腫瘍の血管分布からみた良悪性診断，さらには治療効果の評価にも用いられる．血流分布の低下は臓器機能の低下を，また腫瘍においては新生血管を含めた血流分布の多寡が悪性腫瘍を疑わせる根拠に用いる．

　一方，後者は，血流動態の定量的評価を行うことが可能で，これには血管の絶対的な血流速度を用いる方法と血流波形を用いる方法がある．しかし，絶対的な血流速度を求める場合に，測定誤差を5％以下とするためには超音波パルスの音速と血管の角度を25度以内にする必要があり，とくに60度を越えると，わずかな角度補正のずれで大きな誤差が生ずる．また，血流速度の遅い静脈では，流体が放物線状に血管中央で速く周囲で遅い層流となり，測定の位置による誤差が生ずる．そこで，現在では角度を無視できる血流速度波形（実際には血流速度を反映するドプラ周波数偏移の時間的変化）を用いた方法が広く用いられている．ここではこの点を中心に解説する．

　パルスドプラ法によって得られる血流波形は，計測する血管によってさまざまであり，主に動脈系では原則として血流の方向は順方向のみで，収縮期は速く拡張期に遅い鋸歯状を呈し（図1-12a），静脈系では一定速度の平坦状を呈する（図1-12b）．しかし，同じ静脈系でも心拍動の影響を受ける大静脈などでは，収縮期で速く拡張期に遅い鋸歯状であり，さらに拡張期末期に心房収縮による逆流波を認める点が特徴的である（図1-12c）．こうした血流波形の形態も臨床的には重要であるが，現在のところ動脈系血管を用いた評価が広く行われており，その評価法について述べる．

　一般に動脈系血管では心拍動の影響により，流速が速い収縮期と遅い拡張期が鋸歯状に描写されるが，波形のpeak（収縮期最高血流速度：V max）とbottom（拡張期末期血流速度：V min）の計測値や，peakまでの立ち上がりの時間などを用いた評価が行われている．これまでに各種のパラメーターが報告されており，その多くは末梢血管抵抗を反映するもので，主にPulsatility Index(PI)とResistant Index(RI)が利用されている[6)-9)]（図1-13）．これらドプラ周波数の質的評価が高い信頼性を有することは広く知られているが，さらに正確な測定を行うにはドプラ音束と血管との角度を20〜60度とするのが望ましく，また収縮

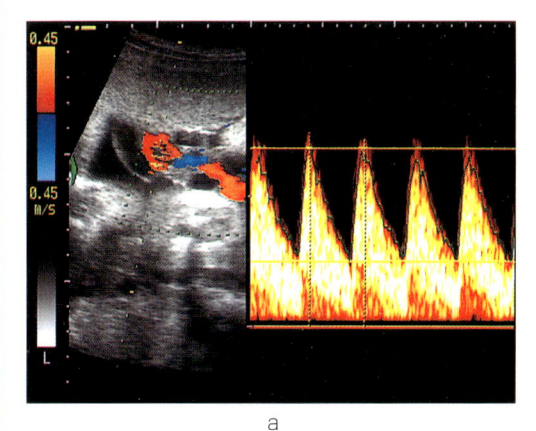

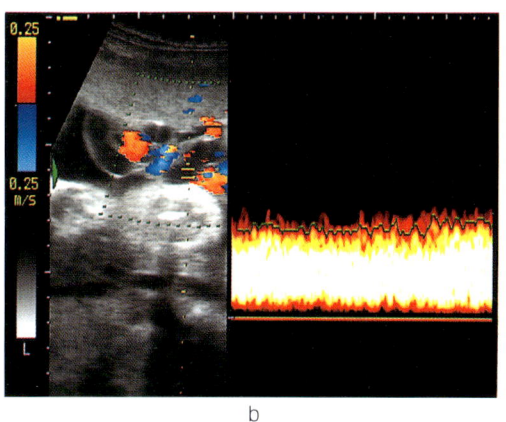

図1-12 パルスドプラ法による血流波形の実際
a．動脈系（例：臍帯動脈）
　血流方向は一方向で，収縮期は速く，拡張期に遅い鋸歯状を呈する．
b．静脈系1（例：臍帯静脈）
　血流方向，速度ともに一定で平坦状を呈する．
c．静脈系2（例：下大静脈）
　心拍動の影響を受ける静脈では，動脈系と同様に収縮期は速く，拡張期に遅い鋸歯状を呈するが，拡張末期に心房収縮による逆流波を認める．

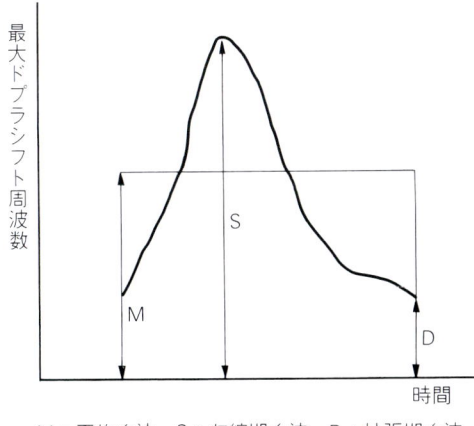

M：平均血流，S：収縮期血流，D：拡張期血流

Resistane Index
(Pourcelot：1974) $\quad RI = \dfrac{S-D}{S}$

Pulsatily Index
(Gosling and King：1975) $\quad PI = \dfrac{S-D}{Mean}$

S/D ratio
(Stuart et al：1974) $\quad \dfrac{S}{D} = S/D$

Peak time 流速波形の開始（拡張期末期）よりPeakまでの時間
(Kurashima：1974)

最大ドプラシフト周波数：行きと帰りの超音波周波数の変化で，血流速度に比例する．

図1-13 パルスドプラ血流波形の評価の実際
　各インデックスの上昇は，計測部位により末梢側血管のコンプライアンスの低下に伴う血管抵抗の上昇を意味する．

期と拡張期の高さを計測する際には，とくに流速の遅い拡張期での最低流速部分の読み取りに注意を払う必要がある．

> **ポイント**　ドプラ検査の臨床的な評価を行うには
> ☆血流像が最大限に描出され，かつノイズが少ないドプラ画像を検出する．
> ☆カラードプラ法で血流速度を正確に計測するには，プローブからの超音波パルスと血流の角度を小さく(25°以内)おさえる．
> ☆パルスドプラ法で動脈系血管のコンプライアンスを評価するには，Pulsatility Index(PI)やResistant Index(RI)を活用する．

2）婦人科領域
(1)婦人科ドプラ検査で何を見るか
　前述のとおり腫瘍，不妊症，更年期など広い領域でドプラ検査の有用性が確認されている．一般に超音波ドプラ検査の対象として，血管では骨盤内に位置する卵巣動脈や卵巣内の微小血管をはじめ，子宮動脈および子宮内の弓状動脈，放射状動脈，螺旋状動脈の血流があげられる(図1-14)[10]．一方，パワーおよびカラードプラ検査では，卵巣や子宮をはじめ腫瘍内血流の分布や方向が対象となる．さらに最近では，超音波造影剤を用いてドプラ検査を行うコントラストソノグラフィーも行われるようになり，血流の状態はもとより不妊症における卵管通過性も観察されるようになった(図1-15)[1]．

(2)婦人科ドプラ検査の評価と臨床的意義
　婦人科領域においては主に腫瘍の診断および良悪性の鑑別に用いられ，とくに悪性腫瘍では腫瘍の増殖による血管新生が顕著で，末梢血管抵抗の低下に伴い各Indexはさらに低下する．最近では，不妊症における着床環境や，更年期女性の内分泌環境の評価などにも利用されるようになった．

3）産科領域
(1)産科ドプラ検査で何を見るか？
　血流の存在する領域はすべて観察の対象となる．母体では子宮動脈，胎児では大動脈，大静脈，中大脳動脈などが，胎児付属物では臍帯血管や胎盤血流が挙げられる(図1-12)．

(2)産科ドプラ検査の評価と臨床的意義
　産科ドプラ検査には様々な観察対象が存在するが，臨床的には母体をはじめとして胎児およびその付属物の異常や，こうした病態に伴う臍帯動脈血流波形を用いた胎児well beingの評価などに利用されている．たとえば，臍帯動脈におけるドプラ血流波形Indexの上昇，胎児中大脳動脈の低下は，胎児仮死，IUGR，妊娠中毒症などのハイリスク症例における病態の悪化を反映し，胎児評価のパラメーターとして有用である．しかし，こうした指標は胎児の循環動

B．超音波ドプラ検査法　21

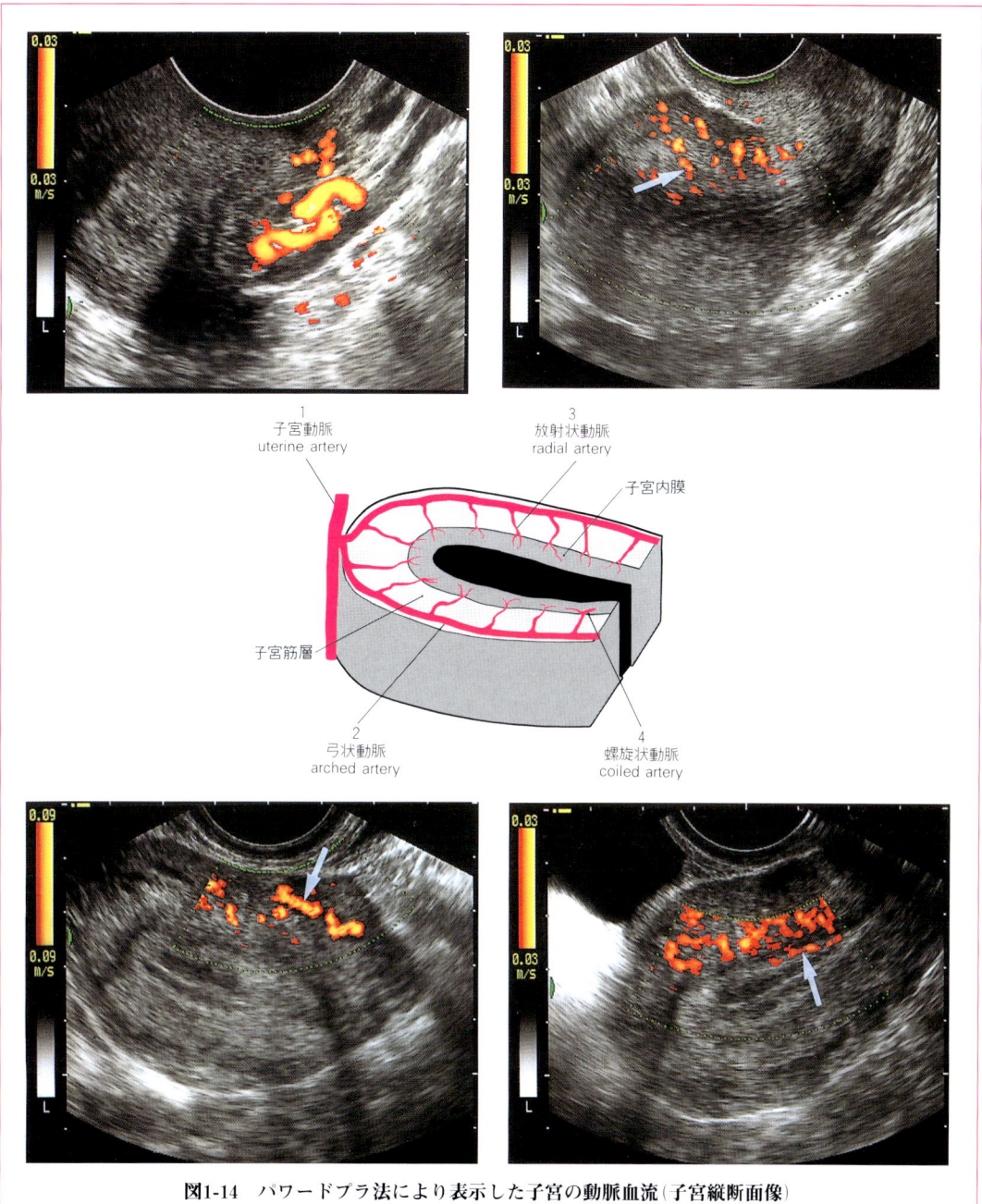

1 子宮動脈 uterine artery
2 弓状動脈 arched artery
3 放射状動脈 radial artery
4 螺旋状動脈 coiled artery
子宮内膜
子宮筋層

図1-14　パワードプラ法により表示した子宮の動脈血流（子宮縦断面像）

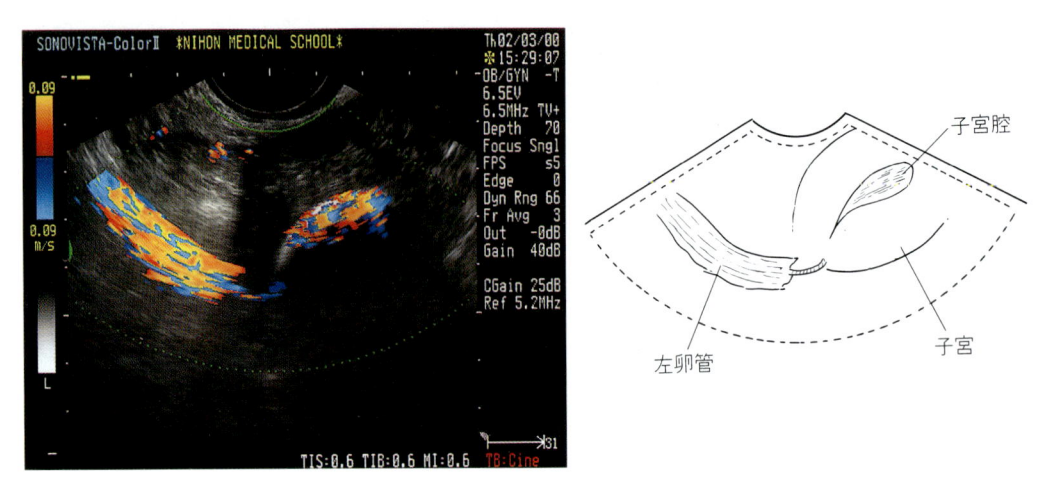

図1-15 カラードプラ法を利用した超音波子宮卵管造影
向かって右に子宮腔が，また左に弧を描くように左卵管が造影されている．なお，超音波造影剤はレボビスト®を使用した．

態の変化に伴うもので，現在のところ本所見のみで胎児well beingの評価を行うのは危険であり，胎児心拍数図所見などとあわせて判断する必要がある[1]．

一方，胎児循環器領域では従来からドプラ検査が利用されており，当然のことながら胎児心臓血管系の評価に用いられる．とくに心拍出量や心室拡張機能および静脈還流などの心機能評価をはじめ，不整脈の診断にも必要不可欠である．

ま と め

超音波ドプラ検査は，生体における各組織の血流分布／血流量／血管抵抗などをリアルタイムに画像として描写することにより，臓器の循環動態の評価を可能とした．現段階で本法をスクリーニング検査として用いるのは時期尚早であるが，少なくともハイリスク例の評価には非常に有用と考えられる．今後解明されるべき課題も多いが，産婦人科における機能的／器質的疾患に対する臨床検査法としての意義は高い．

■文　献■
1）関谷隆夫：研修講座－産婦人科におけるドプラ検査の実際．日産婦神奈川部会誌　36：93 - 111, 1999.
2）Peter NT Wells：Doppler Effect. In；McGahan JP, Goldberg BB（eds）,DIAGNOSTIC ULTRASOUND, Lippincott - Raven Co, Philadelphia & New York, 1998.
3）佐々木明：超音波ドプラの原理と装置．Medicina　28：32 - 36, 1991.
4）大槻茂雄，佐々木明，宮島泰男：超音波医学　第2版．pp31 - 40, 日本超音波医学会編，医学書院，東京，1995.
5）入江健夫，宮本幸夫，土田大輔ほか：アーティファクト　カラードプラ．臨放射線　43：1239 - 1247, 1999.

6) Pourcerot L, et al：Application cliniques de l'examen Doppler transcutane. In Velocimetrie ultrasonore Doppler 34：213, 1974.
7) Gosling RG, King DH：Ultrasound angiology. In；Arteries and Veins, pp61, Churchill Livingstone, Edinburgh, 1975.
8) Stuart B, et al：Fetal blood flow velocity waveforms in normal pregnancy. Br J Obstet Gynecol 87：780, 1980.
9) 倉島富代：超音波ドップラーによる胎盤血流からみた IUGR 分類の試み．日産婦東京部会誌 36：278, 1987.
10) 藤脇伸一郎，石束文平，雨宮　章ほか：超音波パワーカラードプラ法による子宮循環の観察．日不妊誌 41：523, 1996.

C. 3次元超音波検査

はじめに

　リアルタイム電子スキャンと経腟プローブの普及により，産科・婦人科超音波検査は，内診とともに一般外来診療における基本的診察法の一つになった．しかし，これまでの画像診断の多くは2次元表示で行われており，平面的であるが故の限界が指摘されてきた．一方，最近のコンピュータ技術の進歩は，従来の2次元画像から3次元画像の作製を可能にしたが，超音波を用いる方法でも比較的簡単に立体画像が得られるようになった[1]．筆者の予測では，これまで使用されてきた超音波断層装置の耐用年数が過ぎる少なくとも5年後には，ほとんどの装置が3次元超音波検査に対応できる機器になる可能性が高く，本法の修得は急務と考えられる．
　ここでは，3次元超音波検査の原理と産婦人科領域における実践について具体的に述べる．

1. 3次元超音波検査とは

1) 産婦人科3次元超音波検査の意義

　産婦人科領域では，女性の生殖腺および胎児を検査対象とする点や，体腔内プローブを多用するなどの特殊性があり，こうした点を中心に3次元超音波診断の意義について具体的に述べる．

(1) 産婦人科の特殊性

　臨床的背景においては，胎児や卵巣を検査対象とするため，CT scanやMRIに比してX線被曝および磁場の影響がほとんど無視できる超音波検査で3次元画像が得られることの意義は高い．また，本領域における超音波検査の位置づけは，専門医による特殊検査というより通常の外来において内診とともに行う一般検査としての性格が強いことから，3次元作像が短時間でかつ簡単に表示できるようになったことは特筆すべき点である．さらに近年普及した経腟走査法は，探触子と検査対象との位置関係から骨盤内臓器の再現性の高い画像を提供したが，腟という限られたスペースを利用した体腔内走査法であり，得られる断層面が限定される点に問題があるとされてきた．しかし，本法では観察対象の任意断面像が得られ，それに伴って同一スライス面における経時的変化や，機種によっては体積計測も可能となっている[2,3]．

(2) 教育的・社会的背景

一方，教育的・社会的背景においては，視聴覚情報を重視し，より実践的であることが要求されるようになった医学教育や，患者を含めたクライアントに対する情報開示の視点からも，観察対象をより客観性の高い表示方法（3次元）で示すことが医療に対する社会のニーズを満足させる一つのポイントと考えられる[4].

> **ポイント** 　*3次元超音波検査の認識*
>
> 3次元と聞くと，すぐに立体画像と連想するが，実際には観察したい領域全体をプローブで走査して，観察対象の輝度情報を立体的な画像データとしてメモリに取り込んで処理を行い，任意の断面像や立体像を作像する手段のことである．つまり，3次元＝立体像という理解は狭義の3次元超音波検査としては正しいが，広義においては画像データの収集と処理を3次元的に行って任意の画像を作像する方法と認識すべきである．

> **ポイント** 　*3次元超音波検査でどんな画像を見るか*
>
> ☆3次元立体画像 ：狭義の3次元画像で，立体的にみえる像
> ☆任意の断面像　：通常のプローブでの断層像とは異なる任意の断面像
> ☆連続する断面像：一定の間隔でスライスした連続的な断面像

2) 3次元超音波検査の種類とその方法

現在さまざまな画像作像法が実用化されているが，ここでは最も広く利用されているコンピュータ処理による方法を中心に解説する[2)5)-7)]．

(1) コンピュータ処理による方法

電子技術の進歩により，現代の医療機器には必ずといっていいほどコンピュータが組み込まれており，どこからどこまでがコンピュータ処理による方法であるかは判断しにくいが，一応3次元画像を構築するために何らかの演算処理を行っている場合には，コンピュータを利用しているものとして解説する．

a．超音波エコーデータの収集法

最も一般的には，2次元プローブを機械的または手動で走査し，得られた輝度情報から3次元空間を構築する方法が行われている．プローブの走査法にはいくつかの方法があるが，本領域では主にプローブを扇状に走査して画像を取り込むセクタまたはファンライク方式が採用されている（図1-16）．こうして得られた3次元空間としての画像情報は一般にフィールドデータと呼ばれている．

図1-16　3次元画像作成のためのプローブ走査方式
セクタまたはファンライク方式

経腹走査法　　　　　　経腟走査法

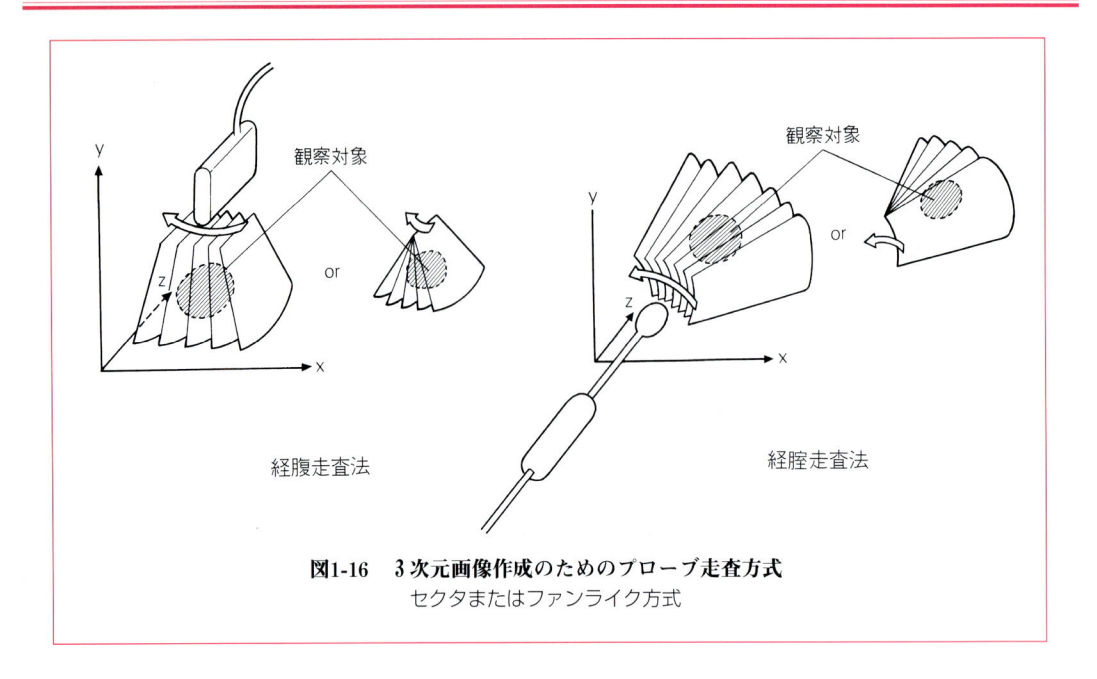

表1-2　3次元超音波検査の種類

3次元処理・画像化法			主な表示像	特　色
コンピュータ処理による方法	任意断面構築		任意の断層像	プローブ走査によって取り込んだ輝度情報を3次元座標に置き換えて，任意の断層像を構築して表示する．
	サーフェスレンダリング		3次元像	プローブの走査によって取り込んだ輝度情報に，ある一定の閾値を設定することにより，これを表面情報として3次元像を表示する．
	ボリュームレンダリング	表面表示	3次元像	プローブ走査として取り込んだ輝度情報を，コンピュータのメモリ内の3次元座標に置き換えて，物体の表面像や高輝度または低輝度な部分の3次元像を構築して表示する．現在，科学データの可視化法として最も広く用いられている．
		最大値表示	高輝度部分の3次元像	
		最小値表示	低輝度部分の3次元像	
		半透明表示	半透明な3次元像	
リアルタイム超音波ビームトレーシング法			3次元像	超音波ビームの送受信ごとに演算を行って物体の表面像を表示する．専用プローブが必要で，視点にも限界があるが，リアルタイムに近い表示が可能である．
拡散音響レンズ法			広スライス幅の断層像	専用の拡散音響レンズをプローブに装着して，厚いスライス幅の断層像で3次元的に観察するリアルタイムでの観察が可能で，簡単かつ安価である．

このようにさまざまな方法が存在するが，現実には電子工学技術を駆使してこれらの方法が複合して活用され，実際の臨床に役立てられるように超音波診断装置は作られている．したがって，現在ではどの装置がどの方法で画像化して表示しているのかを厳密に分類することは難しくなっている．

b．3次元画像の構築法

こうして得られたフィールドデータを用いて実際の3次元画像を構築するが，それにもいくつかの方法がある（表1-2）．

a）コンピュータグラフィックス（CG）ソフトウェアを利用する方法

超音波の走査で得られた輝度情報を画面上に直接反映させるのではなく，まずフィールドデータの3次元空間を微小な立方体（ボクセル）の集合体とみなし，各ボクセルの輝度情報から目的物体の表面の位置を検出して，これらを一度完全に3次元座標に置換する．次に，この座標データを数値としてCGソフトウェアに読み込んで画像を作製する方法である．

b）サーフェスレンダリングを利用する方法

超音波ビームの受信波から得られた輝度情報に適当な閾値を設定して，それより高輝度な部分を，たとえば卵巣腫瘍では充実部分，低輝度な部分を嚢胞部分と判断し，こうして得られた画像情報を繋ぎ合わせて腫瘍内面の3次元的な表面像を作製する方法である．あらかじめ輝度の閾値を高く設定することにより，腫瘍表面より明らかに輝度が高い部分，たとえば腫瘍内に存在する何らかの組織の3次元画像を得ることも可能である．

c）ボリュームレンダリングを利用する方法

本法は，超音波ビームの手前に設定した視点からフィールドデータを貫き，後方のスクリーンに伸びる線上の輝度情報に，ある種の演算を加えて立体像として可視化する（これをボリュームレンダリングという）方法である．この手法では，物体の表面像に加えて内部構造も同時に描写できることから，近年科学データの可視化技術として最も広く用いられている．

こうしたボリュームレンダリングを利用した作像法には，さらにいくつかの手法が存在する．現在のところ，フィールドデータ内の各ボクセル情報をいったんコンピュータ内の3次元座標に取り込んだ後に，画像を再構築する方法（再構築法）が最も本格的な方法である．本法は，任意の視点を設定することが可能であり，また3次元データセットから元の断層像とは異なる任意の直交する3断面を作製して同時に表示する multiplaner imaging function（任意多断面表示機能）を有する点で非常に診断的価値の高い方法である．その他，診断装置内の内蔵メモリに記憶された連続する2次元画像に演算を加えて画像を構築する方法（Cinememory法）も行われている．本法は，通常の超音波診断装置に演算機能を付加するのみで容易に画像構築を行うことが可能であり，かつ専用プローブを必要としないためコストベネフィットが高い点に意義がある．また最近では，広義のボリュームレンダリング手法として，超音波エコーのビームを受信するごとに専用回路で演算を行って，得られた画像情報をそのまま画像メモリに書き込んでいく方法（リアルタイムビームトレーシング法）なども行われるようになった．本法は，画像構築のために何らかのコンピュータは利用するものの，すべてのデータ収集を終了した後に画像作製の演算を行うのではな

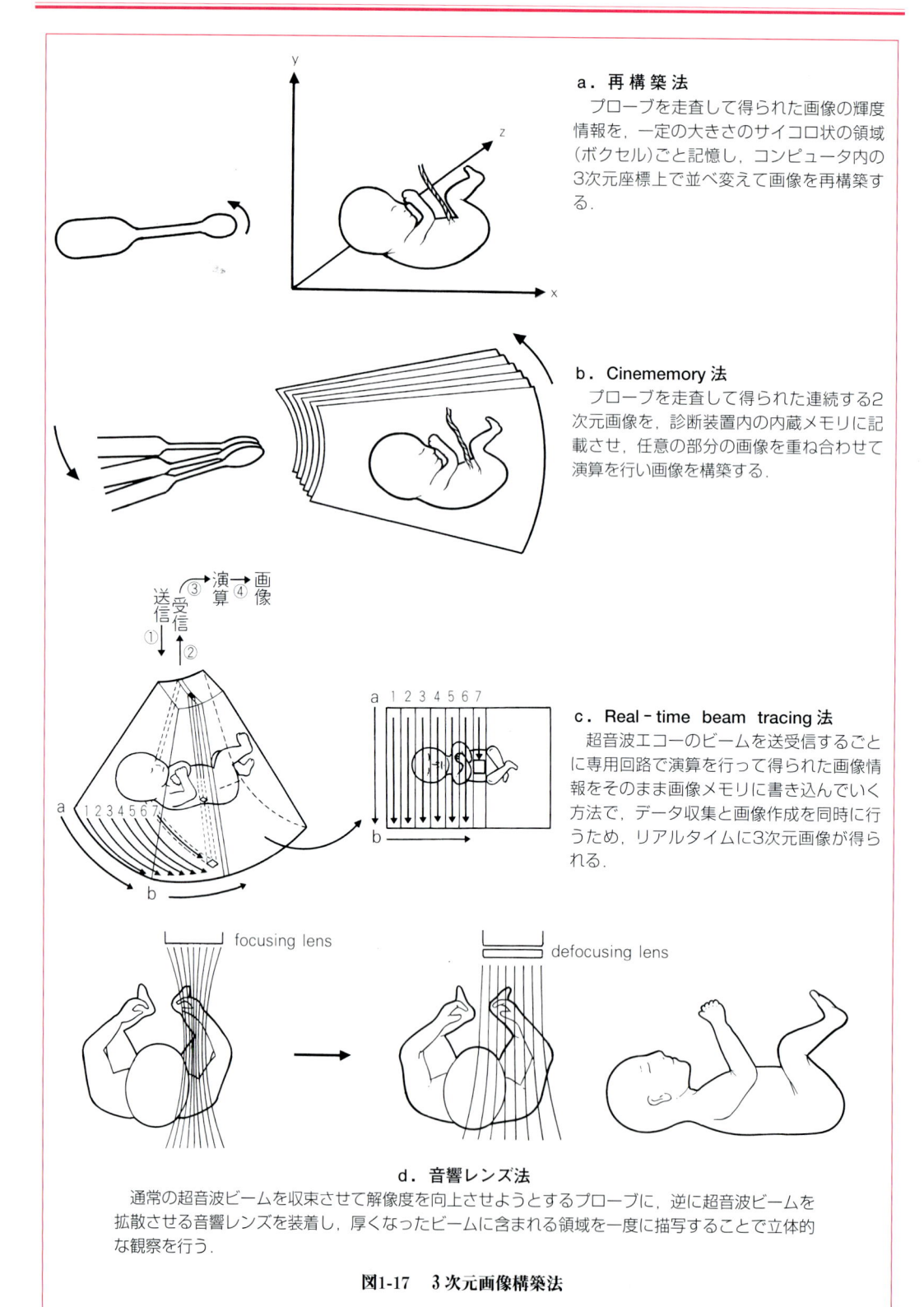

a．再構築法
プローブを走査して得られた画像の輝度情報を，一定の大きさのサイコロ状の領域（ボクセル）ごと記憶し，コンピュータ内の3次元座標上で並べ変えて画像を再構築する．

b．Cinememory 法
プローブを走査して得られた連続する2次元画像を，診断装置内の内蔵メモリに記載させ，任意の部分の画像を重ね合わせて演算を行い画像を構築する．

c．Real‐time beam tracing 法
超音波エコーのビームを送受信するごとに専用回路で演算を行って得られた画像情報をそのまま画像メモリに書き込んでいく方法で，データ収集と画像作成を同時に行うため，リアルタイムに3次元画像が得られる．

d．音響レンズ法
通常の超音波ビームを収束させて解像度を向上させようとするプローブに，逆に超音波ビームを拡散させる音響レンズを装着し，厚くなったビームに含まれる領域を一度に描写することで立体的な観察を行う．

図1-17　3次元画像構築法

く，データ収集と画像作製をほぼ同時に行う点で前二者とは性質が異なる手法である．歴史的に最も新しく，リアルタイムに近い3次元画像が得られる斬新な方法である（図1-17a, b, c）．

現段階ではこのように分類されているが，各種コンピュータ技術の導入による医療用電子工学機器の進歩はめざましく，時がたてば本項の内容は基本的な部分を除いて刷新されることになろう．

(2)音響レンズによる方法

通常のプローブは，素子に凸レンズを装着して超音波ビームの拡散を絞ることによりスライス幅を狭くして鮮明な2次元画像を得ている．しかし，本法では逆にこうした超音波ビームを拡散させる音響レンズを装着し，厚くなった超音波ビーム幅に含まれる領域を一度に描写することで立体的な画像を得ようとする方法である[9]．

理論的に真の3次元画像というには議論の余地もあるが，簡単で安価であることはもとよりリアルタイムに観察ができることから，一般臨床を行ううえでは非常に有用な方法である（図1-17d）．しかし，現在ではコンピュータの進歩などにより，あまり用いられない．

> **ポイント** 3次元超音波検査を活用した画像の作り方
>
> プローブを走査して得られた輝度情報にコンピュータによる何らかの演算を加え，任意の画像を作像する．こうして得られた画像が3次元立体像であったり，任意断面画像であったりするわけである．診断装置の機能を最大限に活用して臨床診断に役立てたい．

2．産婦人科3次元超音波検査の実際

上記の方法を利用して作像した3次元画像を示す．

1) 通常のプローブ走査では得られない断面像

これまでの2次元超音波検査では，プローブからの超音波ビームの走査方向に一致した断面像しか描写することができなかった．とくに経腟走査法は体腔内でプローブを走査するため，得られる断面像には制約があった．一方，3次元超音波検査では走査方向と垂直の画像，例えば子宮においては前額断面像も得られ，子宮腔全体の形態を観察することが可能となった（図1-18a）．

2) 診断装置のメモリ上の輝度情報を利用した断層像

診断装置のメモリ内に保存された輝度情報または断層像を利用して，連続的に走査したスライスでの観察や同一断面の経時的変化を観察することができる（図1-18b）．

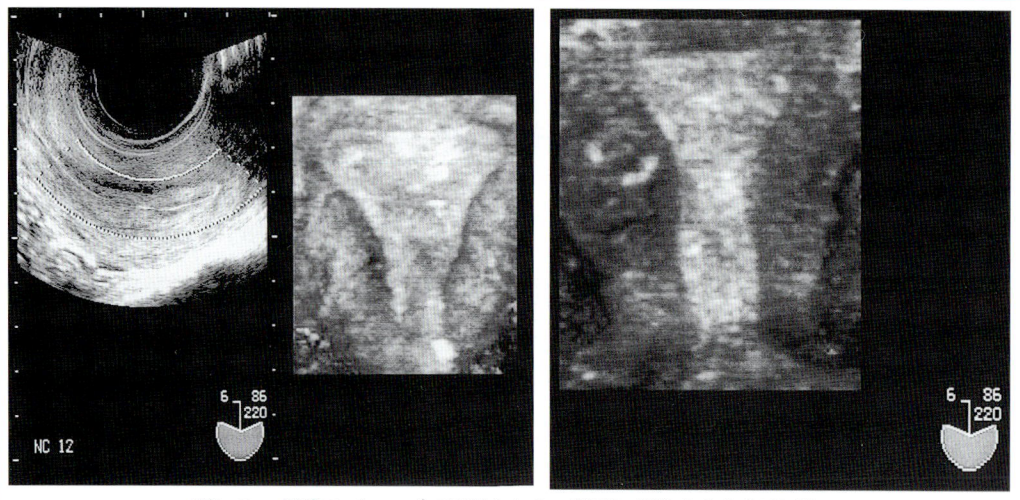

図1-18a　通常のプローブでは得られない断面に相当する3次元画像
　　　　左：正常子宮の前額断面相当3次元画像
　　　　右：子宮の右側壁筋層内筋腫の前額断面相当3次元画像

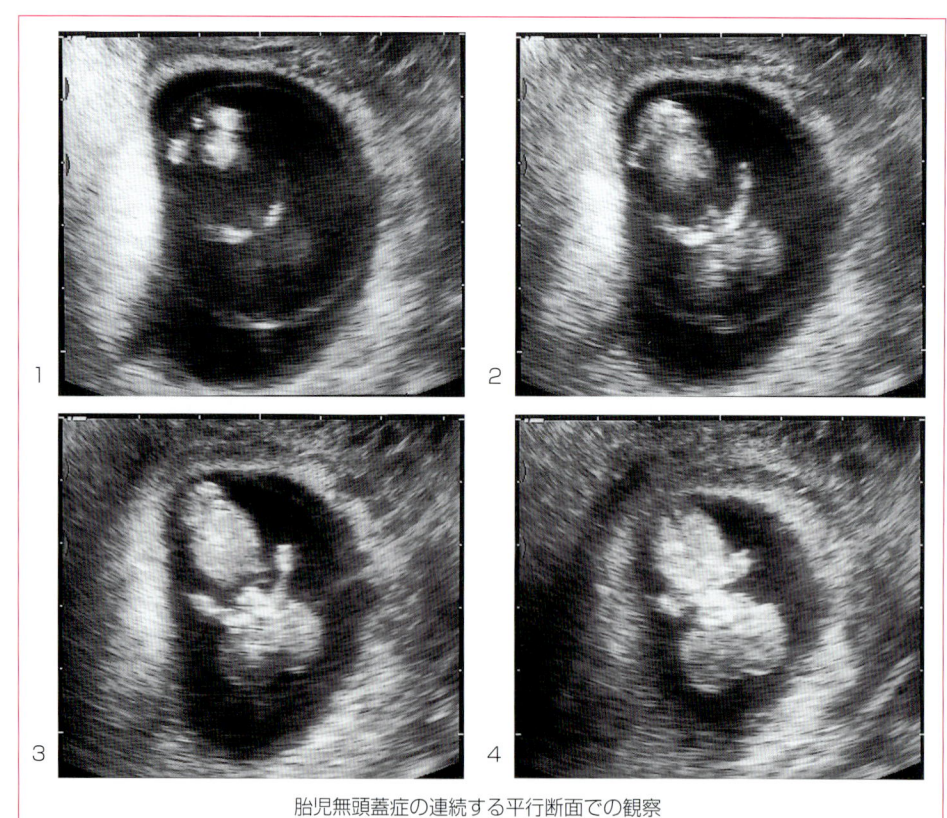

胎児無頭蓋症の連続する平行断面での観察
図1-18b-1　診断装置のメモリ上の輝度情報を利用した空間的に連続する断面像(1)

低置胎盤の同一断面でのカラードプラ法による血流像の観察
図1-18b-2 診断装置のメモリ上の輝度情報を利用した時間的に連続する断面像(2)

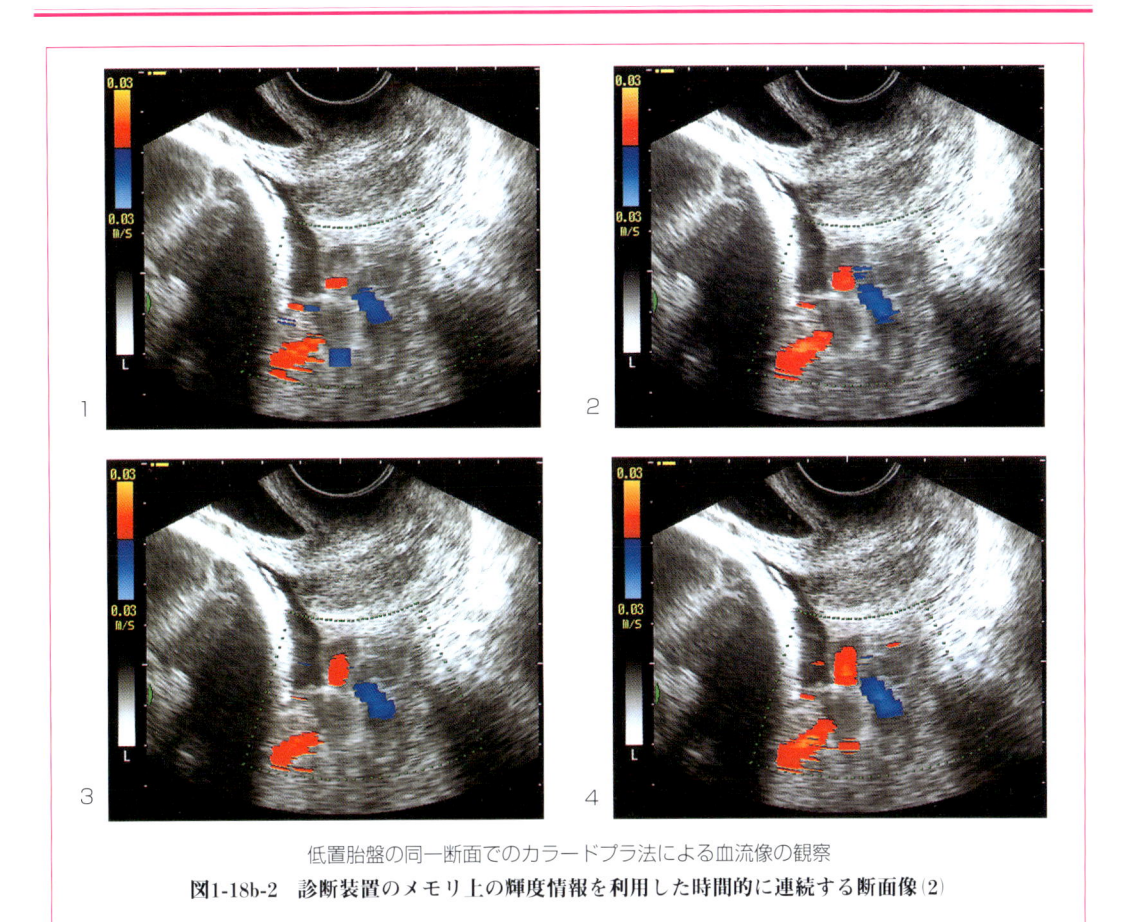

3）立体的ないわゆる3次元画像

　狭義の3次元画像で，観察対象の立体的な画像が得られる．主に無エコーの液体の中に存在する隆起部分の描写に有用で，胎児や囊胞部分を有する腫瘤の観察に適している（図1-18c）．

4）直交3断面の同時表示

　観察対象の輝度情報の任意におけるXYZ軸に相当する直交した3つの断面像を同時に表示することができる．観察対象の全体像を把握するのみならず，3次元画像を作像するための断面を選択するのにも有用である（図1-18d）．

5）Sonohysterography下3次元画像（3D-SHG）

　子宮内膜に埋没した子宮腔内の隆起性病変や子宮腔の形態異常を，生理的食塩水などの陰性造影剤でエンハンスして観察するSHGを併用して3次元超音波検査を行う方法である．子宮腔内病変自体はもとより，病変と子宮腔との関連を評価するのにも非常に有用である（図1-18e）．

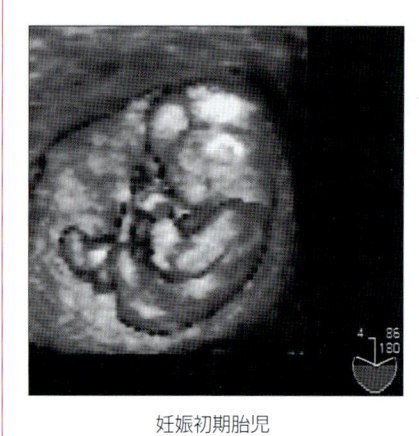

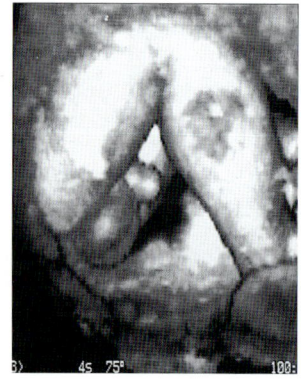

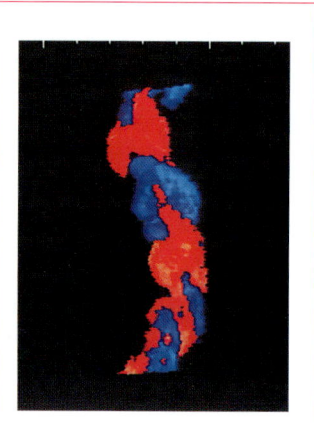

妊娠初期胎児　　　　　　　妊娠中期胎児　　　　　　　臍帯血流

図1-18c　立体的ないわゆる3次元画像

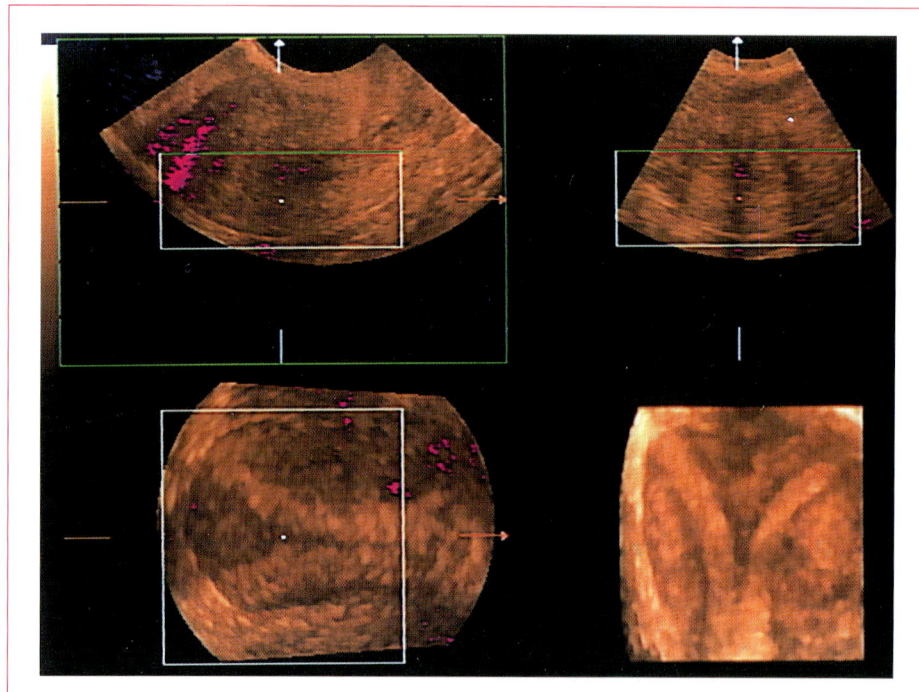

図1-18d　直交3断面の同時表示
双角双頸子宮の直交3断面および3次元画像の同時表示
左上：正中縦断面像　　右上：環状断面像
左下：前額断面像　　　左下：前額断面相当3次元画像

子宮内膜ポリープ

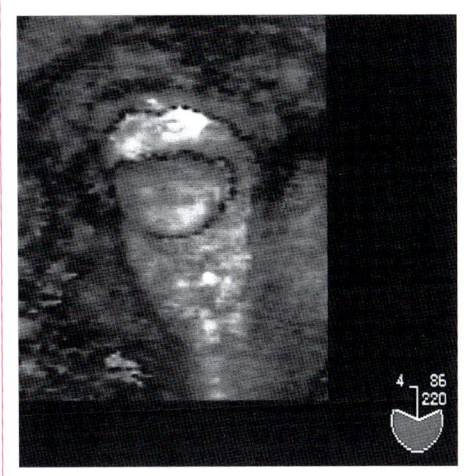

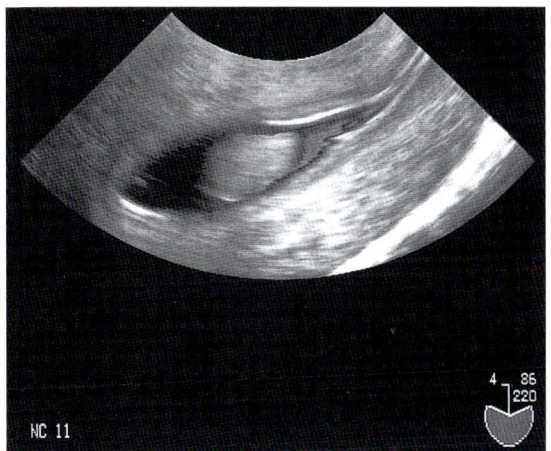

子宮前額断面相当3D‐SHG画像　　　　　　　　　子宮縦断面相当3D‐SHG画像

図1-18e　Sonohysterography下3次元画像(3D‐SHG)

ま と め

　超音波診断装置にかかわるハードおよびソフトウエアの進歩により，再現性の高い胎児および婦人科病変の3次元超音波画像が得られるようになった．その診断能は2次元断層像の短所を補うばかりでなく，立体画像の持つ視覚的説得力と解剖的把握の容易さからその臨床的意義は大きい．さらに本法は単に立体的な画像を得るための手段ではなく，そのデータを活用することで超音波検査から得られる情報の質と量は大きく広がった．

■文　　献■

1) Baba K, et al : Development of Three‐dimensional Ultrasound in Obstetrics and Gynecology ; Technical Aspects and Possibilities, 3-D Ultrasound in Obstetrics and Gynecology. pp3-8, edited by Mertz E, Lippincott Williams & Wilkins Healthcare, Philadelphia, 1998.
2) Grisky A, et al : The Voluson(Kretz)Technique, 3‐D Ultrasound in Obstetrics and Gynecology. pp9-15, edited by Mertz E, Lippincott Williams & Wilkins Healthcare, Philadelphia, 1998.
3) Hosli I, et al : Comparison Between Transvaginal In Vitro and In Vivo Volume Mesurement, 3‐D Ultrasound in Obstetrics and Gynecology. pp49-55, edited by Mertz E, Lippincott Williams & Wilkins Healthcare, Philadelphia, 1998.
4) 中田典生ほか：三次元表示の臨床応用．臨床放射線 43(1)：1289-1293，1998．
5) 望月　剛：三次元表示の原理．臨床放射線 43(11)：1281-1288，1998．
6) 馬場一憲ほか：三次元超音波の基礎．第1回国際三次元超音波シンポジウム抄録集, pp1-4, 1999．
7) 関谷隆夫ほか：産婦人科における三次元超音波検査．INNERVISION 14(12)：54-59, 1999．
8) Chiba Y, et al : Real‐time three‐dimensional effect using acoustic wide‐angle lens for the view of fetus. Jpn J Med Ultrasound 20(supple 1)：611, 1993.
9) 関谷隆夫ほか：子宮内隆起性病変の超音波3D画像の作製と臨床的意義の検討．日産婦誌 51(supplement)：490, 1999．
10) 柏木宣人ほか：婦人科腫瘍の補助診断における超音波造影剤 SH/TA508の有用性の検討．産婦治療 72：883-888, 1996．

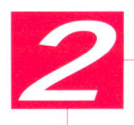

2 婦人科超音波診断の実際

A．子宮疾患

はじめに

　子宮疾患は婦人科疾患の中核をなし，その超音波診断の意義は非常に高い．さらに近年，高周波探触子による解像度の向上はもとより，Sonohysterographyによる子宮腔内の造影検査や，3次元超音波検査による子宮腔内病変の立体的画像診断，超音波ドプラ検査による子宮腫瘍の血流の評価も行われるようになった．

　本項では，これらの技術を用いた子宮疾患の多角的超音波診断法について述べる．

1）超音波検査を行う前に

　子宮の超音波検査を行うには，当然のことながらまず内診を行って子宮の状態を把握し，その所見を参考に観察することが肝要である．また，本法は内診に比して硬度と痛みの評価に劣るとされているが，逆に内診で圧痛があってもその痛みが局在する部位を特定することはなかなか難しい．しかし，経腟走査法の場合には，プローブで観察しながらその部分を下方から圧迫することによって，どの部分が本当に痛いのかをある程度正確に判断することができる．さらに，左手でプローブを走査しながら内診同様に右手で下腹部を触診するような双合診の変法も臨床的に有用である．このように，内診と超音波検査を組み合わせることによってより正確な子宮疾患の診断が可能となる．

2）走査法と周波数の選択

　走査法と周波数の選択は，子宮の大きさと対象となる病変部分の状態により決定する．一般に，超音波の距離分解能の限界から，子宮の大きさが手拳大までであれば経腟走査法（周波数4.5～8.0MHz）を，手拳大を超えれば経腹走査法（2.5～5.0MHz）を選択するのがよい．さらに近年では，一部の断層装置に経腹探触子の走査角度を超えた広い範囲を一度に表示するパノラマ表示機能（特殊な演算により従来のコンパウンドスキャンと同様な画像を得る機能）が備えら

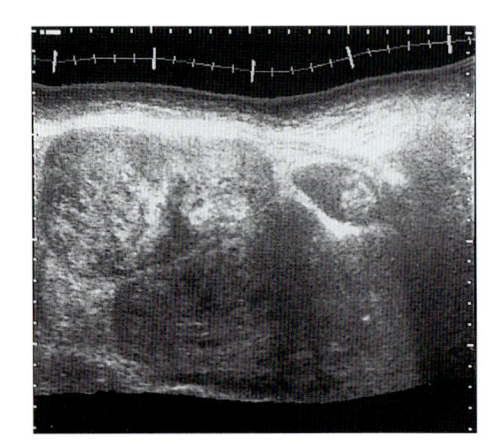

子宮筋腫（経腹パノラマ表示法，3.5MHz）
臍上まで発育した子宮筋腫合併妊娠の症例である．増大した子宮全体が描写される．

a．走査法の選択

観察対象が7〜8cmまでなら経腟法．それ以上であるか，または小骨盤腔全体を観察する場合には経腹法を選択する．さらに，経腹プローブの走査範囲を越える場合には，パノラマ表示機能を利用するとよい．

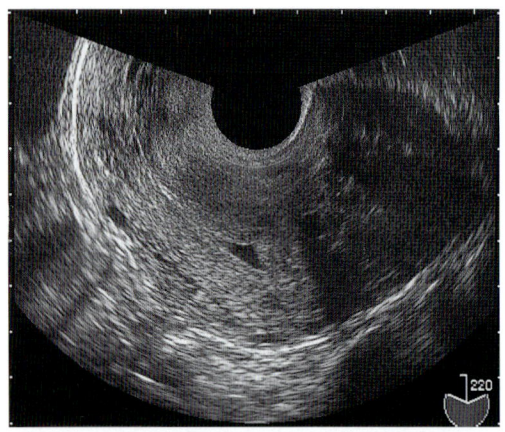

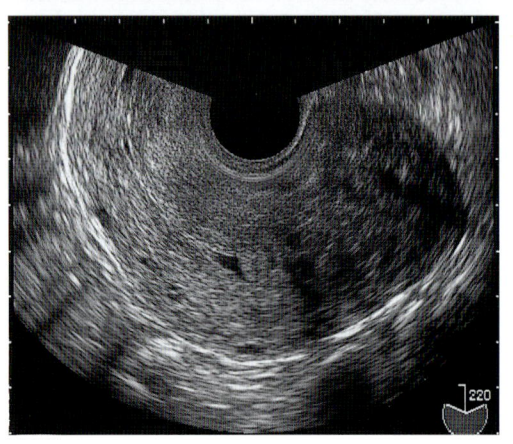

上：子宮筋腫（経腟走査法，7.5MHz）
下：子宮筋腫（経腟走査法，5MHz）

b．周波数の選択

とくに経腟走査法では，原則として7.5MHzが最も解像度が高いが，子宮筋腫や石灰化を伴う腫瘤など超音波減衰の大きい対象を観察する場合や，遠位の画像がきれいに描写できない場合には，周波数を6ないし5MHzに下げる．

図2-1　子宮疾患の超音波断層法（子宮縦断面像）

れるようになり，巨大腫瘤の一括表示も可能となった（図2-1a）．

われわれは，原則としてまず周波数6.0か7.5MHzの経腟走査法で，距離分解能の限界である7〜8cmまでを観察する．一方，子宮筋腫などの存在によって観察対象の径が過大であったり超音波減衰が強い場合には，周波数を5.0MHzに落とすことによって良好な画像を得ている（図2-1b）．しかし，それでも観察対象が走査画面に収まらない場合や，さらに広い視野で腫瘤全体像を描写したい場合には経腹走査法に切り替えるようにしている[1]．

> **ポイント**　子宮疾患の超音波検査法の要点
>
> ☆内診所見と組み合わせて評価することで，より正確な診断が可能となる．
> ☆経腟超音波検査は単に画像を描写するだけでなく，観察対象をプローブで圧迫することによって圧痛の有無を評価するのにも活用できる．
> ☆観察対象の大きさや音響学的性質によって，使用するプローブおよび周波数を選択しよう．

1．子宮良性腫瘍

1）子宮筋腫

子宮筋腫は臨床的に頻度の高い疾患であり，典型例における画像診断は比較的容易である．

本症の特徴的な所見は，

①子宮筋層内または筋層と接して存在する比較的境界明瞭な類円形の充実性腫瘤で，

②輝度は筋層とほぼ同等かそれ以下で，またはときに一定しない渦巻き状，斑紋状を呈し，

③組織構造から超音波減衰が強いため，腫瘤の後方に音響陰影(acoustic shadow)を伴う(表2-1，図2-2a)．

カラードプラ検査では，筋腫の存在により子宮動脈血流速度は上昇し，血流indexは低下するとされている[2](表2-1)．パワードプラ検査で血流の分布を観察すると，腫瘤内部に比して周囲の血流に富むが(図2-2b，c)，症例によっては腫瘤内に豊富な栄養血管をみることもある．Kurjakらは，腫瘍内血流に富む筋腫症例は乏しい例に比して，子宮動脈血流所見の変化がさらに顕著になると報告している[3]．しかし，超音波造影剤を使用すると，従来の診断装置では検出できなかった多くの血流の観察も可能となることから，血流計測値はもとより，形態を含めた各所見の臨床的意義については今後も検討の余地がある(図2-3a～c)．

一方，子宮筋腫が変性を起こすと，さまざまな画像所見を呈する．変性には多くのパターンがあり，硝子様変性や石灰化変性では超音波減衰が高度であるため，強い音響陰影を伴う腫瘤像として描写され，赤色変性や脂肪変性では全体が中から高輝度で，ときに一部低輝度部分を含む像を，壊死に伴う水腫様変性では腫瘤内の低輝度な単房性嚢胞像から，ときに卵巣腫瘍に類似した多発性嚢胞像を呈する．また，ドプラ検査でも腫瘍の変性に伴って血流分布が増加する例から逆に減少する例までさまざまである(図2-4a～d)．さらに，変性が進行すると感染による膿や浸出液の貯留排出を繰り返し，所見が経時的に変化する例もある(図2-5a～c)．

表2-1 子宮疾患の超音波画像所見

疾　患	2次元超音波	ドプラ超音波所見
子宮筋腫	①子宮筋層内または筋層として接して存在する境界明瞭な類円形の腫瘤. ②輝度は筋層とほぼ同等か，または一定しない充実性腫瘤で，ときに渦巻き状，斑紋状を呈する. ③また組織構造から超音波減衰が強く，腫瘤の後方に音響陰影(acoustic shadow)を伴う. ④変性により，輝度や画像所見が様々に変化する(硝子様変性／石灰化＝高輝度部分と音響陰影，赤色変性や水腫様変性＝混合型〜低輝度，ときに囊胞状)	パワードプラ法 　腫瘤周囲血流に富むが，しばしば内部血流に乏しい. パルスドプラ法 　子宮動脈　　　平均最高血流速度↑　RI↓(0.74±0.09) 　放射状動脈　　　　　　　　　　　　RI↓ 　腫瘤内血流　Vmax↑　　　　　　　RI↓ 　腫瘤周囲流　　　　　　　　　　　　RI↑(0.54±0.08)
子宮腺筋症	①子宮体部全体が類円形に腫大し，病変部側の子宮壁が肥厚する. ②びまん性点状エコーを有する腫瘤で，正常筋層との境界は不明瞭. ③ときに病変部後方に多数の不規則な筋状エコーを認める.	パワードプラ法 　腫瘤内部にびまん性血流を認め，ときに樹枝状に分布するが，周囲を取り囲む血流は不明瞭. パルスドプラ法 　子宮動脈　　　平均最高血流速度↑　RI↓(0.75±0.10) 　放射状動脈　　Vmax↑　　　　　　RI↓(0.56±0.12)
子宮内膜癌	①子宮内膜像が均一または不均一に肥厚する. ②癌腫部分のエコーレベルは，内膜と差がないか，比較的高輝度(所見は非定型的で高輝度45%，不均一45%，低輝度10%). ③筋層内浸潤により，内膜周囲の低輝度領域(halo)に断裂を認める. ④SHGで，子宮腔に突出する表面不整で高輝度な腫瘤像を認める.	パワードプラ法 　腫瘍内血流に富み，形態が不規則. パルスドプラ法 　子宮動脈　　　平均最高血流速度↑　RI↓ 　弓状動脈　　　　　　　　　　　　　RI↓(0.53±0.00) 　腫瘤内血流　Vmax↑　　　　　　　RI↓(0.42±0.02)
子宮肉腫	①子宮筋層の中または筋層と接して存在する類円形または不定形腫瘤. ②輝度は筋層とほぼ同等か，ときに壊死部分が多発囊胞状に描写され一定しない. ③ときに超音波減衰が強く，後方に音響陰影(acoustic shadow)を伴うこともある.	パワードプラ法 　腫瘍内血流に富み，形態が不規則(いばら状). パルスドプラ法 　子宮動脈　　　平均最高血流速度↑　RI↓ 　腫瘤内血流　Vmax↑　　　　　　　RI↓(0.37±0.03)
絨毛性疾患 胞状奇胎	①多発する囊胞像が泡沫状所見(vesicler pattern)を呈する.	①奇胎内部には異常血流((hyper vascularity)を認めない.
侵入奇胎	①所見は非定型的であるが，内膜部分が肥厚し，腫瘤の境界が不明瞭. ②内容は不均一で vesicle 様部分や動静脈吻合を反映する低輝度領域も存在する.	①非定型的であるが，肥厚した内膜部分の血流に富む. ②新生血管による血流速度が速い. ③血管抵抗の低い血流が，病巣周囲の筋層に渦巻く.
絨毛癌	①侵入奇胎に類似して非定型的であるが，しばしば結節状腫瘤を形成する.	①侵入奇胎に類似するが，血流分布が結節状腫瘤中央部に乏しいのが絨毛癌の PAG 所見(central avascularity)に一致する. ②血管抵抗の低い血流が病巣周囲の筋層に渦巻く. 　　　　　　　　　　　　　　　　RI↓(0.54±0.08)
子宮内膜ポリープ	①子宮内膜が肥厚. ②月経周期における内膜像と異なる(円形腫瘤像，混合型内膜像). ③SHGで子宮腔に突出する表面平滑で高輝度な腫瘤像を認め，これが子宮内膜と輝度がおおむね同等である. ④変性により，ときに多発囊胞像を示す.	
子宮奇形	①縦断面で正中に比して左右に走査した場合の内膜像が長い場合には弓状子宮，内膜が左右に分かれて描写される場合には双角子宮または中隔子宮を疑う.	

A．子宮疾患

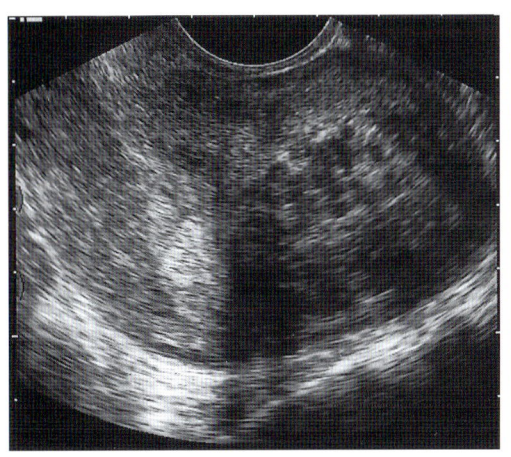

a．子宮縦断面像
子宮後壁に，比較的境界明瞭で高輝度部分に一部不規則な低輝度部分が混在する，直径33mmの腫瘤を認める．超音波減衰が強く，後方に音響陰影(acoustic shadow)を伴うことから容易に筋腫と診断できる．

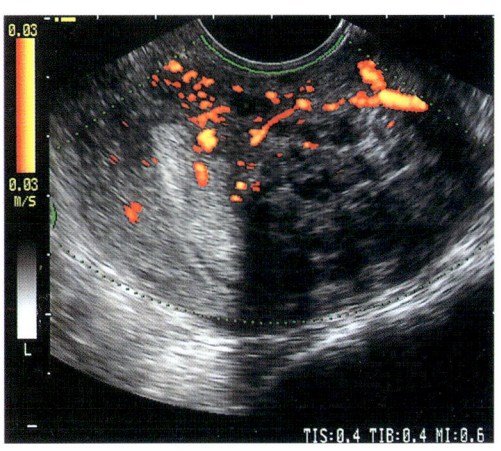

b．子宮縦断面像(パワードプラ法)
子宮筋層には弓状動脈と放射状動脈血流の一部を認める．筋腫の周囲には，腫瘤を縁取るような血流が観察される．

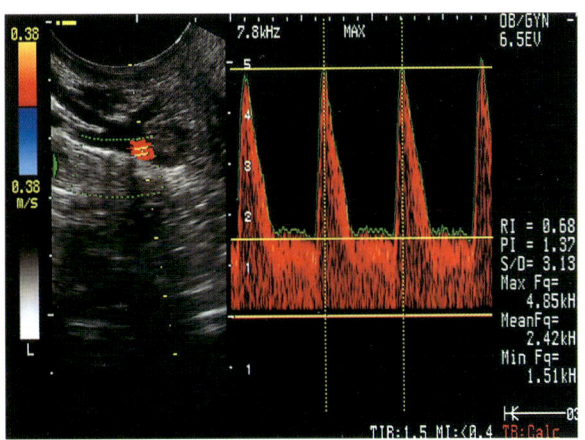

c．子宮動脈血流像(カラードプラ法)
子宮動脈の血流indexを計測している．RI＝0.68，PI＝1.37と正常に比して末梢血管抵抗は低下している．

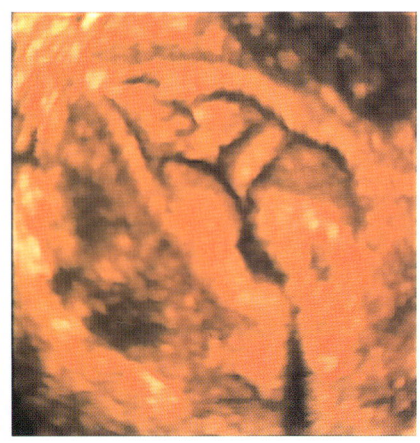

d．子宮前額断面相当3D-SHG画像(3D法)
本症例では，通常の超音波画像で内膜像に類円形の高輝度領域を認め，3D-SHGを行ったところ，多発性内膜ポリープの存在が確認された．

図2-2 子宮筋腫
(経腟走査法，6.5MHz)

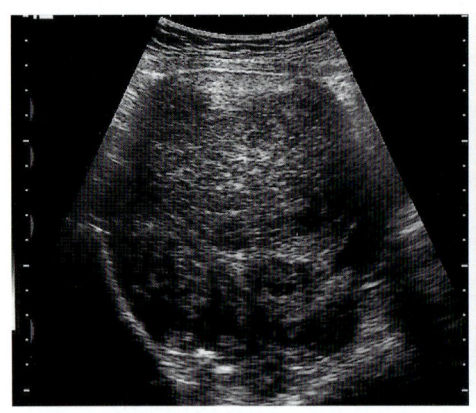

a．子宮縦断面像
　前壁を中心に子宮全体に発育する筋腫を認め，子宮は超小頭大に腫大している．後方には音響陰影(acoustic shadow)を認め，さらに側方陰影(lateral shadow)を伴っているのがわかる．

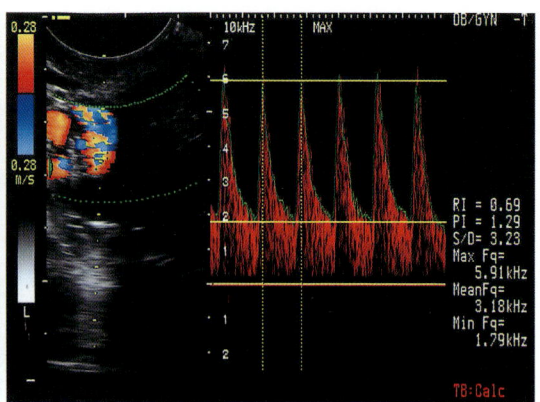

b．子宮動脈血流像（カラードプラ法）
　子宮動脈の血流 index は，RI＝0.69，PI＝1.29と正常に比して低下している．

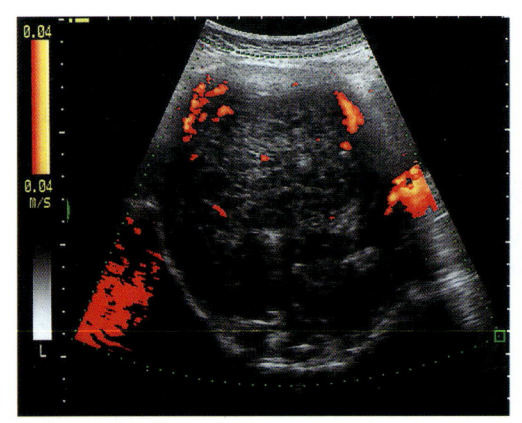

造影前：血流像は，筋腫の周囲に部分的に認められるのみで，比較的血流に乏しい印象を受ける．

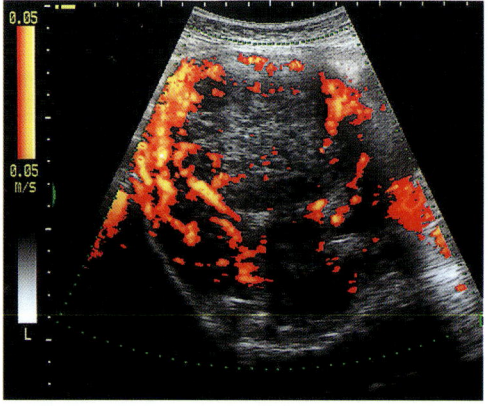

造影後：血流像は，子宮筋層全体に筋腫を取り囲むように存在し，一部腫瘤内に流入する分枝も観察される．

c．子宮縦断面像（パワードプラ法）
　超音波造影剤(Levovist®)を用いて子宮の血流像を観察している．

図2-3　超音波造影剤を用いた子宮筋腫
（経腹走査法，3.5MHz）

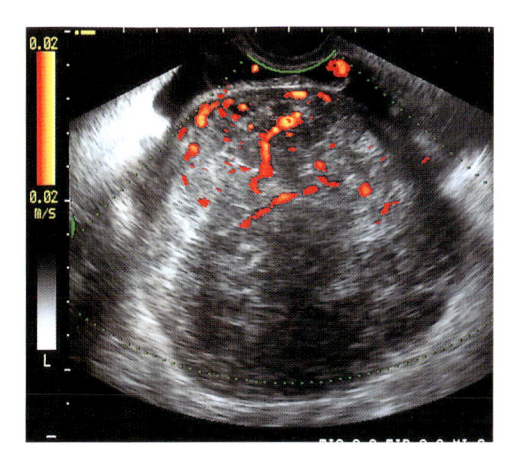

A．子宮疾患　41

造影前
子宮に連続した高輝度部分と低輝度部分が混在する円形腫瘤を認め，変性筋腫が疑われた．血流像は，筋腫の周囲および内部に部分的に認められるのみで，比較的血流に乏しい印象を受ける．

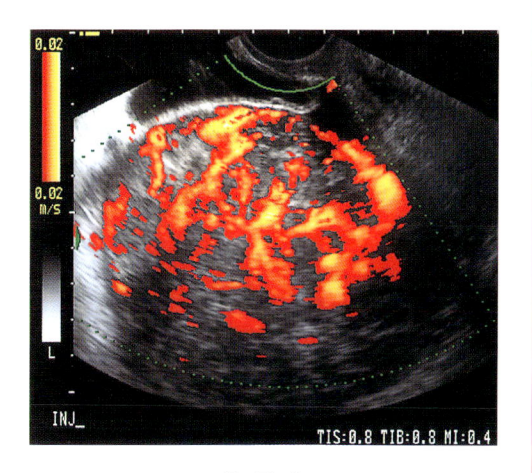

造影後
造影により腫瘤内の血流像は一変し，腫瘤全体に血流が存在する所見が観察される．

a．子宮筋腫断面像(パワードプラ法)
超音波造影剤(Levovist®)を用いて子宮の血流像を観察している．

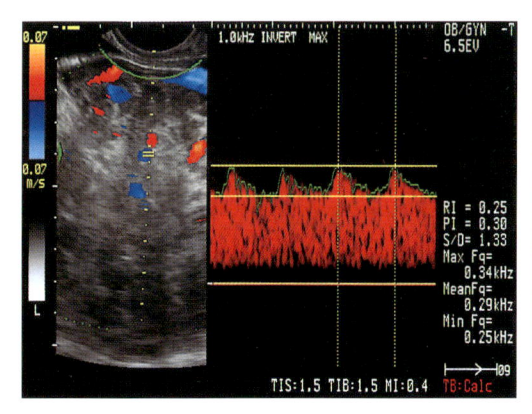

b．腫瘍内血流像(カラードプラ法)
腫瘍内血流indexは，RI＝0.25, PI＝0.30と正常に比して高度に低下し，血管抵抗が低いことがわかる．

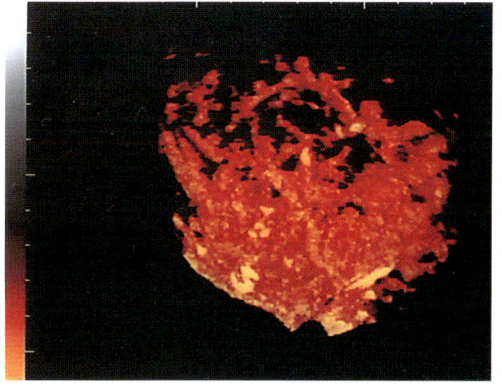

c．腫瘍内血流 3D Sono-angiography 画像(3Dパワードプラ法)
筋腫全体に分布する血流像が立体的に描写されている．血管の分枝は，比較的直線状で規則的な印象を受け，良性腫瘍を示唆するが，現段階でその意義は明らかでない．

図2-4　超音波造影剤を用いて観察した変性子宮筋腫
(経腟走査法，6.5MHz)

a. 子宮縦断面像

初診時 ／ 1週間後 ／ 2週間後

患者は38歳，2回経産婦．下腹痛，微熱，不正性器出血，異物のずる感下を訴えて来院した．子宮に圧痛があり，超音波所見，WBCとCRPの上昇から，感染を伴う変性筋腫と診断した．本症例では感染巣からの浸出液と膿の排出を繰り返し，腫瘤の超音波画像は経時的に変化した．

b. パワードプラ画像

腫瘤全体に血流が存在するが，血管の分枝は乏しく比較的直線状で，良性腫瘍を示唆した．

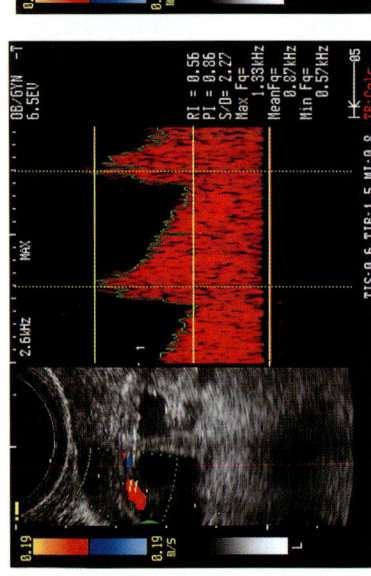

c. 腫瘍内および周囲の血流像（カラー／パルスドプラ法）

腫瘤周囲血流indexは，RI＝0.56，PI＝0.86と筋層内血流として妥当であったが，腫瘍内血流には脈波が検出されなかった．

図2-5 感染を伴う変性子宮筋腫
（経腟走査法，6.5MHz）

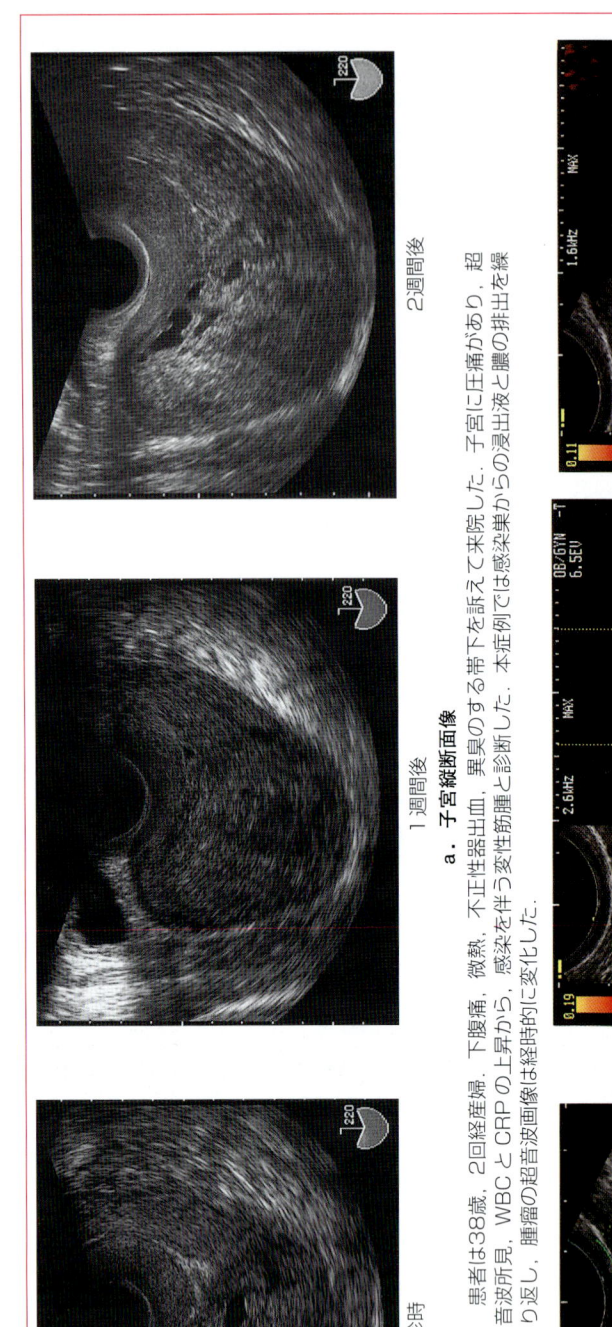

以上のように子宮筋腫の超音波診断を行うが，ポイントは臨床症状と筋腫核の位置との関連を判断し，その後の治療の選択に役立てることにある．まず，筋層内筋腫や粘膜下筋腫のように，筋腫核により子宮腔が変型している例では，月経痛や月経過多などの臨床症状が強く，閉経期の駆け込み療法の適応となる症例を除いて外科的治療を選択することになる[1]．一方，ある程度筋腫が大きく発育しても子宮腔の変型がなければ，急激な腫瘤の増大や変性（腫瘤内感染，腫瘤の血流障害，茎を有する例での捻転）を起こさない限り症状に乏しい例もある．また，妊娠中に偶然発見される場合もあるが，ときに子宮筋の局所収縮を子宮筋腫と誤認することがあり，直径3 cm以下でかつ子宮峡部付近に腫瘤が存在する場合には，時間をおいて再検査する必要がある．
　近年，閉経期の駆け込み療法として GnRH agonist を利用した方法が行われるようになり，超音波断層法はこうした例の経過観察にも用いられている．Matta らは GnRH agonist 療法前後の子宮動脈および腫瘤内血管の血流動態を比較し，各血管の血流 index は治療後に有意に上昇したことを報告した（子宮動脈 RI：0.52 vs 0.92，腫瘤内血流 RI：0.48 vs 0.91）[4]．また，Reinsch らも同様の検討を行い，子宮全体の大きさも治療開始後3ヵ月で有意に縮小すると指摘している[5]．

> **ポイント**　子宮筋腫の所見はバラエティーに富む
>
> ☆子宮筋腫の発生部位は，漿膜下／筋層内／粘膜下または体部／頸部などのほか靱帯内発育する特殊な例も存在する．また，画像所見も微細なものから，卵巣など他の臓器の腫瘤，さらには子宮奇形などと誤診しやすい例もある．本症の診断にあたっては，常にこうしたバリエーションを念頭におくべきである．
> ☆本症はしばしば変性をきたし，その組織的変化に伴って画像所見が変化する点にも注意する．

2）子宮腺筋症

　本症の典型的所見は，
① 子宮体部全体が類円形に腫大し，とくに病変部側の子宮壁が肥厚している．
② 腫瘤はあっても正常筋層との境界が不明瞭で，内部には点状の低輝度領域が散在する．
③ しばしば病変部後方に多数の不規則な筋状エコーを認める（表2-1，図2-6，図2-7a）．
　パルスドプラ検査では，筋腫と同様に病変の程度によって子宮動脈の収縮期最高血流速度は上昇し，血流 index は低下すると同時に（RI：0.75 vs 0.84），腫瘤内血流 index も低値をとると指摘されている（RI：0.56 vs 0.84）[6]．一方，パ

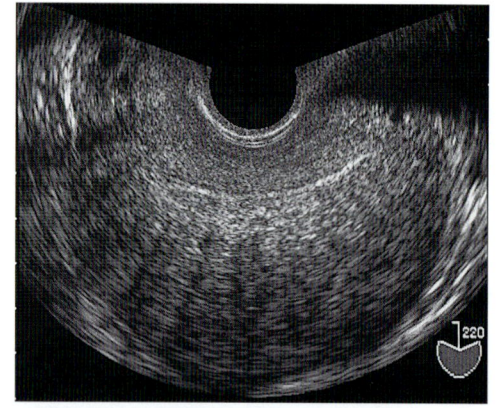

図2-6 典型的な子宮腺筋症（子宮縦断面像）

後傾後屈の子宮は全体的に腫大し，とくに前壁側の筋層は肥厚している．病変部は子宮前壁側筋層で，輝度は一定でなく，所々に低輝度な領域が散在している．後方には不規則な筋状エコーを伴っており，典型的な子宮腺筋症と診断できる．

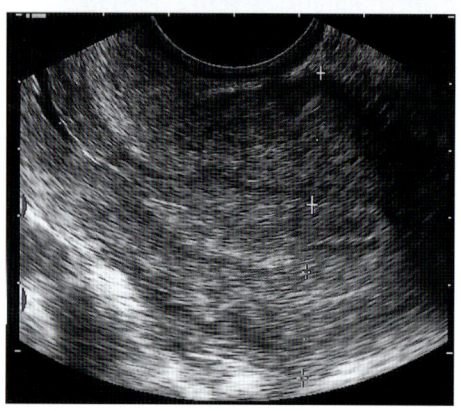

a．子宮縦断面像

子宮前壁が後壁に比して厚く（19.6 vs 15.7mm）．また，前壁の筋層内に点状低輝度部分がびまん性に存在する．本症例では超音波減衰が乏しく，筋腫との鑑別は容易である．

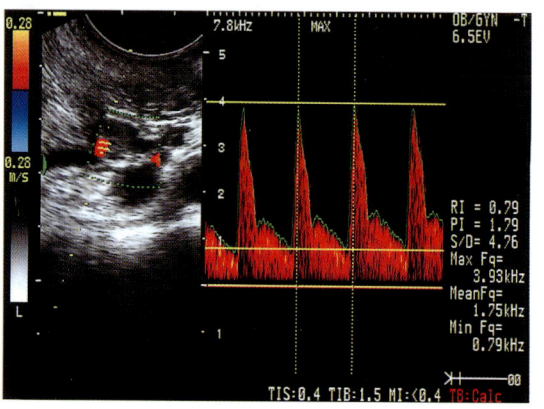

b．子宮動脈血流像（カラー / パルスドプラ法）

子宮動脈の血流indexを計測している．RI＝0.79，PI＝1.79と正常に比して血管抵抗は低下している．

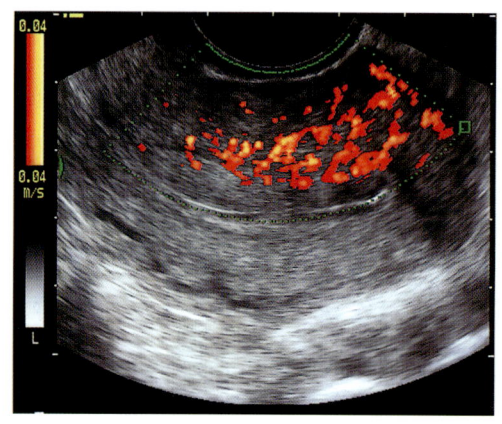

子宮前壁
筋層内に不規則で活発な血流像を認める．

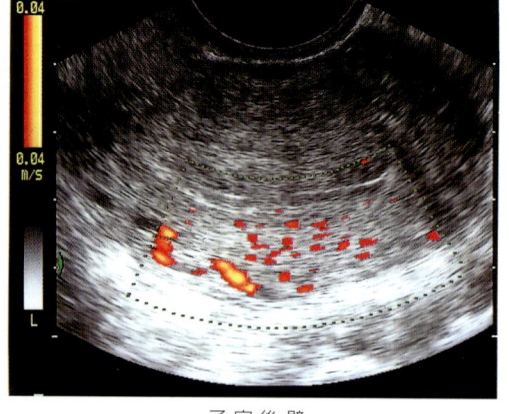

子宮後壁
子宮筋層には弓状動脈と放射状動脈血流の一部を認める．

c．子宮縦断面筋層内血流像（パワードプラ法）

図2-7 子宮腺筋症のドプラ血流像
（経腟走査法，6.5MHz）

ワードプラ検査で血流の分布を観察すると，腫瘤内部全体にび漫性に広がる不規則な血流像が認められ，筋腫と鑑別することができる(図2-7b, c)．

現在の超音波診断装置と高周波探触子をもってすれば，こうした所見と月経困難症や月経過多症などの臨床症状を考慮すれば，本症の診断はそれほど難しいものではない．しかし，子宮が正常大で，かつドプラ血流所見に乏しいにもかかわらず臨床症状が強い例では，超音波検査のみによる診断には限界がある．このような症例では，引き続きMRIを行ってT2強調画像による点状高信号領域やjunctional zoneの乱れの有無を確認し，機能性月経困難症との鑑別を行うべきであろう．

> **ポイント**　子宮筋腫と子宮腺筋症の鑑別
>
> ☆通常のB mode画像において，筋腫は超音波減衰が強く，後方陰影を伴う辺縁明瞭な渦巻き状または斑紋状腫瘤像を呈する．一方，腺筋症は病変部分の筋層が比較的なだらかに肥厚し，内部に点状の低輝度領域を認め，しばしば後方に不規則な筋状エコーを伴う．
> ☆ドプラ画像では，筋腫は腫瘤内部の血流が乏しく辺縁に活発な血流を認める．腺筋症では病変部全体にび漫性の血流像が検出される．
> ☆両者の所見が重複している場合には，子宮筋腫を疑う．
> ☆腺筋症が疑われる場合には，MRI所見を考慮し判断する．

2．子宮悪性腫瘍

1) 子宮内膜癌

本症の主な所見は，

①比較的高輝度で，②均一または不均一に肥厚した内膜像である．しかし，こうした所見は非定型的であり，実際には高輝度に描写されるのが45％，均一が45％，低輝度が10％と変化に富むとされている[7]．最近ではSonohysterography(SH-G)，3次元超音波検査および超音波ドプラ検査を活用することで，腫瘍の形態を従来より正確に描写することが可能となった(図2-8a, b, 表2-1)．このような方法を併用することにより，さらに筋層浸潤の評価も行われている．

子宮内膜の厚さは，本症のスクリーニング所見として最も広く用いられ，われわれの経験した性成熟期の子宮内膜癌症例の多くは，内膜の厚さが15mm以上に肥厚しており，この時期におけるcut off値として有用である．一方，閉経期以降の女性では，子宮内膜が次第に菲薄化するため，異常子宮内膜厚のcut off値の設定には慎重を期すべきである．内外の報告では，少なくとも更年期周辺では内膜像が8 mm以上，更年期以降では5 mm以上に肥厚していれば，子宮内膜癌の存在を想定すべきとしている[8]．一方，教室の小田部らは，

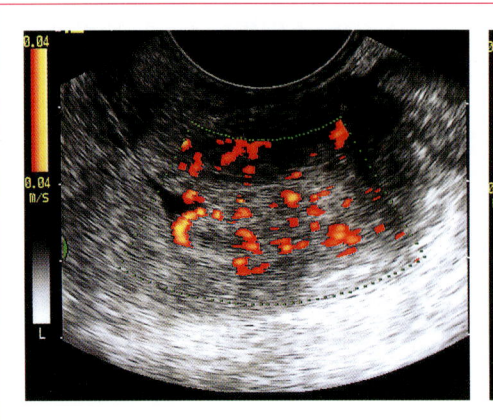

a. 子宮縦断面血流像（パワードプラ法）
　68歳(閉経後18年). 不正性器出血を主訴に来院. 子宮内膜は12mmに肥厚し, 腫瘍と考えられる部分に活発な血流を認めた.

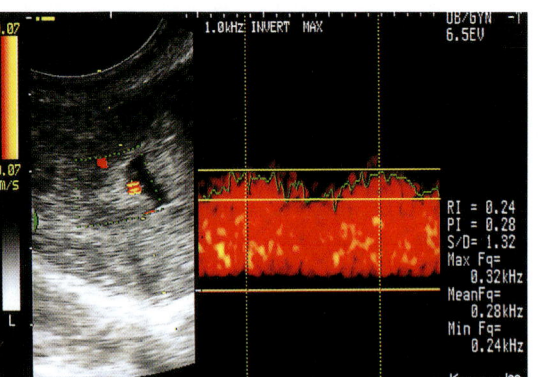

b. 腫瘍内血流像（パワー/パルスドプラ法）
　腫瘍内血流indexを計測している. RI＝0.24, PI＝0.28と正常に比して血管抵抗は高度に低下している.

図2-8　子宮内膜癌の超音波画像

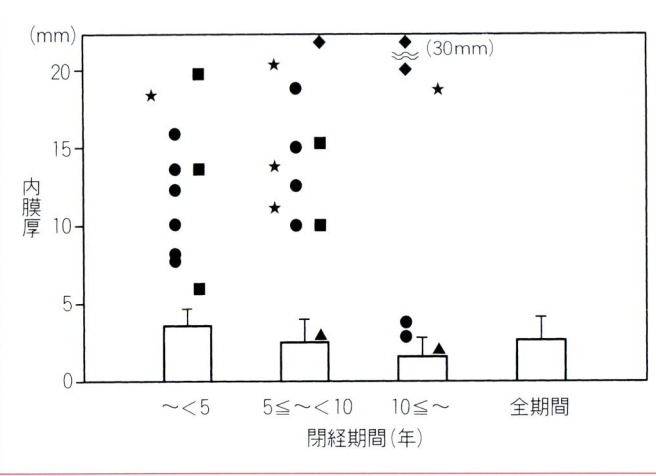

バーは正常内膜厚
★：子宮内膜がん
●：子宮内膜増殖症
■：子宮内膜ポリープ
▲：細胞診 class IIIb
◆：子宮筋腫

図2-9　子宮内膜異常例の内膜厚の分布

表2-2　子宮内膜異常の有無による子宮内膜厚の比較
(閉経期間からみた検討)

閉経期間(年数)	～＜5	5≦～＜10	10≦～	平均±SD
正常例(mm)	3.2±1.6	2.4±1.4	1.5±1.1	2.3±1.6 (n=145)
異常例(mm)	11.1±4.9	9.2±4.2	2.0	9.5±5.2 (n=28)

＊ 正常例(145例)：細胞診 class I～II, 萎縮性内膜
＊ 異常例(28例)　：細胞診 class III, 内膜ポリープ, 粘膜下筋腫, 内膜増殖症, 内膜癌

　子宮内膜の厚さは閉経期間によって次第に菲薄化することを示し, 内膜癌を含む異常例のcut off値を閉経期間別に設定すべきであると指摘している. 閉経期間別にみた子宮内膜厚の正常値と異常値および異常例における内膜厚の分布

を示す(表2-2, 図2-9)[9)10]．こうした事実より，われわれの施設では閉経期以降の内膜癌を含めた内膜異常のcut off値を，閉経期間が5年未満で5 mm，5年以上10年未満で3 mm，10年以上で2 mmとしている．実際に子宮内膜が肥厚した症例の多くは，内膜癌よりむしろ内膜ポリープや子宮内膜増殖症などであり，SHGやドプラ検査などを併用して慎重に鑑別診断を行うべきである．また，逆に子宮内膜が2 mm程度と薄くても，すでに癌が発生している症例があり，この点が超音波検査によるスクリーニングの限界であろう．

一方，超音波ドプラ検査では，腫瘍増殖に必要な血管新生に伴う血流の状態を反映することから，悪性腫瘍の診断に有用であることは他項で述べた．

Kurjakらは，

① カラードプラ検査で血流の分布を観察すると，萎縮または正常内膜では血流が全く検出されず，子宮内膜増殖症では8％，内膜癌では91％の症例で腫瘍内部血流が検出され，

② このうち内膜癌の症例にドプラ血流計測を行うと，FIGO stage1 a,bの症例では，腫瘍内および腫瘍周囲血流の収縮期最高血流速度がそれぞれ有意な差をもって上昇し(PSV：腫瘍内12.04±3.1，腫瘍周囲17.12±2.7cm/s)，

③ 子宮内膜像の中に観察される血流のindexは，その近傍の血流に比して低い(RI：0.42±0.02)（図2-8b），

④ さらに腫瘍の増殖に伴って子宮動脈血流の収縮期最高血流速度は上昇し，血流indexは低下する傾向を示すと報告した．

⑤ また，彼らは超音波断層法による内膜下のhaloの断裂所見を認めれば90％が内膜癌であり，さらに超音波所見と組織標本を比較した結果より，本法を活用すればかなりの精度で筋層内浸潤を予測することが可能である

表2-3 子宮内膜の組織所見による血流像の検出と血流 index

		血流の検出率		Resistance index	
	n	n	%	Mean	SD
萎縮内膜	10	0	0		
正常内膜	643	0	0		
内膜増殖症	62	5	8	0.65*	0.05
内膜癌	35	32	91	0.42*	0.02

子宮内膜癌における腫瘍内および腫瘍周囲血流の比較

	腫瘍内血流(n=22)	腫瘍周囲血流(n=28)
収縮期最大血流速度(cm/s)		
Mean	12.04*	17.12
SD	3.1	2.7
Resistance index(RI)		
Mean	0.39*	0.43
SD	0.03	0.03

(Kurjak A, et al. 1993[12]より引用)

と指摘した．

⑥一方，子宮内膜増殖症では腫瘍内血流 index は低下するものの，内膜癌ほどではないとも報告している（RI：0.50±0.08 vs 0.42±0.02）（表2-3）[11)12)]．

ドプラ検査で診断した，卵巣癌からの転移性子宮内膜癌の症例を示す（図2-10a〜c）．

こうした所見を用いることにより，内膜癌の診断精度は大きく向上した．

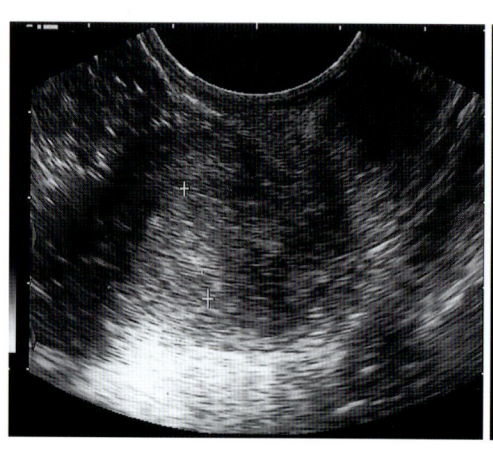

a．子宮縦断面像
28歳，未経産婦．卵巣癌（漿液性嚢胞腺癌）stage Ia，片側付属器切除＋化学療法施行後検診時の所見．子宮内膜像は13.1mmと肥厚し，高輝度部分と低輝度部分が混在した混合型を呈している．

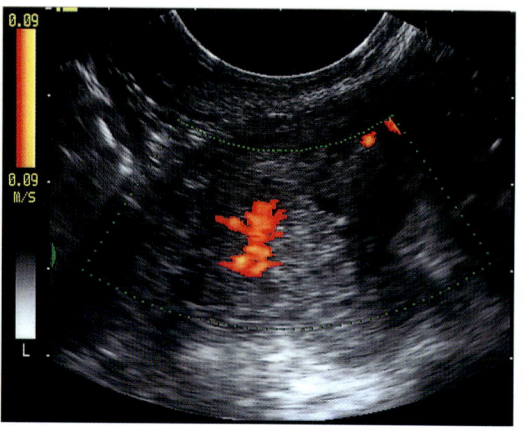

b．子宮縦断面像（パワードプラ法）
子宮筋層から子宮内膜の腫瘍と考えられる部分に不規則な樹枝状の血流像を認めた．このような血流像は，正常子宮内膜ではもとより，内膜ポリープや粘膜下でも認められず，悪性腫瘍が強く疑われる．同時に行った組織検査で卵巣癌の子宮転移であることが確認された．

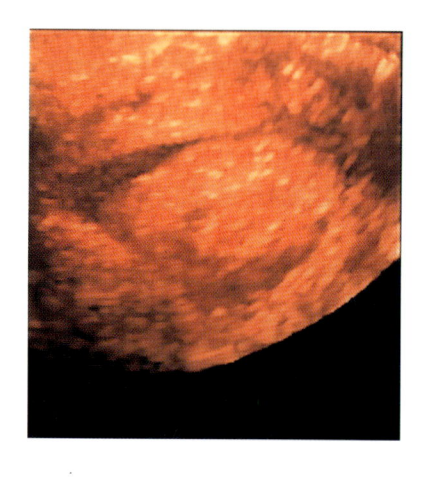

c．子宮環状断面相当3次元画像
子宮底部より内腔側に突出する表面不整な腫瘤を認める．

図2-10　卵巣癌の子宮内膜転移例

> **ポイント** 子宮体癌を見つける
>
> ☆子宮内膜の肥厚像と不整像が内膜異常のスクリーニングポイントとなる．
> ☆次に，SHGで表面不整な内膜肥厚像や超音波ドプラ検査で血流像を検出できれば，本症が強く疑われる．ときに粘膜下筋腫でも血流像が検出できることがあるが，不規則で活発な血流像は内膜癌特有の所見である．
> ☆子宮内膜像の厚さは閉経後の期間により徐々に菲薄化する．閉経期以降，内膜異常のcut off値は，その期間が5年未満で5mm，5年以上10年未満で3mm，10年以上で2mmとする．
> ☆何らかの所見が得られたら，まずSHGを行ってみるのが子宮内膜異常を診断する最も近道である．

2）子宮頸癌

　本邦においては，現在のところ子宮頸癌の超音波検査は保険診療の対象外である．本症は子宮腟部に発生することが多く，腫瘍とプローブの距離が近すぎるため，ある程度腫瘍が発育した後でなければ観察対象とはなりにくい．Hataらは，子宮頸癌の血流の検出には経腟走査法が有用で，進行例における子宮動脈上行枝の血管抵抗は低い（RI：0.51±0.09 vs 0.86±0.56）と報告し，またBreyerらも同様な傾向があることを示した（RI：0.57±0.14 vs 0.88±0.04，PI：0.75±0.23 vs 3.1±0.9）[13)-15)]．さらに，Chengは，腫瘍内血流の検出の有無は腫瘍径や間質浸潤，子宮傍結合織への浸潤度，リンパ節転移との関連があることを示し，未だ問題点は残すもののnegative screeningになりうる可能性を指摘した[16)]．それでも子宮頸癌の超音波診断の意義についてはいまだ検討の余地がある．

3）子宮肉腫／子宮癌肉腫

　子宮肉腫は臨床的に頻度が低い疾患であり，組織構造上子宮筋腫と類似するため，正確な画像診断は困難なことがある．
　本症の超音波断層所見は，
①子宮筋層の中または筋層と接して存在する類円形または不定形の腫瘤で，
②輝度は筋層とほぼ同等か，ときに腫瘍の急速な増大に伴って壊死部分が多発嚢胞状に描写され，一定しないことがある．
③また，組織構造から超音波減衰が強く，しばしば腫瘤の後方に音響陰影（acoustic shadow）を伴う（表2-1）．
④癌肉腫の場合には，肉腫部分の所見は前述のとおりであるが，上皮性腫瘍である癌腫部分は内膜が肥厚して高輝度に描写される（図2-11）．
　しかし，こうした所見だけで診断することは困難であり，実際には経時的観察により急速な増大傾向を認めるなどの臨床所見はもとより，近年普及したド

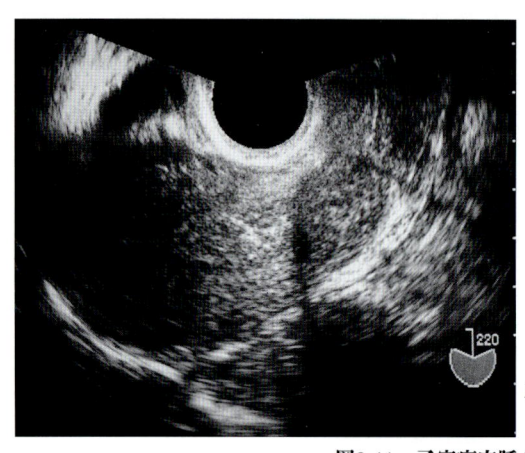

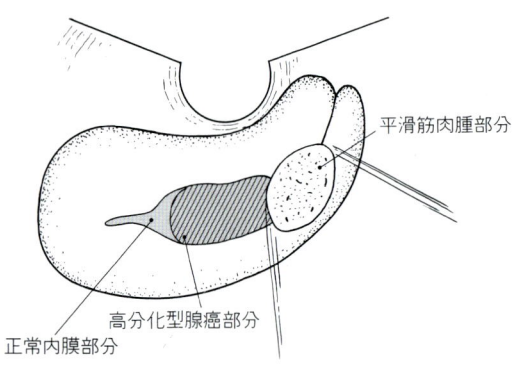

図2-11 子宮癌肉腫(子宮縦断面像)
32歳,未経産婦.癌肉腫の超音波画像である.子宮頸部に円形の筋腫様腫瘤を,また子宮体部下部の子宮内膜に高輝度な部分を認める.組織標本から筋腫様部分が肉腫で,子宮内膜の高輝度部分が癌腫であることが確認されたが,本症例では通常の超音波画像から肉腫の存在を術前診断することは困難であった.

表2-4 子宮筋腫と子宮肉腫の超音波ドプラ血流所見

腫瘍内血流	RI Mean	RI SD	PSV(収縮期最高血流速度) Mean	PSV SD
子宮筋腫	0.64	0.11	22.7	9.2
子宮肉腫	0.63	0.18	71.0	31.7

RI値には差がないが,最高血流速度は上昇する.
(Hata K, et al:日超医第68回研究発表会抄録集,1995より引用)

放射状動脈のRI	検出率 n	検出率 n	検出率 %	RI Mean	RI SD
正常子宮	150	63	42	0.68	0.02
子宮筋腫	1,850	1,221	66	0.54	0.12
子宮肉腫	10	10	100	0.37	0.03

子宮動脈RI	RI n	RI Mean	RI SD
正常子宮	150	0.88	0.09
子宮筋腫	1,850	0.74	0.08
子宮肉腫	10	0.62	0.07

RI値は正常子宮>子宮筋腫>子宮肉腫
(Kurjak A, et al:Gynecol Oncol,1995より引用)

プラ超音波所見と合わせて疑診することになる.
　パルスドプラ検査では,最高血流速度が子宮動脈で上昇する一方,腫瘍内血管では低下し,子宮動脈および腫瘍内血管のPIおよびRI値は低下する[17].
　Kurjakらは子宮動脈RI値は正常子宮,筋腫,肉腫の順で低下していくことを

報告し（RI：正常 0.88±0.09 vs 筋腫0.74±0.08 vs 肉腫0.62±0.07）（表2-4），さらに腫瘍内血流RIのcut off値を0.40とすると，感度90.91％，特異度99.82％，陽性的中率71.43％，陰性的中率99.96％で予測できると指摘した[18]．また，カラードプラを施行すると子宮肉腫では比較的血流に富み，描写される血流の形態が不規則ないばら状で，筋腫のように比較的規則的な樹枝状ではないことが鑑別点となる．しかし，異所性肉腫の多くは内部血流が乏しいとする意見もある．

　以上の知見をもとに子宮肉腫を疑診して手術を行い，組織検査にて腫瘍の一部にわずかな癌腫部分が存在したため，術後診断が子宮癌肉腫とされた症例を示す（図2-12）．

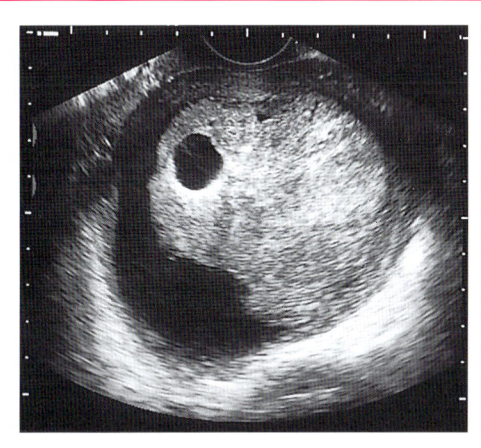

a．SHG 画像（B mode）
SHGにより，子宮腔内へ突出する表面が不整な腫瘤がエンハンスされて描写されている．腫瘤は全体が高輝度で，一部輝度の低い部分や無エコーの囊胞部分が混在しており，変性の強い充実性腫瘍が疑われる．

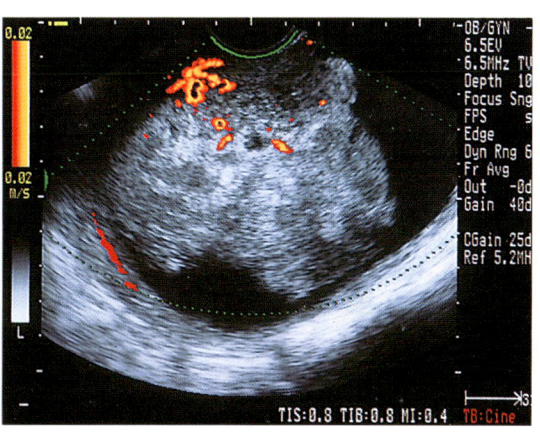

c．パワードプラ画像
通常のパワードプラ画像では，感度を上げても腫瘤内血流は乏しく，変性壊死を伴う腫瘍にふさわしい所見が得られた．しかし，変性腫瘍が疑わしいため，引き続き超音波造影剤を用いた観察を行った．

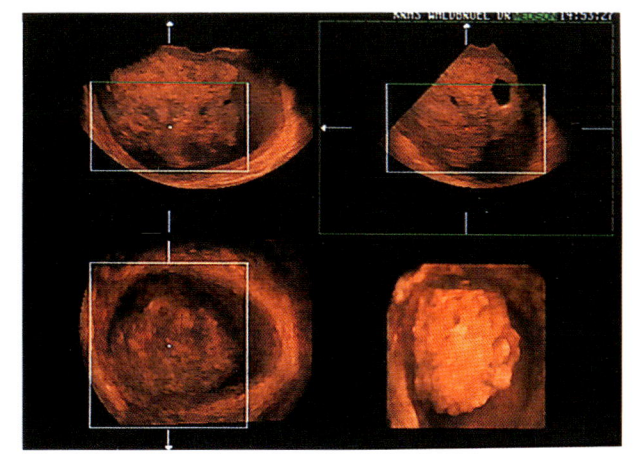

b．任意直交3断面同時表示/3D-SHG画像
直交3断面同時表示により，腫瘍全体の輝度が不定で，広い部分に変性が存在することがわかる．また，3D-SHGにより，腫瘍表面全体が不整でゴツゴツした印象を受け，非上皮性腫瘍が疑われる．

図2-12-1　子宮癌肉腫の多角的超音波検査（造影前）

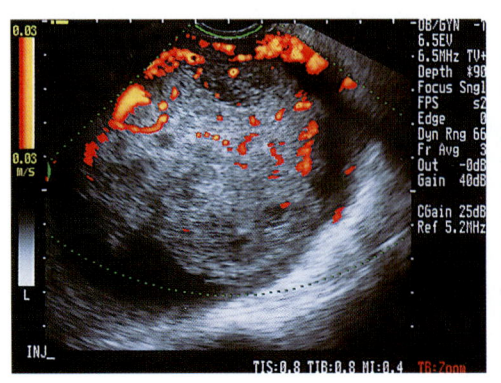

d．造影 SHG 画像（パワードプラ法）
造影前には描写できなかった血流像も検出された．

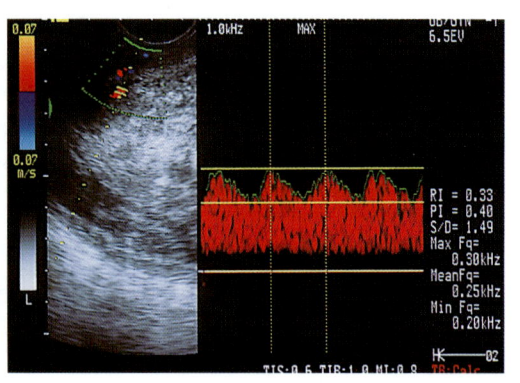

e．造影腫瘍内血流像（カラー / パルスドプラ法）
腫瘍内には RI ＝0.33，PI ＝0.40と正常に比して血管抵抗は低下している．

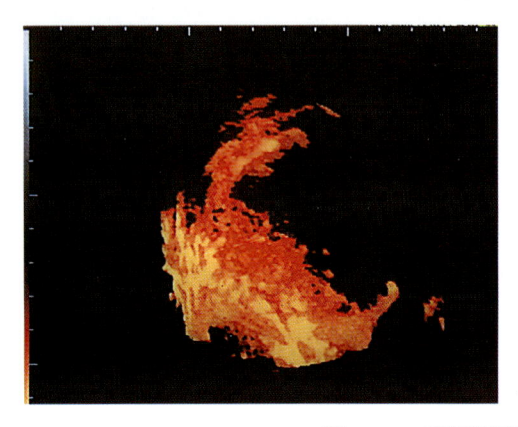

f．造影腫瘍内血流 3 次元画像（3D パワードプラ法）
腫瘍周囲を取りまく血流像が立体的に描写されている．腫瘍中央部は壊死が強く血流に乏しいことがわかる．

図2-12-2　子宮癌肉腫の多角的超音波検査（造影後）

ポイント　子宮肉腫を疑う

☆通常の B mode 画像で筋腫と鑑別することは困難であるが，肉腫の場合にはしばしば変性を伴うため，高輝度部分と低輝度部分が混在し，嚢胞状の無エコー域が散在するような例では本症を疑ってみる．

☆肉腫であれば超音波ドプラ検査で血流像を検出できることがあるが，変性が進行すれば血流像は減少する．また良性の筋腫でも血流に富む例も存在する場合がある．

3. 絨毛性疾患

胞状奇胎の診断は,
　①単純な超音波断層法による泡沫状所見(vesicler pattern)を認めることで可能であり(図2-13),
　②カラードプラ法で観察しても奇胎内部には血流がほとんど認められず, パルスドプラ法で子宮動脈の血管抵抗は低下する(図2-14a,b,c).
一方, 侵入奇胎や絨毛癌では,
　①超音波所見は非定型的であるが, 肥厚した内膜部分の血流に富み,
　②カラードプラで新生血管による血流速度が速く,
　③血管抵抗の低い血流が病巣周囲の筋層に渦巻くように描写されることから, 診断に有用である.

また, 侵入奇胎と絨毛癌の超音波鑑別診断も行われており, 血流全体の分布が結節状腫瘤陰影の中央部に乏しく周辺部にのみ認められる所見は, 絨毛癌のPAGによるcentral avascularityに一致すると考えられている.

一方, 超音波断層法は絨毛性疾患の治療経過の観察にも有用である. 近藤らは本症の化学療法時の血流動態を検討し, 尿中および血中HCG値の減少に伴って腫瘍周囲血流像が消退するとともに, 血流indexも上昇すると報告した[19]. また, Hsiehらは, 化学療法開始前に腫瘍血管の血流index(RI)が高値を示した例では, 低値であった例に比して化学療法の効果が高く, 病巣のカラーパターンを用いると侵入奇胎と絨毛癌の鑑別も可能となる可能性を示した[20,21]. このように, ドプラ血流所見は本症の管理に有用であると考えられるが, 症例によっては化学療法の効果と病巣の消失にはタイムラグがあり, HCGが陰転しても腫瘍像や血流は残存する点に留意すべきであろう.

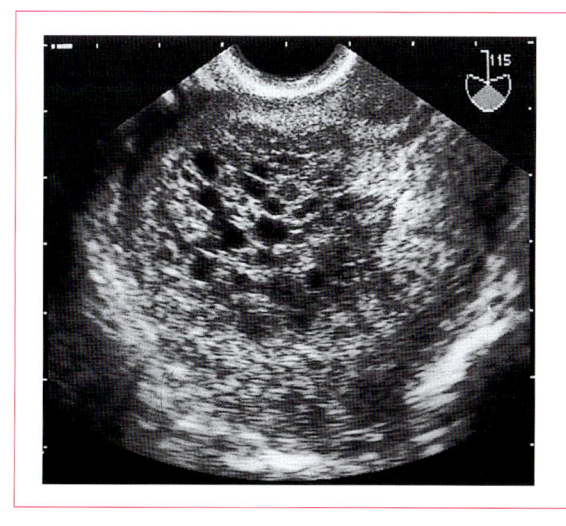

図2-13　胞状奇胎(子宮縦断面像)
25歳, 無月経と性器出血を主訴に来院した. 妊娠7週2日, 内診にて子宮は超鵞卵大で軟. 超音波経腟走査法で観察したところ, 子宮は腫大して子宮腔内は多発嚢胞像で占められており, 典型的な胞状奇胎であることがわかる.

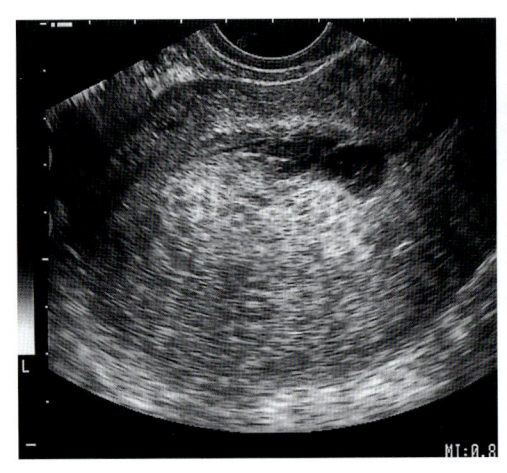

a．子宮縦断面 SHG 画像

53歳，2回経産婦．無月経および不正性器出血にて前医を受診し，子宮外妊娠の疑いにて当院を紹介された．子宮内に表面やや不整の腫瘤を認め，内部に小型の低輝度な多発囊胞像が確認できる．尿中 HCG 値 32,000iu/ml とあわせて胞状奇胎と診断し，子宮内容除去術を行って，現在経過観察中である．

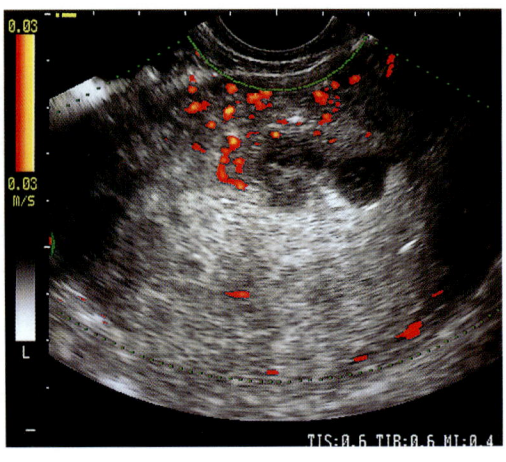

b．子宮縦断面 SHG 下血流像（パワードプラ法）

子宮筋層に血流を認めるものの，奇胎と考えられる部分には血流像は確認できない．

c．子宮動脈血流（カラー/パルスドプラ法）→

子宮動脈 RI＝0.72，PI＝1.34 と血管抵抗が低下している．

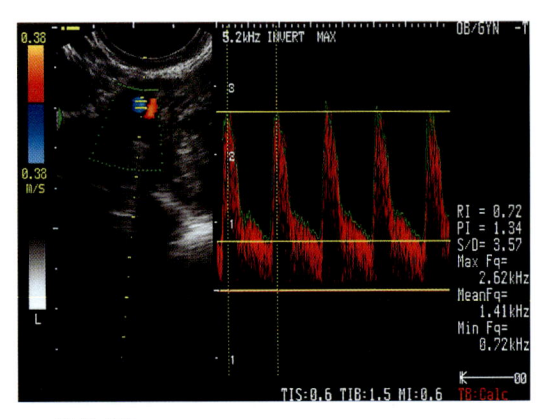

図2-14　胞状奇胎

ポイント　絨毛性疾患の特徴

☆胞状奇胎の診断は，泡沫状多発囊胞像の存在と，病変部に血流像を欠くことから容易である．

☆侵入奇胎や絨毛癌では血流像を伴い，超音波ドプラ法を活用すれば PAG を行うことも可能である．

☆また，ドプラ血流所見は本症の管理に有用であるが，病状を反映する尿中血中 HCG 値が低下しても，病巣や血流像の消失までにはタイムラグがある点に留意する．

4. 子宮腔内病変（良悪性疾患を含む）

　超音波断層法で子宮を観察すると，その内腔はおおむね子宮内膜で占められ，卵胞期には機能層が低輝度な木の葉状に，また黄体期には高輝度な綿毛状に描写されるが，実際の内腔はわずかに線状に描写されるか，または不明なことが多い[22]．

　一般に，子宮内膜や内腔の形態に変化をきたす疾患として子宮内膜ポリープ・内膜増殖症や粘膜下筋腫，子宮体癌，子宮奇形などがあげられるが，子宮内膜は非常に軟で，腔内に器質的疾患が存在しても圧迫により内膜に埋没し，再現性の高い画像を得るのは困難である．われわれは Deichert らの方法に準じて，子宮腔内に生理的食塩水を注入しつつ経腟走査法で腔内病変を描写する Sonohysterography（SHG）を活用して，子宮腔内病変の診断を行っている[23]．SHG は液体によって子宮腔を拡張して観察を行うため圧迫が排除でき，同時に観察対象がエンハンスされるため，子宮腔内病変を正確かつ簡単に診断することが可能となる．本法を用いて観察すると，婦人科に関する主訴で来院する患者の約14％，癌検診を目的に来院する女性の約8％に何らかの子宮腔内病変が存在することがわかる（表2-5）．

　こうしたことから，われわれの施設では婦人科検診をはじめ閉経期以降の一般患者，不正出血，さらには機能性不妊例においても子宮内膜の経腟超音波検査をルーティンに行い，子宮内膜の異常所見（肥厚，多嚢胞状，不均一な混合型）を認めた場合には子宮腔内病変の存在を疑診して，その場でSHGを行うようにしている．それにより隆起性病変が発見された場合には，3次元超音波検査や，パワーおよびカラードプラ検査にてさらに検索を行い，良好な結果を得ている[24][25]．

表2-5　婦人科外来における子宮腔内病変の頻度

	大学病院初診外来 妊娠以外の婦人科患者 (n=222)	子宮癌検診センター外来 子宮癌検診希望の女性 (n=150)
子宮内膜ポリープ（子宮内膜増殖症を含む）	17(7.7%)	7(4.7%)
子宮粘膜下筋腫	7(3.2%)	2(1.3%)
子宮内膜癌	3(1.4%)	1(0.7%)
子宮腺線維腫	1(0.4%)	0(0%)
子宮奇型	2(0.9%)	1(0.7%)
子宮内異物（IUDを含む）	1(0.4%)	1(0.7%)
	31(14.0%)	12(8.0%)

婦人科的主訴で来院する初診患者の約14％，子宮癌検診を希望する女性の約8％に何らかの子宮腔内病変が存在することになり，その頻度は予想以上に高い．

1）子宮内膜ポリープ

　子宮内膜ポリープは比較的頻度が高く，日常臨床においては粘膜下筋腫との鑑別が必要となる．本症は，①子宮内膜が肥厚し，②月経周期における内膜

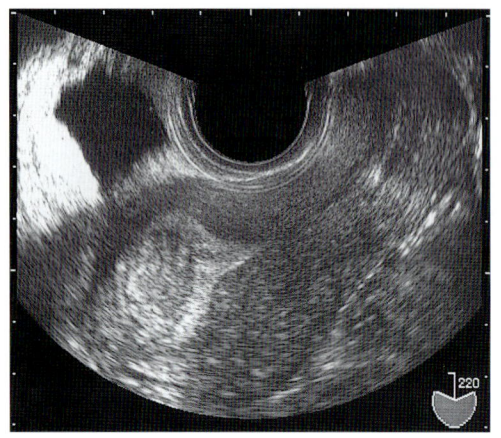

単　発　性　　　　　　　　　　　　　　　　多　発　性

46歳，過多月経と不正性器出血を主訴に来院した．内診では異常を認めず，超音波検査を行った．全体が高輝度で23mmと肥厚した黄体期内膜像のなかに，一部内膜よりやや輝度の低い類円形の領域を認め，子宮内膜ポリープが疑われる．

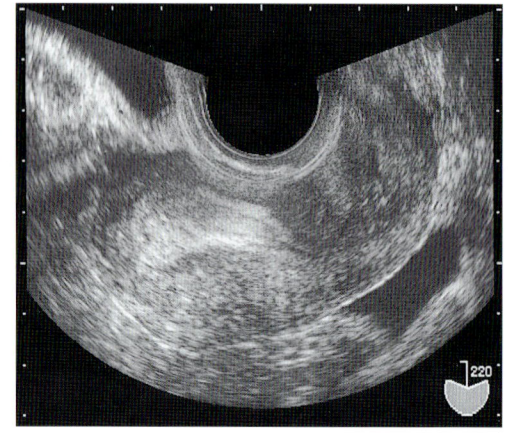

32歳，過多月経を主訴に来院した．内診では異常を認めず，超音波検査を行った．黄体期初期であるが，内膜像はすでに17mmに肥厚し，輝度は一定でなく，非常に高輝度な部分とそれよりやや輝度の低い部分が混在している．

a．子宮縦断面像

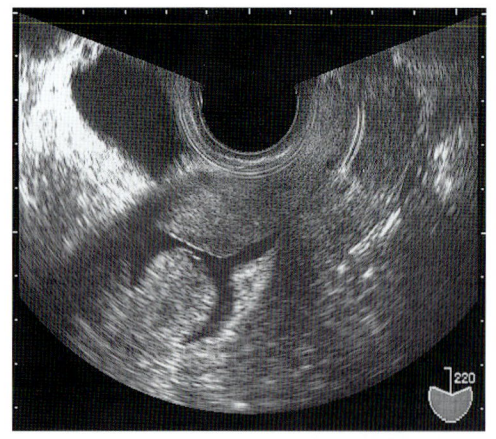

単　発　性　　　　　　　　　　　　　　　　多　発　性

子宮腔に生理的食塩水を注入して観察すると，子宮底部のやや後壁よりから子宮腔内へ突出する類円形の腫瘤像を認める．表面は平滑で，全体の輝度は子宮内膜とほぼ同等であることから，子宮内膜ポリープであることがわかる．

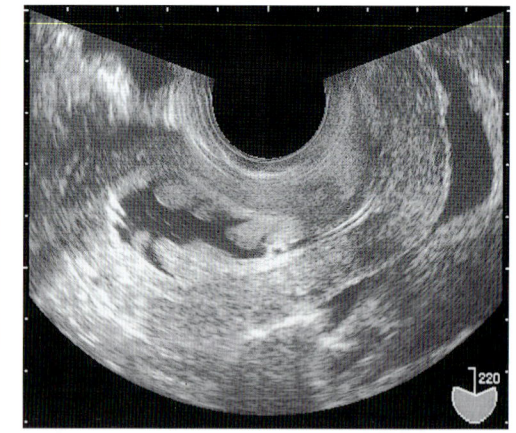

子宮腔に生理的食塩水を注入して観察すると，子宮前壁と後壁全面から子宮腔内へ突出する表面平滑な腫瘤が多発している．輝度は内膜部分と同等で，多発性の子宮内膜ポリープと診断したが，いわゆる単純型子宮内膜増殖症の状態である．

b．子宮縦断面 SHG 画像

単　発　性	多　発　性
子宮腔を前方からみた3D画像である．子宮底のやや後壁寄りの部分から前方に向かって突出する表面平滑な腫瘤が立体的に描写されている．子宮腔全体のなかでの位置関係がよくわかる．	子宮腔を前方からみた3D画像である．子宮内膜の全面からポリープが多発しているのが一目瞭然である．

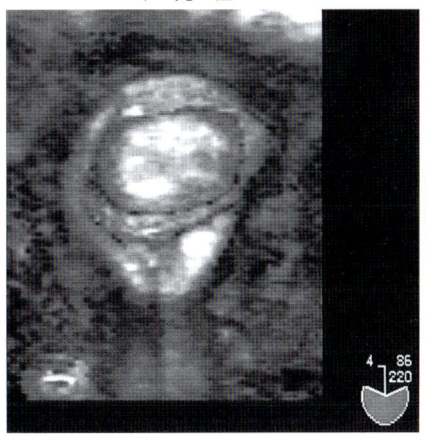

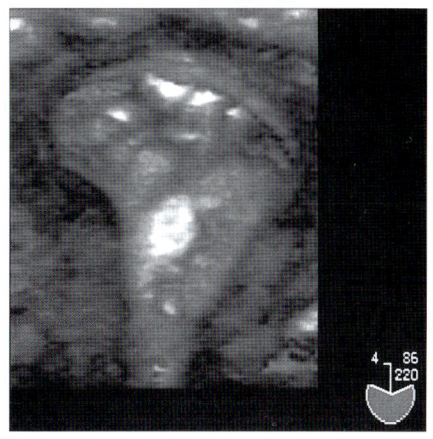

c．子宮前額断面相当3次元画像

図2-15　子宮内膜ポリープ

像と異なる所見(円形腫瘤像，混合型内膜像)から診断するが，ときに筋腫など他の疾患との鑑別が困難なこともある．一方，SHGによる画像では，腫瘤の形態がはっきり描写され，内膜部分と筋腫部分の輝度の違いも比較的鮮明に認識できることから，これらの鑑別診断が可能となり誤診率が低下する．一般に子宮内膜ポリープは，組織像が子宮内膜と類似することから，とくに分泌期においては超音波像の輝度に差がなく，子宮内膜ポリープがあっても通常の超音波検査では正常内膜との境界が不明瞭な例も存在する．

　ここでは，組織検査で子宮内膜ポリープと確定診断された例の超音波画像を示す(図2-15a〜c)．単発性ポリープの症例では子宮底部近傍に高輝度領域が存在し，周囲の分泌期子宮内膜との境界は比較的明瞭である．また，SHGと3次元超音波画像では，拡大した子宮腔の底部から突出した表面平滑で高輝度な腫瘤像が認められ，子宮腔内での位置関係を含めて詳細かつ立体的な観察が可能となる．一方，多発性ポリープの症例では造影により子宮内膜所見は一変し，SHGと3次元超音波画像所見から，本来であれば内視鏡検査を行わなければわからないような多大な情報が得られる．

2）子宮粘膜下筋腫

　一般に粘膜下筋腫は，子宮内腔に突出するやや不均一な低輝度領域として描写され，しばしば後方陰影を伴う．しかし，内膜とのコントラストがはっきりせず鮮明に描写されなかったり，描写できても発生部位や子宮腔との関係を評価することは困難である（図2-16a）．しかし，SHGを行うと均一で高輝度な内

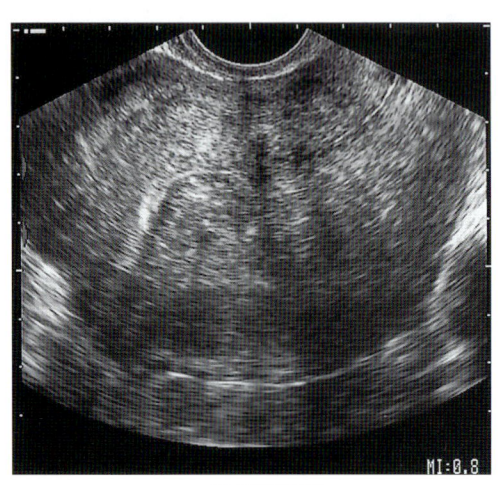

a．子宮縦断面像
子宮体部中央に，筋層とおおむね輝度が同等な腫瘤が存在する．側方陰影があるものの後方陰影は軽度で，これだけで筋腫と判断するには根拠が乏しく，子宮腔との関係も不明である．

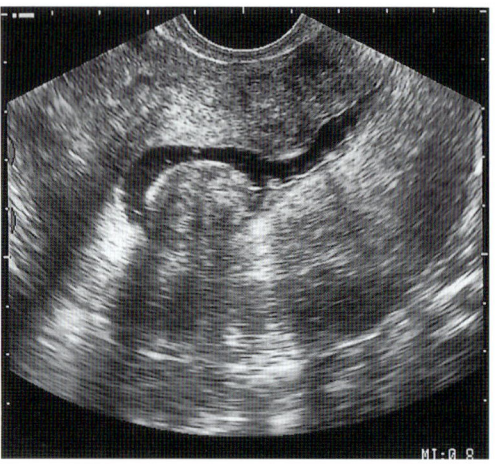

b．子宮縦断面SHG画像
造影により楕円形の腫瘤が子宮後壁から隆起するのがわかるす．後方陰影が顕著で，容易に筋腫と診断できる．

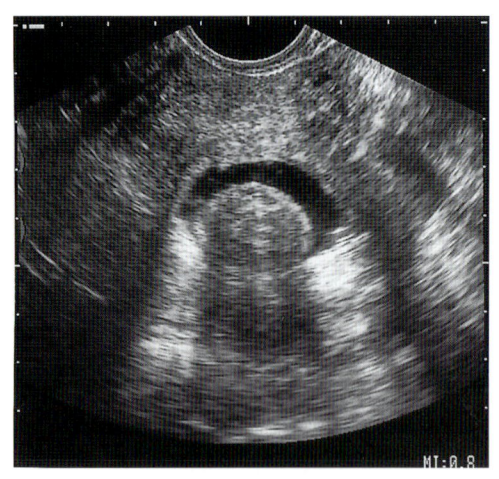

c．子宮環状断面SHG画像
筋腫はほぼ100％子宮腔内に存在し，表面は高輝度な内膜で被われ，完全な粘膜下筋腫であることがわかる．

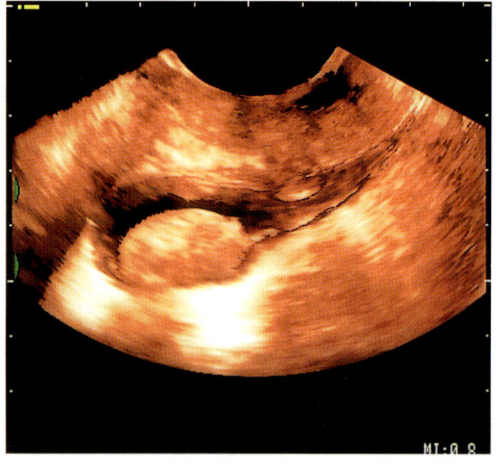

d．子宮縦断面相当3次元画像
比較的表面平滑な筋腫核が，体部後壁から隆起する様子が鮮明な立体画像として描写されている．

図2-16　子宮粘膜下筋腫

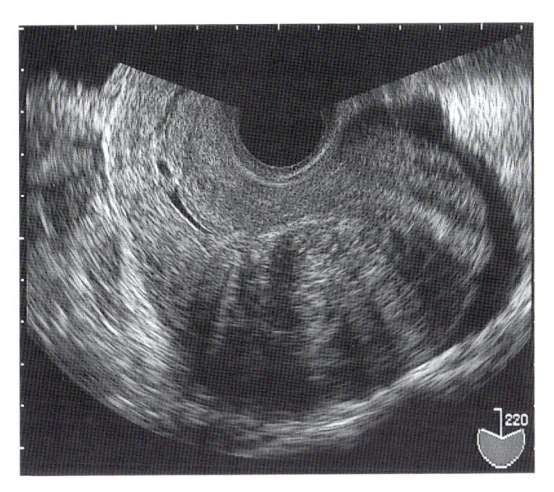

A. 子宮疾患

a. 子宮縦断面像
子宮体部後壁中央に筋層と輝度が同等な腫瘤が存在し，後方陰影を伴うことから，筋腫と診断できる．腫瘤は主に筋層内に存在するものの内腔との関係は不明である．

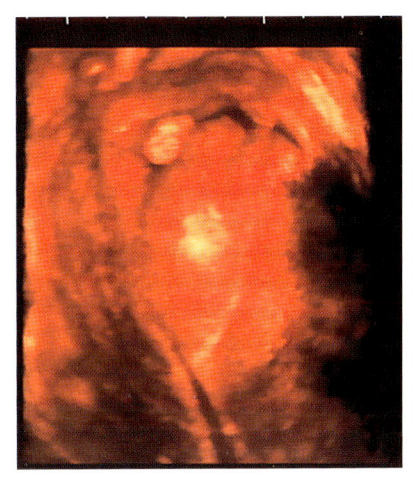

b. 子宮前額断面相当3次元SHG画像
比較的表面平滑な筋腫核が体部後壁のやや左寄りから隆起し，内腔全体が変形している様子が立体画像として描写されている．

図2-17　子宮筋層内筋腫の超音波画像

膜像の中に，筋腫像がやや不均一な比較的低輝度領域として鮮明に描写され（図2-16b），筋腫部分が高輝度な内膜で被包されていることから粘膜下筋腫と容易に診断できる．また，発生部位はもとより，子宮腔への突出の程度を正確に評価することもできる（図2-16c）．これを3次元超音波検査で観察すると，さらに再現性の高い画像が得られ，臨床上非常に有用である（図2-16d）．

3）筋層内筋腫

　筋層内筋腫であっても，子宮内腔方向に発育した例や粘膜下まで進展した例では，子宮腔の形態に変化をきたすことがある．こうした例の診断にもSHGが有用である．筋層内筋腫が粘膜下まで発育し，内腔を圧迫した例を図に示す．通常の超音波画像では子宮体部にやや高輝度で後方陰影を伴う筋腫像が描写されているが，子宮内腔との正確な位置関係は不明である（図2-17a）．一方，3D-SHGによる画像では，筋腫部分が子宮後壁筋層内から粘膜下まで発育し，子宮内腔を圧迫していることが容易に診断できる（図2-17b）．

4）子宮奇形

本症は，しばしば月経異常や不妊，習慣流産，IUGRの原因となるが，程度も含めてさまざまな形態をとることから内診や腟鏡診では見逃されることも多く，外来における超音波検査の意義は高い．

通常の断層法で子宮を観察する場合には，

①まずプローブを左右に走査し，頸管も含めて内膜像全体の形態を把握するように心掛け，正中縦断面の内膜像に比して左右に走査した場合の内膜像

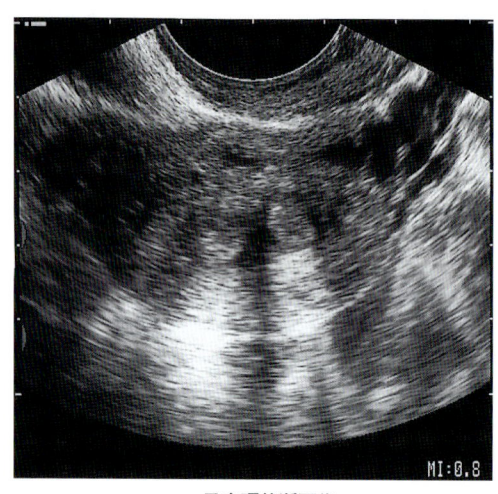

a．子宮環状断面像
子宮体部断面中央に高輝度な類円形の内膜像が2つ左右に分かれて存在する．

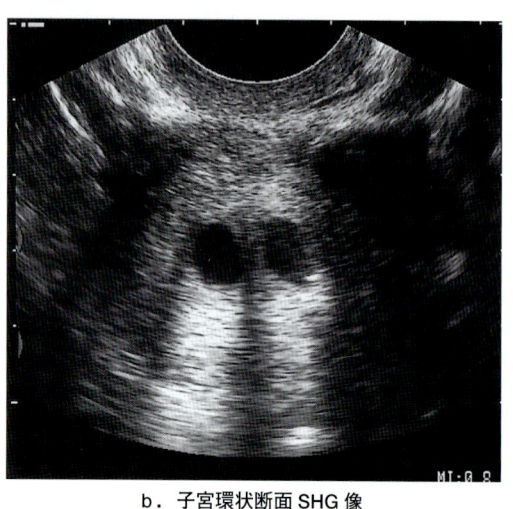

b．子宮環状断面SHG像
造影により左右の子宮腔がそれぞれ類円形無エコー域として描写され，双角子宮であることが容易に診断できる．実際には頸管も2つ存在したが，同時に一画面上に描写することは不可能であった．

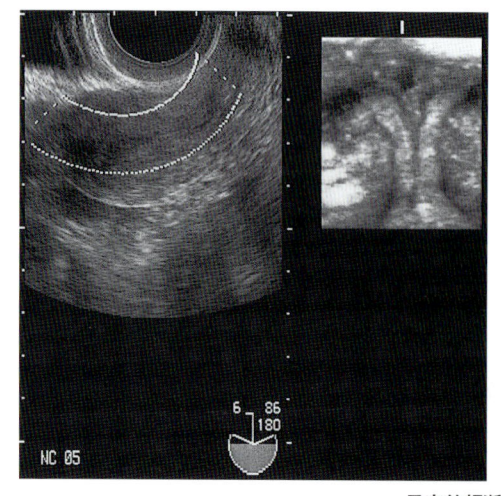

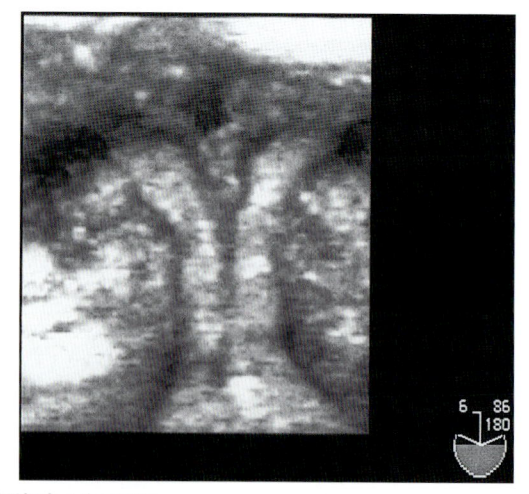

c．子宮前額断面相当3次元画像
子宮体部内膜像および頸管腺像が完全に左右に分離して描写され，双頸双角子宮であることがわかる．

図2-18　子宮奇形

が長い場合には弓状子宮を，内膜が左右に分かれて描写される場合には双角または中隔子宮を疑う．
②次にプローブを90°回転させて上下に走査して，子宮体部と頸部それぞれの環状断面像を観察し，
③できればプローブを押し付けたり引いたりして前額断面像でも観察すると，ほとんどの例で診断が可能となる(図2-18a)．

しかし，ときに個体差や条件によって診断が困難なことがあり，われわれの施設では通常の超音波断層法に加えて，SHGと3次元超音波検査を行うことで診療に役立てている．具体的には，SHGでは子宮腔が明らかに2つ存在することが，また3次元超音波検査では子宮内腔の形態を前額断面相当画像として表現でき，さらにこれらを同時に行えば(3D-SHG)子宮腔がエンハンスされ，さらに再現性の高い画像が得られる(図2-18b,c)．

5)子宮内膜癌

内膜癌については前項ですでに述べたが，①通常の断層像で内膜像が厚く，高輝度部分と低輝度部分が不規則に混在するなどの所見があり，②SHGを行って子宮腔に隆起した表面不整な腫瘤を認め，③さらにカラードプラ法で腫瘤内部にインピーダンスが低い不規則な血流を検出する場合には，本症を強く疑うことができる(図2-8，図2-10参照)．

6)子宮肉腫

子宮肉腫についても前項ですでに述べたが，子宮腔内病変としての肉腫の画像は，①発見の時期にもよるが，通常の断層像で子宮内腔に比較的大型の筋腫様腫瘤像を認め，高輝度部分と低輝度部分が不規則に混在したり，ときに変性に伴う嚢胞像を含む所見があり，②SHGを行って子宮腔に隆起した表面不整な腫瘤を認めることで疑診する．③一方，ドプラ検査では腫瘤内部にインピーダンスの低い不規則な血流が検出される場合もあるが，しばしば腫瘍の壊死により血流像が検出しにくくなることもある(図2-12参照)．

> **ポイント** 子宮腔内病変を診断する
>
> ☆子宮腔内病変は婦人科外来患者の14%，癌検診に来院する女性の8%に存在し，その頻度は予想以上に高い．
> ☆本症を診断するには，子宮を観察する際に子宮内膜の厚さ，質，形態を必ずチェックする．
> ☆何らかの異常所見があれば，SHGを行って確認する．SHGは，従来内視鏡検査でしか得られなかった子宮腔内の状態を簡単に把握することができ，内視鏡検査とは相補的な関係にある．
> ☆SHGを活用した子宮腔内病変の診断は，臨床上非常に有意義である．

ま と め

　子宮疾患の診断は婦人科外来診療の中核を占め，さらに頻度も高いことから，多大な情報を非侵襲的かつリアルタイムに得られる超音波診断の意義は非常に高い．とくに近年普及したSonohysterography(SHG)は子宮腔内病変の描出力に優れ，3次元超音波検査はこれに視覚的説得力を持たせた．さらにドプラ検査は臓器や新生物の血流分布や動態の評価を可能とし，臨床検査として超音波診断の幅は大いに広がった．本法を活用することでほとんどの子宮疾患の診断が可能となるが，その精度を向上させるには婦人科診察法の基本である内診が不可欠であることを忘れてはならない．

■文　献■

1) 石原楷輔：子宮筋腫，子宮腺筋症．パワーアップ経腟超音波．pp29-34，メジカルビュー社，東京，1999.
2) Sladkevicius P, Valentin L, Marsal K：Transvaginal Doppler examination of uteri with myomas. J Clin Ultrasound 24：135-140, 1996.
3) Kurjak A, Kupesic S, Miric D：The assessment of benign uterine tumor vascularization by transvaginal color Doppler. Ultrasound Med Biol 18：645-649, 1992.
4) Matta WHM, Stabile I, Shaw RW, et al：Doppler assessment of uterine blood flow changes in patients with fibroids receiving the gonadotropine-releasing hormone agonist Buserelin. Fertile Sterile 49：1083-1085, 1988.
5) Reinsch RC, Murphy AA, Morales AJ, et al：The effects of RU486 and leuprolide acetate on uterine artery blood flow in the fibroid uterus；randomized study. Am J Obstet Gynecol 170：1623-1628, 1994.
6) Kurjak A, Kupesic S：Benign uterine conditions；what does color add？ Ultrasound and the Uterus edited by Osmers R and Kurjak A, pp99-103, Parthenon Publishing, New York and London, 1995.
7) Kurjak A, Kupesic S：Malignant uterine tumors, Ultrasound and the Uterus edited by Osmers R and Kurjak A, Parthenon Publishing, pp105-113, New York and London, 1995.
8) Kurjak A, Kupesic S：UTERINE ABNORMALITIES OBSERVED BY ULTRASOUND AND COLOR DOPPLER；Uterus, TEXTBOOK ON COLOR DOPPLER IN GYNECOLOGY, pp35-49, INFERTILITY AND OBSTETRICS, 1999.
9) 小田部徹，関谷隆夫，石原楷輔：出血時における閉経期子宮の超音波学的考察．日産婦神奈川地方会誌 35：120-122, 1999.
10) 石原楷輔：閉経期における性器出血と超音波検査．パワーアップ経腟超音波．pp73-82，メジカルビュー社，東京，1999.
11) Kurjak A, Kupesic S：Malignant uterine tumors, Ultrasound and the Uterus edited by Osmers R and Kurjak A, pp99-103, Parthenon Publishing, New York and London, 1995.
12) Kurjak A, Shalan H, Sosic A, et al：Endometrial cartcinoma in post menopousal women；evaluation by transvaginal color Doppler ultrasonography. Am J Obstet Gynecol 169：1597-1603, 1993.
13) Hata T, Hata K, Senoh D, et al：Doppler ultrasound assessment of tumor vascularity in gynecologic disorder. J Ultrasound Med 8：309-314, 1989.
14) Hata K, Hata T, Manabe A, et al：New pelvic sonography for detection of endometrial carcinoma；a preliminary report. Gynecol Oncol 45：179-184, 1992.
15) Breyer B, Despot A, Predanic M, et al：Characteristics of blood flow in cancer of the uterine cervix. Ultrasound Obstet Gynecol 3：268-270, 1989.
16) Cheng WF, Wei LH, Su YN, et al：The possible use of color flow Doppler on palanning treatment in early invasive carcinoma of the cervix. Br J Obstet Gynecol 106：1137-1142, 1999.
17) Hata K, Hata T, Murayama R, et al：Uterine sarcoma；can it be differentiated from uterine leio-

myoma with Doppler Ultrasonography. Ultrasound Obstet Gynecol 9:101-104, 1997.
18) Kurjak A, Kupesic S, Shalan H, et al:Uterine sarcoma;a report of 10 cases studied by transvaginal color and pulsed doppler sonography. Gynecol Oncol 59:342-346, 1995.
19) 近藤俊吾, 吉松春彦, 藤森嘉章ほか：絨毛性疾患における侵入の有無と血流動態. 産婦実際 48:45-49, 1999.
20) Hsieh FJ, Wu CC, Chen CA, et al：Correlation of Uterine Hemodinamics with chemotherapy response in gestational trophoblastic tumors. Obstet Gynecol 83:1021-1025, 1994.
21) Hsieh FJ, Wu CC, Lee CN, et al:Vasculer patterns of gestational trophoblastic tumors by color Doppler ultrasound. Cancer 74:2361-2365, 1994.
22) 関谷隆夫：経腟超音波断層法による子宮内膜像と機能性不妊の予後との関連. 日産婦誌 44:867-874, 1994.
23) Deichert U, van de Sadt M, Lauth G, et al:Transvaginal contrast hysterosonography. A new diagnostic procedure for the differentiation of intrauterine and myometrial findengs. Geburtshilfe Frauenheilkd 48:835-844, 1988.
24) 石原楷輔：Sonohysterography；パワーアップ経腟超音波. pp10-15, メジカルビュー社, 東京, 1999.
25) 家坂利清：子宮腔内病変とSonohysterography. 産婦実際 45:1845-1853, 1999.
26) 関谷隆夫, 石原楷輔：子宮筋腫の部位別診断. 臨婦産 51:496-500, 1997.

B. 卵巣疾患

はじめに

　卵巣は卵細胞を有する内性器であり，発生学的に多くの組織に分化する能力を持つことから，発生する腫瘍も上皮性，非上皮性，胚細胞性など良悪性を含めて多くのバリエーションが存在する．また，内膜症性嚢胞や出血性卵巣嚢胞などの非腫瘍性病変も発生することから，正確な診断が必要である．さらに卵巣腫瘍の診断を行う場合には，原則として被膜を破綻させるような侵襲的な検査は禁忌であり，臨床検査としてまず第一に選択されるのが超音波検査である．近年では，三次元超音波検査による充実部分の観察や，超音波ドプラ検査による卵巣腫瘍の血流の評価も行われ，精密検査としても活用されるようになった．

　本項では，これらの技術を用いた卵巣疾患の超音波診断法について述べる．

1）超音波検査を行う前に

　卵巣の超音波検査を行う際にも子宮と同様，まず内診を行って小骨盤腔内の状態を把握し，その所見をもとに観察する．腫大した卵巣は，ときに小骨盤腔を逸脱して超音波検査の距離分解能を超えた位置に存在することがあり，内診と組み合わせることが卵巣腫瘍を見逃さないコツである．

2）走査法と周波数の選択

　走査法と周波数の選択は，卵巣の大きさと卵巣内での観察したい部位により決定する．一般に超音波の距離分解能の限界から，卵巣の大きさが手拳大までであれば経腟走査法（周波数 4.5～8.0MHz）を，手拳大を超えれば経腹走査法（周波数 2.5～5.0MHZ）を選択することになる．しかし，卵巣内部の充実部分や隔壁の詳細な観察，およびこれらの部分の超音波ドプラ法による血流の検出などを行う場合には，状況に応じて周波数の高い経腟走査法を選択するべきであろう[1]．さらに近年では，一部の断層装置に経腹探触子の走査角度を超えた広い範囲を一度に表示するパノラマ表示機能（従来のコンパウンドスキャンに近い画像が得られる機能）が備えられるようになり，巨大腫瘍の一括表示を行うことも可能である．

1. 正常卵巣とその周期的変化

1）正常卵巣

　卵巣の形状は楕円形で，その大きさは症例と月経周期により多少異なるが，自験例では性成熟期の女性において長軸が34mm(range 26～45mm)，短軸が17mm(range 12～20mm)であった．さらに卵巣内には大小さまざまな発育卵胞が観察され，本所見が卵巣の検出目標となる(図2-19a～d)[2]．

2）月経周期における卵巣の周期的変化

　月経周期における卵胞径の変化は，内分泌/不妊症診療における経時的モニタリング検査としてはもとより，器質的疾患との鑑別を行ううえでも理解しておくべきである．

　自然排卵周期においては月経開始後，いくつかの卵胞が発育するのが観察されるようになり，排卵4～5日前には通常1つの主席卵胞のみが1日1～2mmの割合で発育し，その後平均17～21mmで排卵に至る(図2-19a～d)[3]．

　また，卵胞モニタリングを行ううえで注意すべき病態として，黄体化非破裂卵胞(LUF)がある．LUFは卵胞が破裂しないまま黄体化する状態であり，超音波断層法において卵胞内部での出血と黄体化が網目状に描写され，かつダグラス窩に卵胞破裂による液体貯留像を認めない．大きさは2～3cm程度で病的意義は乏しく，病態としては出血性卵巣嚢胞とあまり差がなく，経過観察となる(図2-19e)[4]．

3）加齢による変化

　閉経期以降は卵巣が次第に萎縮し，正常女性であっても検出が困難となる．
　その他，内分泌/不妊症にかかわる卵巣の形態および血流の変化については次項に譲る．

ポイント　卵巣疾患の超音波検査法の要点

☆内診所見と組み合わせ，同時に経腟プローブで，圧痛の有無も評価する．
☆観察対象の音響学的性質によって使用するプローブと周波数を選択する．
☆月経周期における卵巣の周期的変化およびその異常について知っておく．

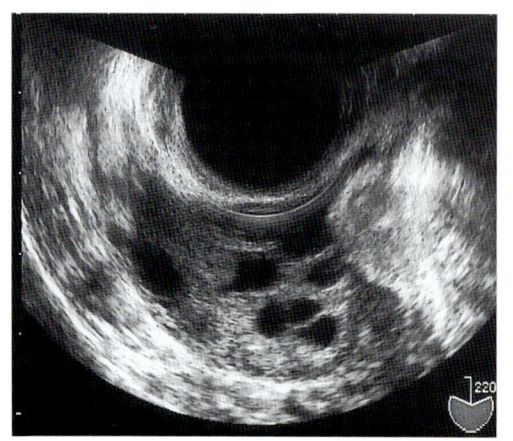

a．卵胞期(初～中期)正常卵巣
卵巣全体は30×20mm，多数の小卵胞を認める．

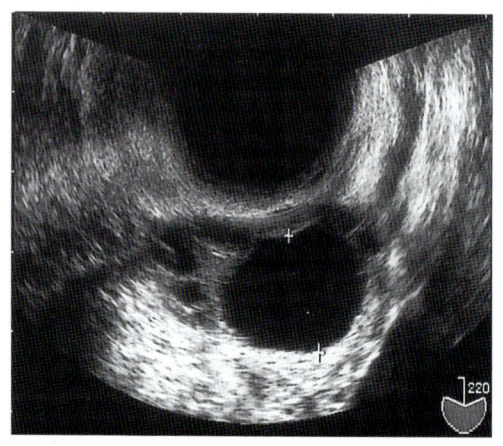

b．卵胞期(末期)正常卵巣
主席卵胞が15.2mmまで発育している．

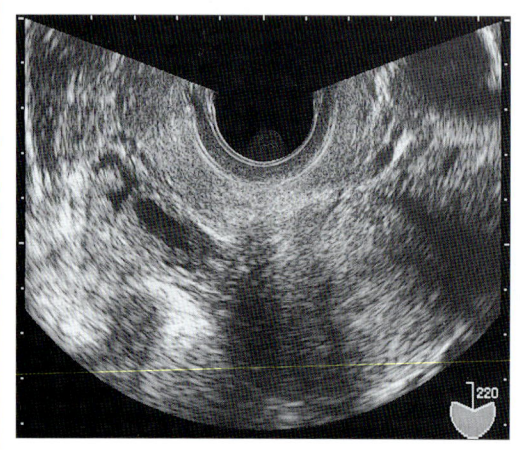

c．排卵直後正常卵巣
向かって左の卵胞が破裂し，一時的に縮小している．

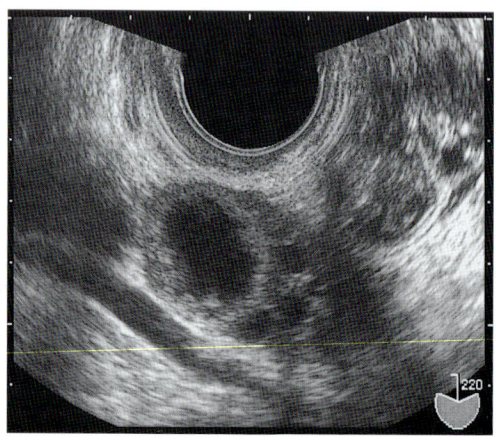

d．黄体期正常卵巣
卵胞は黄体化し，内部にはリング状の高輝度領域を認める．

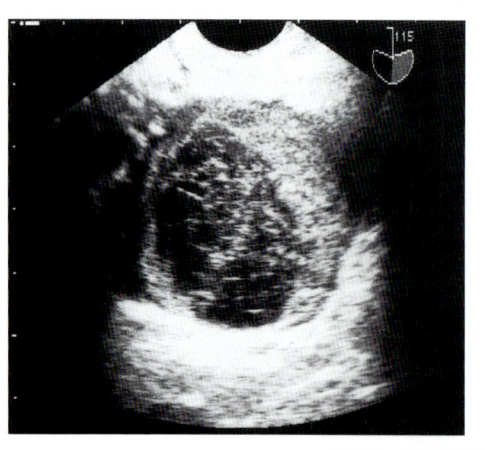

e．黄体化非破裂卵胞
破裂しない卵胞内部が，出血と黄体化により不規則な網目状に描写されている．ダグラス窩には排卵による液体貯留を認めない．

図2-19 卵巣の周期的変化とその異常

2．機能性嚢胞

1） 出血性卵巣嚢胞(hemorrhagic ovarian cyst)

　出血性卵巣嚢胞(hemorrhagic ovarian cyst：以下 HOC と略)は，卵巣出血のうち，卵胞嚢胞や黄体嚢胞内への内出血を主体とした機能性卵巣嚢胞である．HOC の多くは下腹痛で発症するが，その程度はほとんど無症状なものから急性腹症を呈する例までさまざまである[5)6)]．軽症例では子宮内膜症性卵巣嚢胞，類皮嚢胞腫，悪性腫瘍などとの鑑別が必要となり，また急性腹症をきたす例では卵巣嚢腫茎捻転や内膜症性嚢胞の破裂と誤診されて開腹に至る場合もある．その原因は，一時的であっても激烈な症状および内診のみに基づく判断や，超音波画像を他の卵巣腫瘍と誤読するためであり，急性腹症を呈する例はもとより下腹痛を有する女性患者を診察する場合には常に本症を念頭におくべきである．

　出血性卵巣嚢胞を管理するための要点を示す．

　①本症は，発症しても全身状態はおおむね良好で，血液検査所見でも白血球の増多や貧血は軽度である．しかし，大量の卵巣外出血を伴う場合にはその限りでない．

　②また，下腹部の激痛はあっても，鎮痛剤の投与を行えば 4 時間以内に 90％の例で症状が消失するため，原則として開腹手術の必要はない．

　③超音波所見は，腫瘤の大きさは 90％以上が 4〜6 cm，腫瘤内エコーは多彩で，低輝度領域と高輝度領域が混在するか，網目状または海綿状の例が多く，ときに全体が高輝度充実性を呈する例もある．しかしほとんどの場合に，析出したフィブリンが網目状，または糸状エコーとして観察される．

　④本症のエコー像は腫瘤内の血液の生理的変化を捉えたものであり，所見は経時的に変化して早ければ 7 日，平均 3〜4 週間で消失する(図 2-20)[7)]．

ポイント　　*出血性卵巣嚢胞について知っておきたい*

☆症状は多彩であるが，しばしば急性腹症を呈する．
☆下腹痛が高度であっても全身状態が良好であれば，手術の必要はなく，まず鎮痛剤を投与して経過観察をする．
☆血液検査所見は，軽度の白血球増多と軽度の血色素低下である．
☆嚢胞部分の画像所見は，発症時からの時間的経過で経時的に変化する．
☆こうした画像所見の変化は，血腫像の経時的変化を反映している．

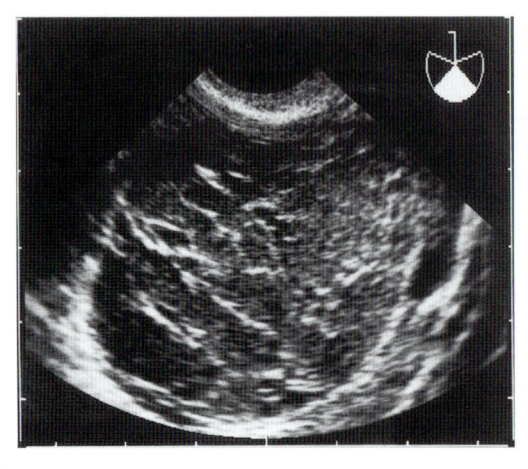

a．発症直後
下腹部の激痛にて来院．卵巣は腫大し，内容は比較的高輝度な囊胞状であるが，全体に網目状の高輝度部分が観察される．鎮痛剤投与と安静のみで3時間後に軽快した．

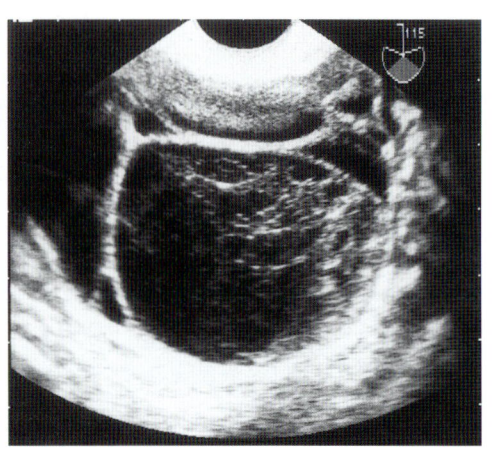

b．発症4日後
囊胞内は網目状で，依然網目状の高輝度部分が大部分を占めるが，一部血腫が融解して低輝度部分が出現している．

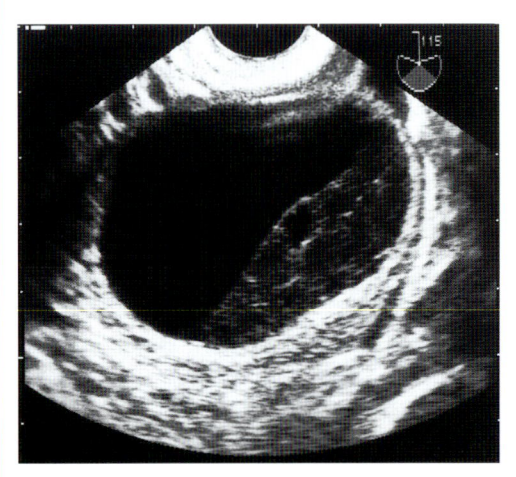

c．発症7日後
網目状の高輝度部分は縮小し，低輝度部分が大部分を占めるようになる．

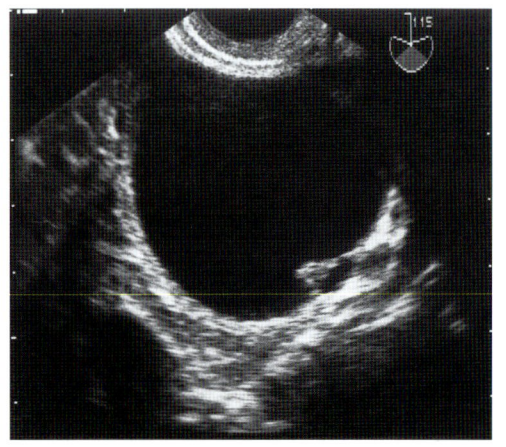

d．発症12日後
高輝度部分はほとんど消失し，全体が無エコーの囊胞状となる．発病19日後の再来時に囊胞は完全に消失していた．

図2-20　出血性卵巣囊胞の典型的な経時的変化

2）存続卵胞(persistent folicle)

発育した卵胞が無排卵のまま経過すると，やや緊満感を欠く2～4cmの囊胞性腫瘤として観察されるが，病的意義は乏しい．

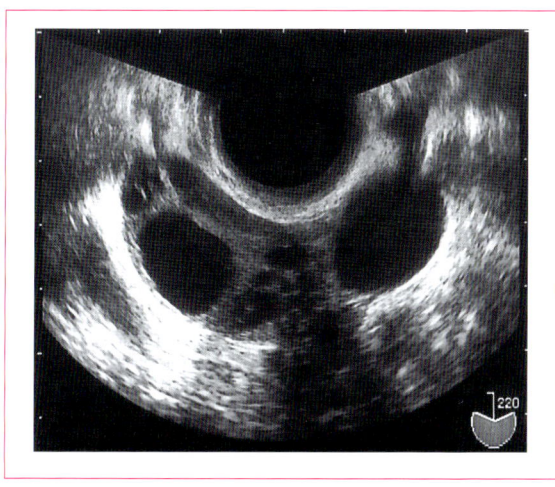

図2-21 副卵巣嚢胞
発育卵胞を有する卵巣と接して，嚢胞状の腫瘤を認める．卵巣との境界部分は鋭角に切れ込み，プローブで圧迫すると左右に離れる所見から，卵巣由来の腫瘤と鑑別することができる．

3）副卵巣嚢胞（paraovarian cyst）

Wolff 管の遺残組織である副卵巣の貯留嚢胞であり，卵巣近傍に存在するため存続卵胞や漿液性嚢胞腺腫などと誤診されることが多い．しかし，嚢胞と卵巣の境界部分を注意深く観察すると鋭角に切れ込んでおり，卵巣内から外方発育した卵巣由来の腫瘤と鑑別することができる（図2-21）．

3．良性腫瘍

卵巣の良性腫瘍はの多くは単房性の嚢胞性腫瘍であり，画像診断は容易である．しかし，良性腫瘍であってもときに充実部分や隔壁が存在して悪性腫瘍との鑑別に苦慮する場合があるし，また一般に良性とされる腫瘍であっても部分的に悪性部分が存在することもある．こうしたことから，腫瘍マーカーが陰性であっても，とくに術前の画像診断には慎重を期すべきで，超音波ドプラ検査や3次元超音波検査を用いた総合的画像診断が必要となる．

1）類皮嚢胞腫（皮様嚢腫/dermoid cyst）

卵巣の代表的な良性腫瘍であり，内容物は，①脂肪成分に富み比較的低輝度で，しばしば高輝度な粗顆粒状の点状エコーを含む嚢胞部分，②表面不整で高輝度な毛髪塊（hair ball），③非常に高輝度で，ときに後方陰影を伴う歯牙や軟骨などの石灰化部分がさまざまな比率で混在し，多彩な超音波画像を呈する（図2-22a）．

典型的には，脂肪に富む嚢胞部分の中に高輝度で球状の毛髪や石灰化部分が存在するタイプ（限局性エコー型）が多いが（図2-22b,c），ときに毛髪や脂肪または石灰化部分が嚢胞の大部分を占め，全体の輝度がほぼ一定に描写されるタイプ（びまん性エコー型）も存在する（図2-22d）．さらに，本症は嚢胞内にさまざまな組織を不規則に含むため，嚢胞性腫瘍としての輪郭が不明瞭で，見逃し

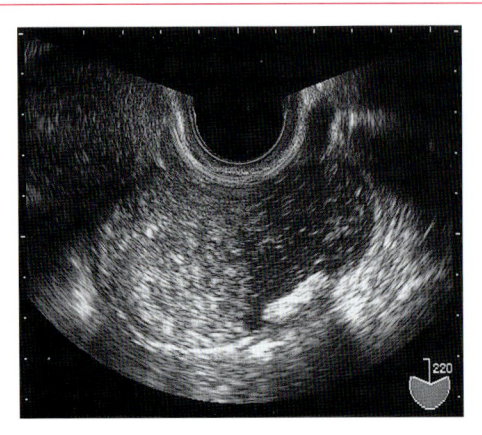

70　第2章　婦人科超音波診断の実際

a．卵巣断面像（限局性エコー型）
　腫瘍内容は3つの領域が存在し，向かって左の高輝度部分は hair ball，右側の比較的低輝度部分は脂肪滴や毛髪が浮遊する領域で，さらに右下方の音響陰影を伴う高輝度部分は歯牙または軟骨部分と考えられる．卵巣腫瘍エコーパターン分類のⅢ型に相当する．

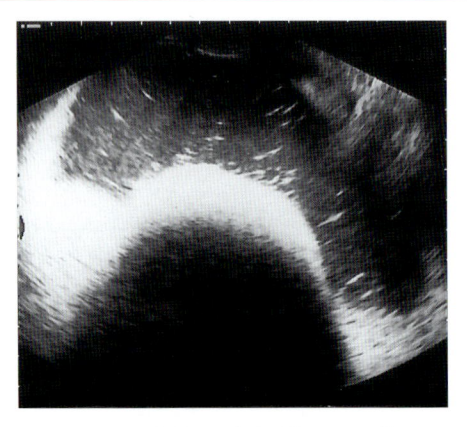

b．卵巣断面像（限局性エコー型）
　比較的低輝度な嚢胞性腫瘍のなかに高輝度な充実部分を認める．嚢胞部分には脂肪滴や浮遊する毛髪を反映した高輝度な粗顆粒状の点状または筋状エコーが描写され，また半球状の充実部分と超音波減衰が強く，hair ball と歯牙および軟骨部分であると考えられる．卵巣腫瘍エコーパターン分類のⅢ型に相当する．

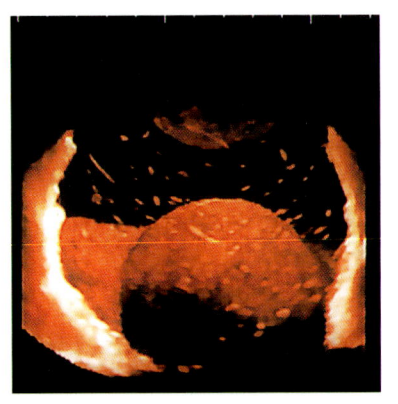

c．卵巣3次元画像（限局性エコー型）
　三次元立体画像により，嚢胞部分に浮遊する高輝度な毛髪や，高輝度ながら軟らかい印象の hair ball が，より再現性の高い画像として描写されており，類皮嚢胞腫として妥当である．

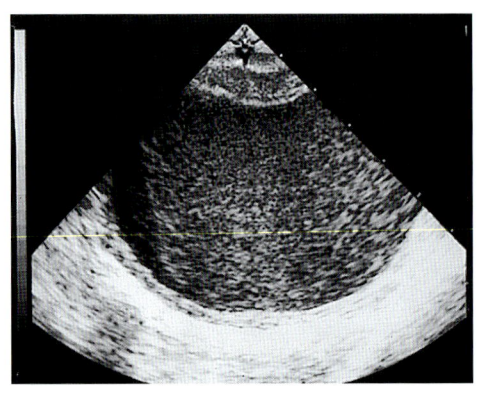

d．卵巣断面像（びまん性エコー型）
　全体が比較的高輝度な嚢胞性腫瘍であるが，よく観察するとさらに輝度の高い顆粒状の部分を認める．ときにムチン性嚢胞腺腫や内膜症性嚢胞との鑑別が必要となる．卵巣腫瘍エコーパターン分類のⅡ型に相当する．

図2-22　類皮嚢胞腫

はもとより他の嚢胞性または充実性腫瘍，腸管などと誤読することがある．超音波画像診断上の見落としや誤診を防ぐには，腫瘍の存在自体を内診であたりをつけるのはもとより，腸管であれば蠕動運動が観察できるなどの点に注意して観察を行う．しかし，類皮嚢胞腫の悪性転化例では，悪性腫瘍部分に血流が

存在しても周囲組織の超音波減衰が強く，超音波検査で擬陰性となる可能性があり，術前診断が困難な場合がある．

2）子宮内膜症性嚢胞(endometrial cyst)

子宮内膜症性嚢胞は嚢胞内に古い血液が貯留しており，超音波断層法では円形または類円形の嚢胞性腫瘤として描写され，内容液の輝度はやや低から中等度で，びまん性に微細顆粒状またはスリガラス状を呈する(図2-23a〜c)．本症は，ときに腫瘤内に出血像や凝血塊が混在したり(図2-24a,b)，まれに明細胞癌など悪性腫瘍を合併する例もあり，充実部分が検出された場合にはMRIや腫瘍マーカーはもとより，引き続き超音波ドプラ検査による血流の検出と計測を行う．

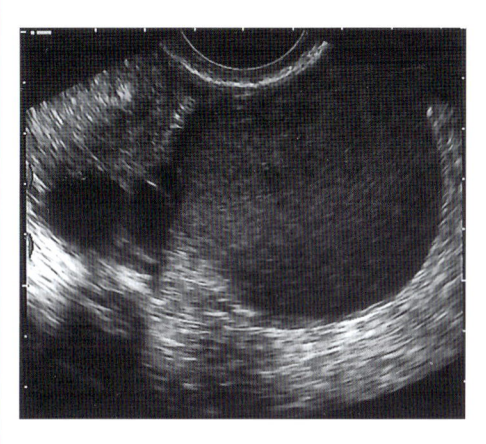

a．卵巣断面像
卵巣は円形に腫大し，単房性の嚢胞は比較的均一な微細顆粒状に描写される．卵巣腫瘍エコーパターン分類のⅡ型に相当する．

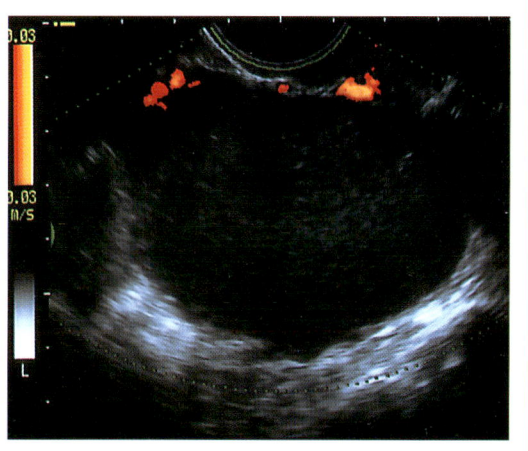

b．卵巣任意断面血流像(パワードプラ法)
嚢胞周囲の一部に血流像を認めるのみである．

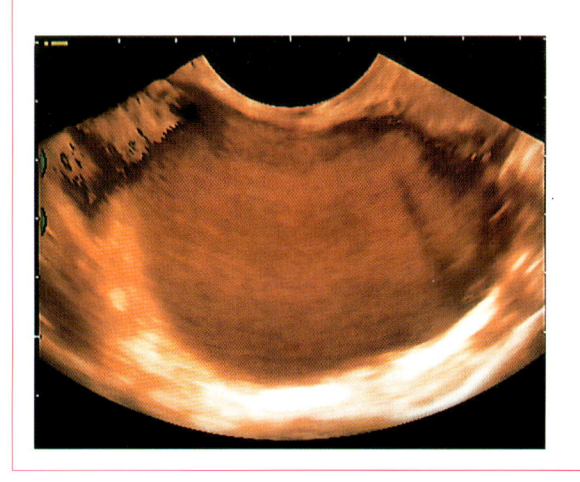

c．卵巣3次元画像
嚢胞全体が一様な微細顆粒状に描写される．

図2-23 子宮内膜症性嚢胞の典型例

a．卵巣断面像
妊娠に合併した内膜症性嚢胞である．妊婦健診時に単房性の嚢胞内に，高輝度で不整な充実部分が出現した．卵巣腫瘍エコーパターン分類のⅣ型に相当する．

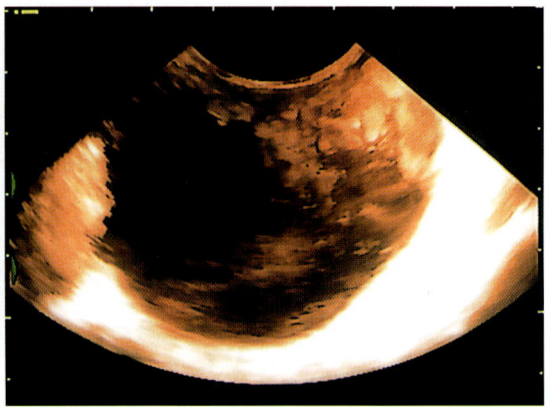

b．卵巣3次元画像
高輝度で不整な充実部分が嚢胞壁から乳頭状に突出し，あたかも悪性腫瘍を疑わせる所見である．実際には腫瘤内出血による凝血塊であり，経過観察により2週間後には充実部分は消失した．

図2-24　子宮内膜症性嚢胞の腫瘤内出血例

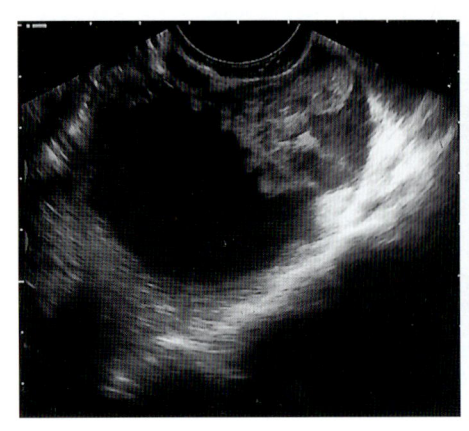

3）ムチン性嚢胞腺腫（mucinous cystadenoma）

　本腫瘍は一般に大型で全体が多房性に発育する．嚢胞内のムチン性内容液は微細顆粒状からスリガラス状の独特な所見を呈し，無エコーとして描写される漿液よりもやや輝度が高い．ほとんどの例で隔壁や多囊胞部分が存在するが，良性腫瘍であり，囊胞内の高輝度な結節性または乳頭状エコーや不規則な壁肥厚像はあっても軽度で，血流像を認めることはない（図2-25a～c）．

4）嚢胞性腺線維腫（cystadenofibroma）

　良性の中胚葉性混合腫瘍であり，組織的には腺腫部分と線維腫部分が混在し，超音波画像上は分泌物が貯留する嚢胞部分と，線維腫組織を主体とした充実部分からなる．とくに嚢胞内の充実部分の存在は悪性腫瘍を疑わせる所見であるが，本症例では超音波ドプラ検査で腫瘍内血流を認めず，さらに3次元超音波検査でも充実部の表面は悪性腫瘍に比して比較的大型で硬い印象を受ける（図2-26a，b）．

B. 卵巣疾患

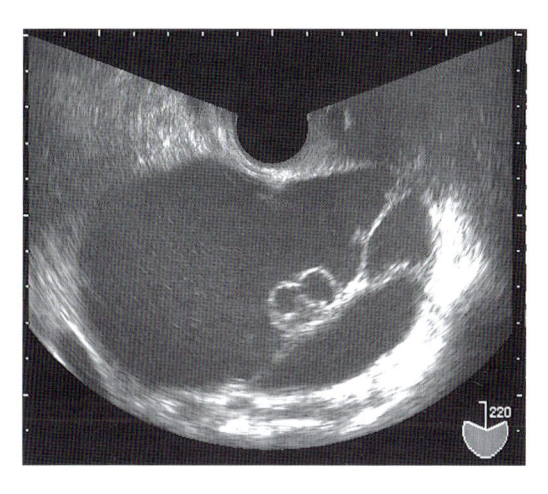

a．卵巣断面像
　大型で多房性の囊胞性腫瘤であるが，囊胞壁や隔壁は比較的平滑で，囊胞内の低輝度部分の輝度にも差がない典型的なムチン性囊胞腺腫である．卵巣腫瘍エコーパターン分類のⅠ型に相当する．

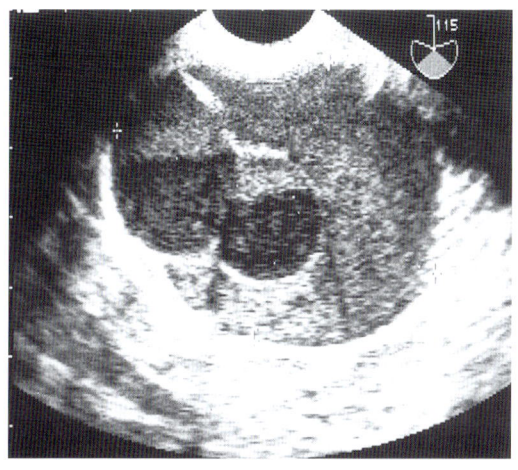

b．卵巣断面像
　多房性の囊胞性腫瘤である．囊胞壁や隔壁は平滑であるが，やや肥厚し，囊胞内容の輝度に差があるが，組織上は良性であった．卵巣腫瘍エコーパターン分類のⅡ型に相当する．

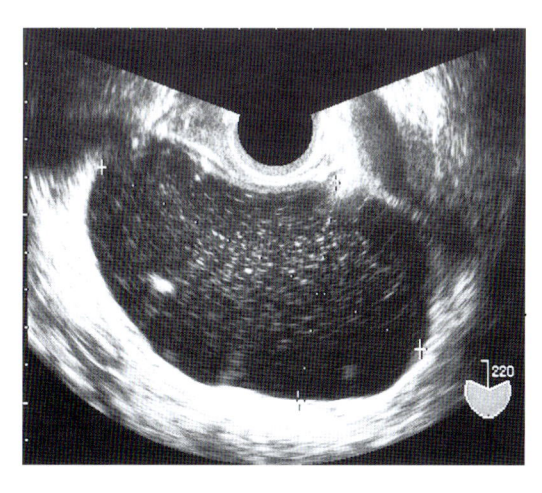

c．卵巣断面像
　一見単房性でやや輝度の高い粗顆粒状の内容液を含み，類皮囊胞腫や内膜症性囊胞にも似るが，一部多房性の部分を認め，本症と診断した．組織検査でもムチン性囊胞腺腫であった．卵巣腫瘍エコーパターン分類のⅡ型に相当する．

図2-25　ムチン性囊胞腺腫

a．卵巣断面像

卵巣は腫大し，無エコーな嚢胞部分の中に不規則に隆起した高輝度な壁在結節が観察される．充実部は乳頭状を呈し悪性を疑わせるが，やや硬い印象で後方陰影を認め，同時に行ったドプラ検査では血流が乏しく，線維腫として矛盾しない所見である．

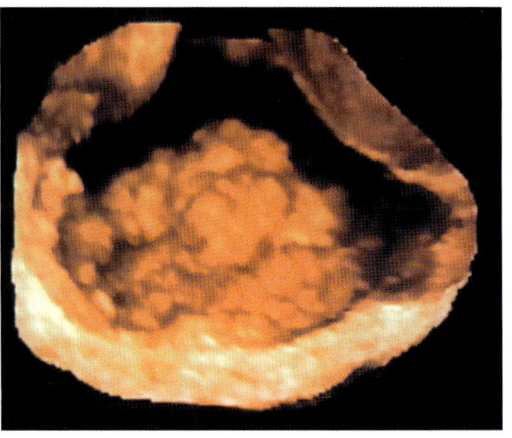

b．卵巣断面相当3次元画像

無エコーな嚢胞部分に，不規則に隆起した壁在結節が観察される．しかし，充実部表面の隆起は悪性腫瘍の小乳頭にしては大型であることがわかる．

図2-26　嚢胞性腺線維腫

ポイント　卵巣良性腫瘍の診断のコツ

☆類皮嚢胞腫の画像は，比較的低輝度な脂肪部分，比較的高輝度で超音波減衰の強いhair ball，さらに高輝度な石灰化部分が単独または複合して存在する．

☆内膜症性嚢胞は，均一なスリガラス状に描写されるが，腫瘤内出血により画像が変化する点と，まれに明細胞癌である充実部分を有する点に注意する．

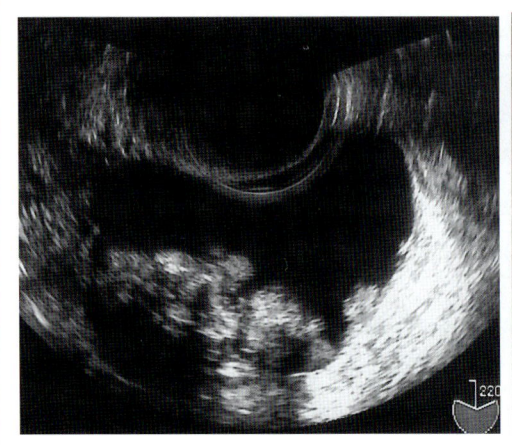

☆ムチン性嚢胞腺腫は，比較的大型の独特な多房性嚢胞として観察される．内容液は水よりやや高輝度の微細顆粒～スリガラス様で，隔壁の厚さは比較的均一で平滑である．

4．悪性腫瘍（境界悪性を含む）

　　卵巣腫瘍の80％は嚢胞性であるが，悪性腫瘍のほとんどは嚢胞部分の有無にかかわらず何らかの充実部分が存在する[8]．近年では超音波診断装置の解像度の向上や3次元表示の出現により，腫瘍内部の充実部分の詳細な観察が可能となった．さらに，ドプラ法を用いた血流の分布や血流計測値の評価も行われるようになり，卵巣腫瘍の良悪性診断の精度は向上した．

表2-6 卵巣腫瘍エコーパターン分類
(日本超音波医学会／超音波診断基準に関する委員会案1993を一部改変)

パターン		追記が望ましい項目	解説	悪性率*
I型	嚢胞性パターン（内部エコーなし）	隔壁の有無（二房性〜多房性）	1〜数個の嚢胞性パターン．隔壁の有無は問わない．隔壁のある場合は薄く平滑．内部は無エコー．	0〜6%
II型	嚢胞性パターン（内部エコーあり）	隔壁の有無（二房性〜多房性）内部エコーの状態（点状・線状）（一部〜全部）	隔壁の有無を問わない．隔壁のある場合は薄く平滑．内部全体または部分的に点状エコーまたは線状エコーを有する．	
III型	混合パターン	嚢胞性部分 隔壁の有無，内部エコーの状態	中心充実エコーないし偏在する辺縁平滑な充実エコーを有する．後方エコーの減弱（音響陰影）を有することもある．	
IV型	混合パターン（嚢胞性優位）	充実性部分 均質性：均質・不均質 辺縁：粗雑，平滑	辺縁が粗雑で不整形の（腫瘤より隆起した）充実エコーまたは厚く不均一な隔壁を有する．	42〜60%
V型	混合パターン（充実性優位）		腫瘤内部は充実エコーが優位であるが，一部嚢胞エコーを認める．充実性部分のエコー強度が不均一な場合と均一な場合がある．	65〜91%
VI型	充実性パターン	内部の均質性：均質・不均質	腫瘤全体が充実性エコーで満たされる内部エコー強度が均一な場合と不均一な場合がある．	31〜75%
分類不能		上記すべての項目	I〜IV型に分類が困難	

* 悪性率：悪性または境界悪性である比率
1) 隔壁全体または一部が厚い場合には，充実性部分とみなし，IV型にいれる．
2) 記載は医用超音波用語による．

　卵巣腫瘍の超音波画像による良悪性診断には，原則として日本超音波医学会超音波診断基準に関する委員会案(1993)の卵巣腫瘍のエコーパターン分類が用いられている(表2-6)．本分類は，卵巣腫瘍を形態的特徴によりI〜VI型の6種類に分類し，悪性または境界悪性である比率がI〜III型で0〜6％，IV型で42〜60％，V型で65〜91％，VI型で31〜75％であることを示しており，良悪性の鑑別診断に有用である．

　卵巣悪性腫瘍の全体的な形態的特徴は，①嚢胞壁の不整，②充実部分の不整，③隔壁の肥厚，④充実部に置換した嚢胞部分などであり，また抽象的な表現ではあるが，充実部分が音響的に柔らかい印象を受ける[10)11)]．

1) 組織型による形態的特徴[12)13)]

(1) 漿液性嚢胞腺癌 (serous cystadenocarcinoma)

全体が無〜低輝度の嚢胞部分の中に, 嚢胞壁から乳頭状または不規則に突出した充実部分を認める(図2-27). 一般に単房性であるが, しばしば多房性を呈したり充実部分が増大することがあり, 鑑別が困難となる場合がある.

(2) 粘液性嚢胞腺癌 (mucinous cystadenocarcinoma)

多房性の嚢胞像を主体とし, 嚢胞部分の貯留液は漿液よりやや輝度の高い粘液を反映した像を示す. 隔壁には不規則な肥厚像や充実部分が存在し, 活発な粘液産生により急速に増大することが多い(図2-28a, b).

(3) 類内膜癌 (endometrioid adenocarcinoma)

全体が無〜低輝度の嚢胞部分の中に, 嚢胞壁から乳頭状に突出する充実部分を認める. 嚢胞部分はあっても単房性であることが多いが, 画像所見は多彩である(図2-29).

(4) 明細胞癌 (clear cell carcinoma)

全体が無〜低輝度の嚢胞部分の中に, 嚢胞壁から突出する充実部分を認める. 充実部分の形態が結節状を呈することが多く, 乳頭状を呈する漿液性嚢胞腺癌との鑑別点となる(図2-30).

(5) 未分化胚細胞腫 (dysgerminoma)

表面平滑で境界明瞭な充実性腫瘤像を呈し, しばしば充実部分は線維性隔壁を反映して分葉状で, ときに壊死などによる不規則な嚢胞部分も認める.

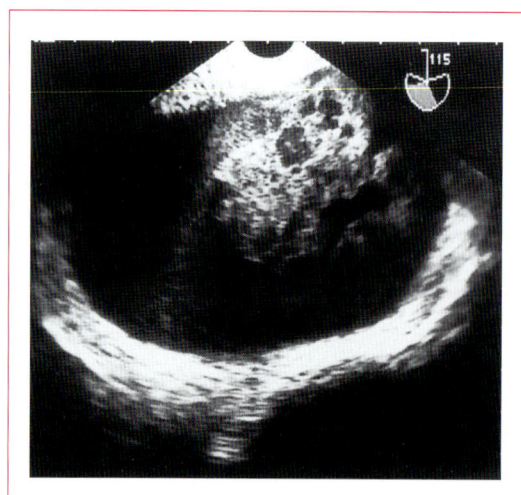

a. 卵巣断面像
単房性で無〜低輝度の嚢胞部分の中に, 嚢胞壁から不規則に突出する比較的軟らかい印象の充実部分を認める. 卵巣腫瘍エコーパターン分類のIV型に相当する.

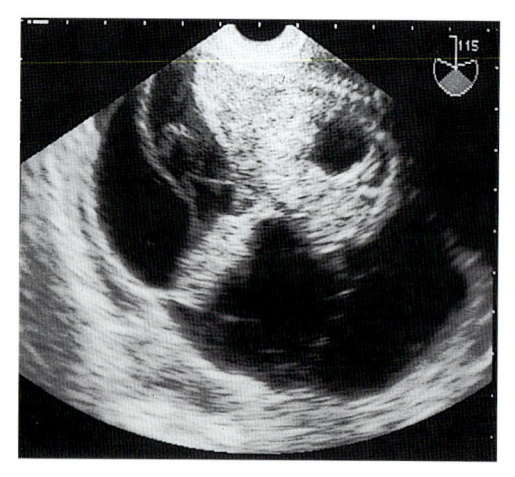

b. 卵巣断面像
多房性で全体が無〜低輝度の嚢胞部分と, 嚢胞壁から不規則に突出して一部嚢胞部分を含む高輝度な充実部分を認める. 卵巣腫瘍エコーパターン分類のIV型に相当する.

図2-27 漿液性嚢胞腺癌

B. 卵巣疾患　77

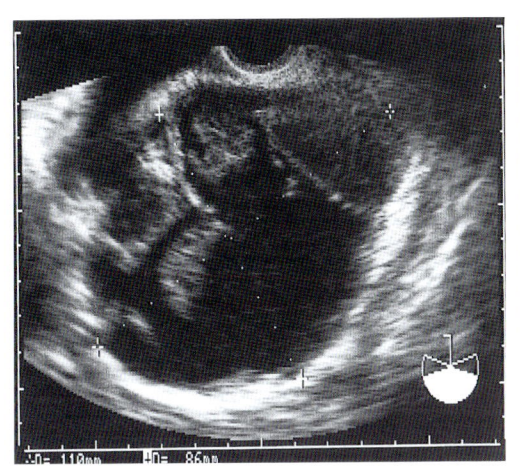

a．卵巣断面像

　全体が囊胞状で，貯留液は漿液よりやや輝度の高い粘液を反映した像を示す．腫瘍壁は不整で，充実部分は非常に不規則である．卵巣腫瘍エコーパターン分類のⅣ型に相当する．

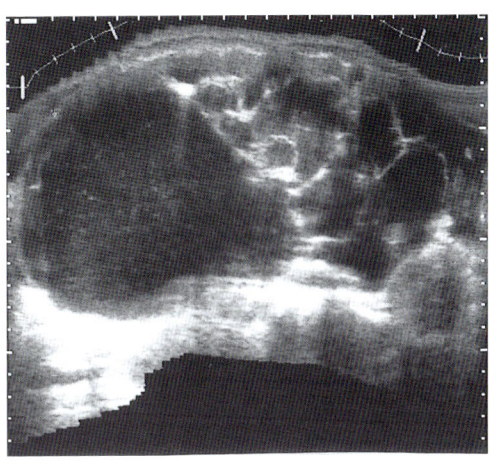

b．卵巣断面像（パノラマ表示法）

　腫瘍が巨大であるため，パノラマ表示画像で描写している．全体が多発囊胞状で，貯留液はやや輝度が高く，粘液を反映した像を示す．腫瘍壁は不整で，充実部分も不規則に存在する．卵巣腫瘍エコーパターン分類のⅣ型に相当する．

図2-28　粘液性囊胞腺癌

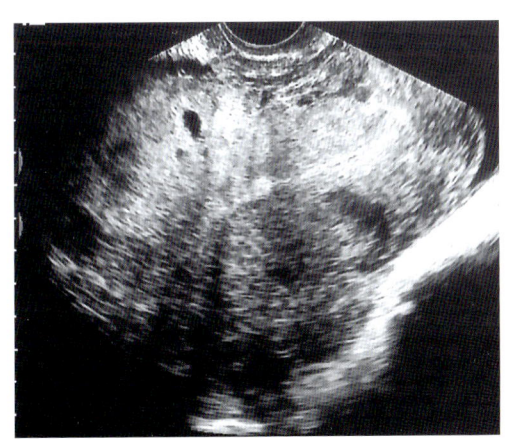

a．卵巣断面像

　全体が高輝度な充実部分からなり，所々に低輝度な囊胞部分が不規則に存在している．卵巣腫瘍エコーパターン分類のⅤ型に相当する．

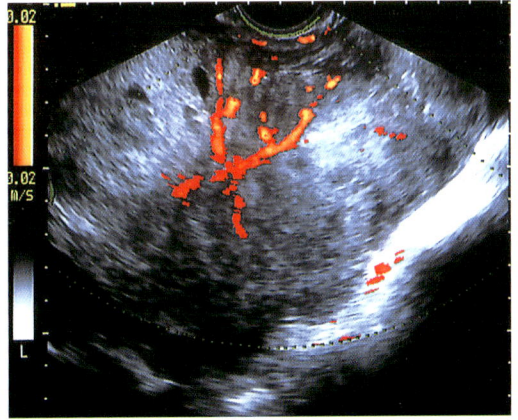

b．腫瘍内血流像（パワードプラ法）

　腫瘍内の充実部分に，PI値＝0.40と血管抵抗の低い活発な血流像を認める．

図2-29　類内膜癌

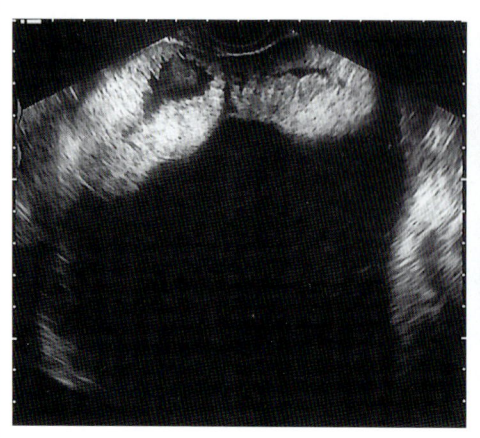

a. 卵巣断面像
全体が無〜低輝度の囊胞部分の中に,囊胞壁から突出する充実部分を認める.充実部分の形態は結節状で,表面は比較的平滑で明細胞癌として妥当である.卵巣腫瘍エコーパターン分類のⅣ型に相当する.

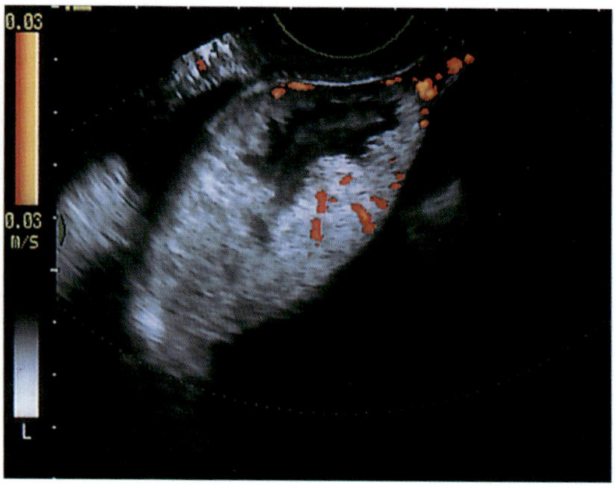

b. 腫瘍内血流像(パワードプラ法)
超音波造影剤(レボビスト®)の使用により,腫瘤内の充実部分に活発な血流像を認め,悪性腫瘍が疑われる.

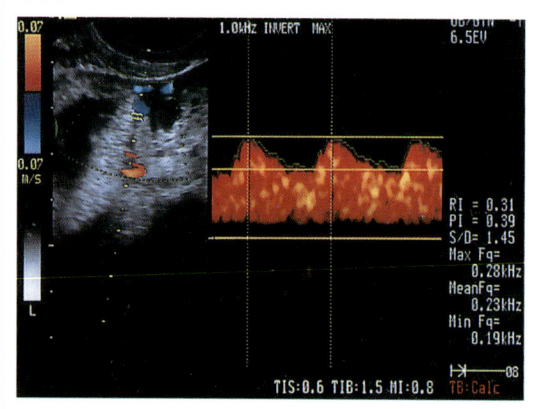

c. 腫瘍内血流像(カラー／パルスドプラ法)
腫瘍内血流は,PI値＝0.31と血管抵抗が低い.

図2-30 明細胞癌

(6) 成熟囊胞性奇形腫の悪性転化 (mature teratoma with secondery malignant change)

いわゆる皮様囊腫の0.8〜3.0％に悪性転化例があるとされ,形態的には良性の類皮囊胞腫との鑑別は困難である.しかし,皮様囊腫が疑わしいが何か典型的所見に欠ける場合に,逆に本症を疑う根拠となる.皮様囊腫を疑診した場合には念のため充実部分の形態に注意し,ドプラ法による血流の検出も行ってみるべきであろう.

(7) 顆粒膜細胞腫 (granulosa cell tumor)

性索間質性細胞由来の境界悪性腫瘍で,充実部分の中に不規則な囊胞部分を認めるが,画像所見は多彩である.ホルモン産生腫瘍であり,閉経後の子宮内

B. 卵巣疾患

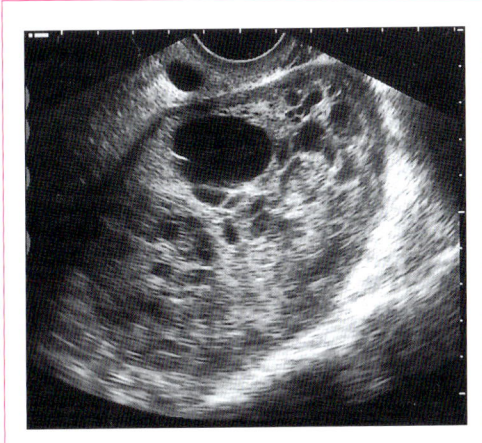

a. 卵巣断面像

49歳女性，3G2P，43歳で閉経，性器出血を主訴に来院した．子宮筋腫と，右卵巣膿腫(100×70mm)を認めた．腫瘤は全体が比較的高輝度充実性で，不均一な無エコーの囊胞部分が散在している．卵巣腫瘍エコーパターン分類のV型に相当する．

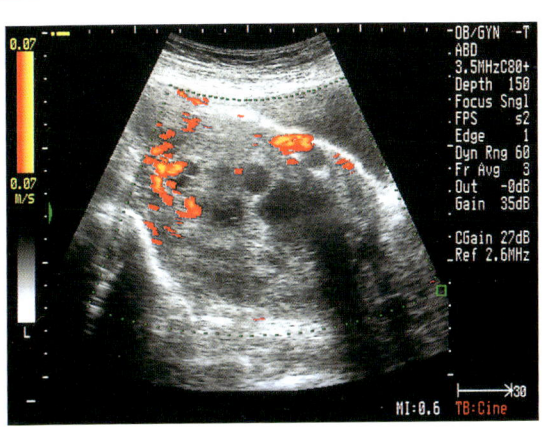

b. 腫瘍内血流像（パワードプラ法）

腫瘍辺縁から中央部の充実部分に血流像を認める．

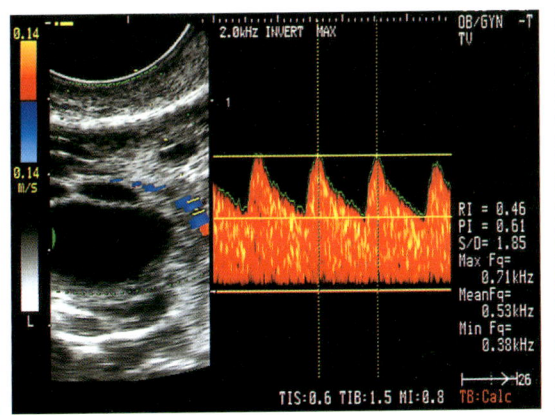

c. 腫瘍内血流像（カラー／パルスドプラ法）

充実部分の腫瘍内血流は，PI値＝0.46と血管抵抗が低い．

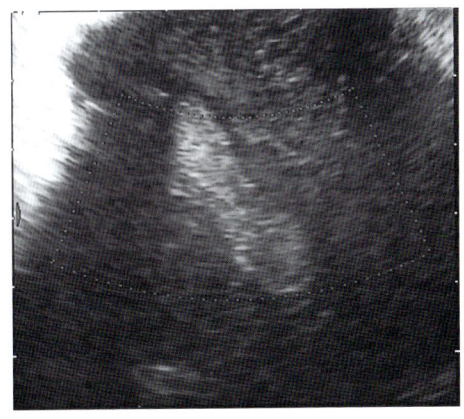

d. 子宮縦断面像および血流像（パワードプラ法）

閉経後6年経過しているにもかかわらず，子宮内膜像は10mmと肥厚しており，異所性のエストロゲン分泌が予想された．血液検査を施行したところ，E_2 190.7pg/mlと上昇しており，ホルモン産生腫瘍，とくに顆粒膜細胞腫が強く疑われた．術後病理検査にて本症であることが確認された．

図2-31　顆粒膜細胞腫

膜の肥厚所見などのホルモン標的器官の状態が本症を疑わせる所見となりうる（図2-31）．ときに腫瘍内出血やそれによる被膜の破綻から，急性腹症となる場合もある（図2-32）．

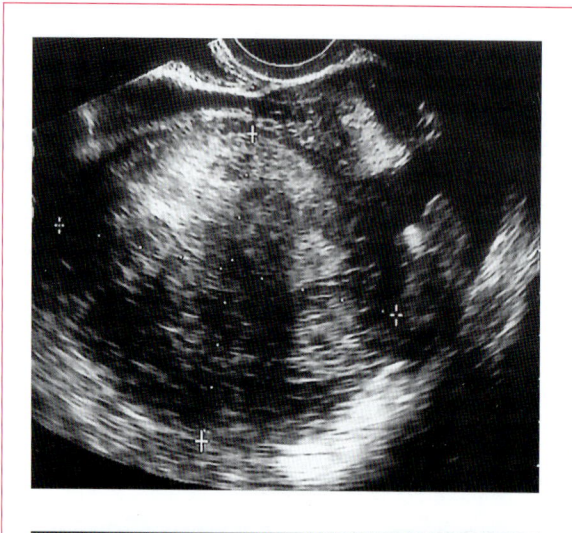

80　第2章　婦人科超音波診断の実際

a．卵巣断面像
　全体が高輝度な充実部分からなる腫瘤像であるが，輝度は一定しない．所々に低輝度部分が不規則に存在する．卵巣腫瘍エコーパターン分類のⅤ型に相当する．

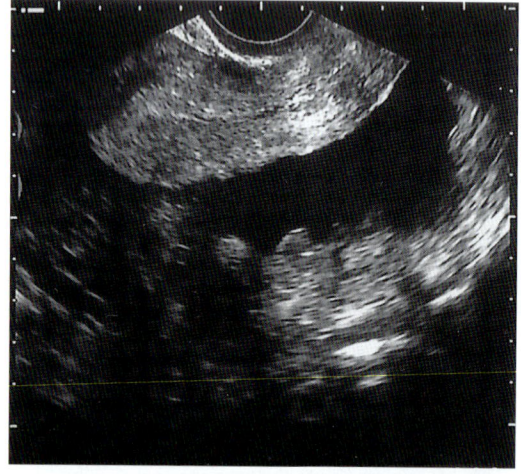

b．小骨盤腔縦断面像
　本症例は急性腹症にて来院し，腫瘤像に加えてダグラス窩腹腔内出血によるエコーフリースペースを認めた．緊急手術を行ったところ，腫瘍内出血により破綻した顆粒膜細胞腫と診断された．

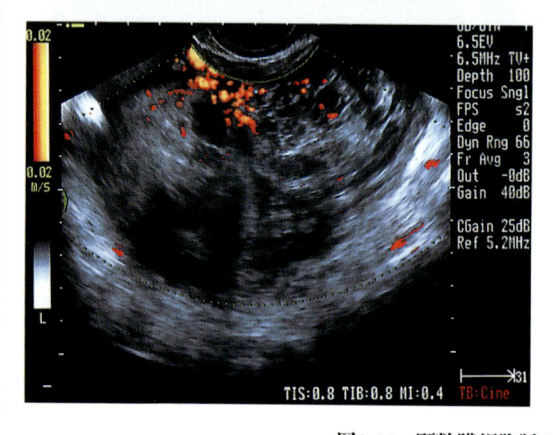

c．腫瘍内血流像（パワードプラ法）
　腫瘍内の充実部分に血流像を認めたが，拍動性の血流は検出されなかった．変性と腫瘍内出血により，不定型な所見を呈したものと考えられた．

図2-32　顆粒膜細胞腫の腫瘍内出血例

B. 卵巣疾患

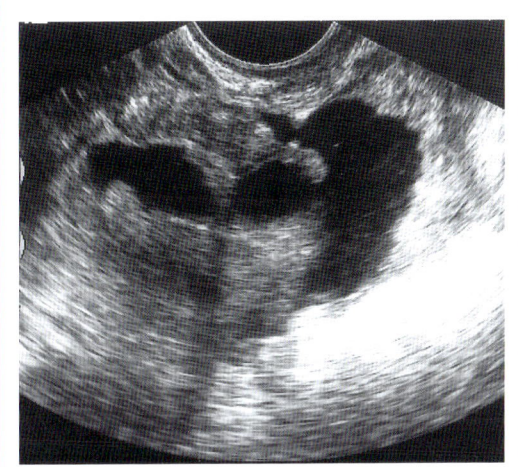

a．経腟2次元画像
　表面が不整で，高輝度な充実性腫瘍のなかに無エコーの囊胞部分を含んでいる．ダグラス窩には腹水が貯留し，ダグラス窩腹膜の表面も不整で，悪性腫瘍が腹腔内に進展した所見である．卵巣腫瘍エコーパターン分類のV型に相当する．

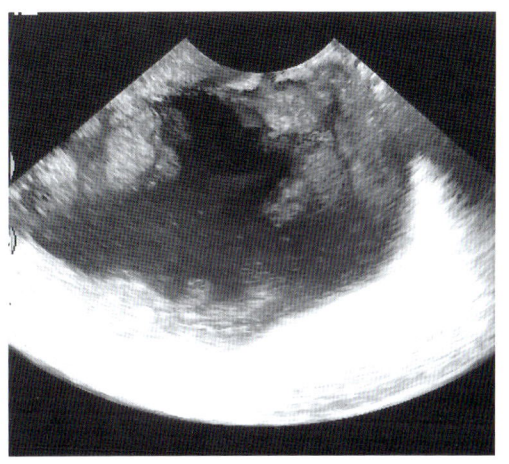

b．ダグラス窩縦断面相当3次元画像
　ダグラス窩の3次元画像である．ダグラス窩腹膜全面から比較的大型で硬い印象の乳頭状腫瘤が突出し，腹膜転移が疑われる．

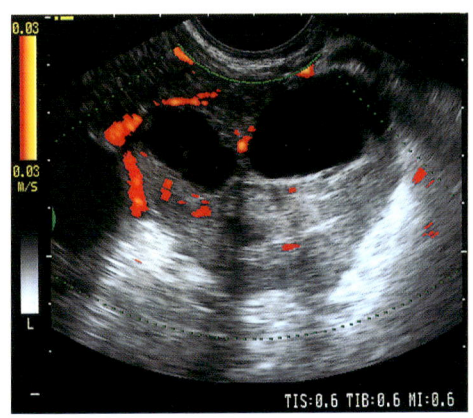

c．腫瘍内血流像（パワードプラ法）
腫瘍内の充実部分に活発な血流像を認める．

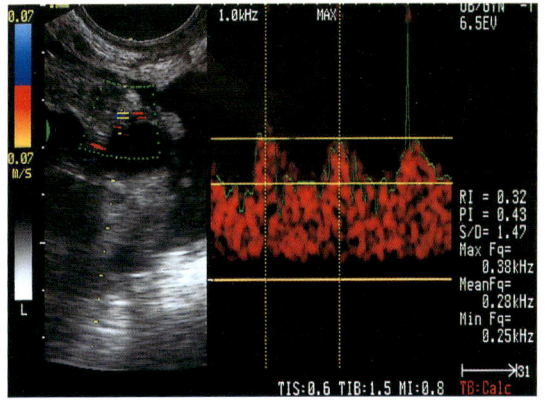

d．腫瘍内血流像（カラー／ドプラ法）
腫瘍内血流は，PI値＝0.43と血管抵抗が低い．

図2-33　転移性卵巣癌（胃硬癌）

(8) 転移性卵巣癌（Kruckenberg tumor）
　大部分が充実性腫瘍で，一部粘液産生や壊死を反映した囊胞部分を認める．しばしば両側性に発生する（図2-33）．

(9) 腹膜偽粘液腫（pseudomixoma peritonei）
　腹腔内の大小さまざまな多発囊胞像を示し，囊胞部分の貯留液は漿液よりやや輝度の高い粘液を反映した像を示す．腫瘍の境界は不明瞭で隔壁は不規則であり，活発な粘液産生により急速に増大することが多い（図2-34）．

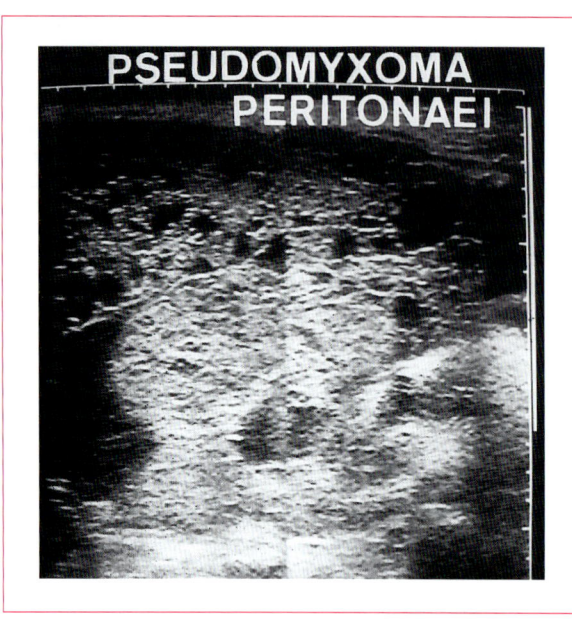

図2-34 腹膜偽粘液腫の断層像
腹腔内を占める大型の多発嚢胞性腫瘤を示すが，全体の形態は不定である．嚢胞部分の貯留液は漿液よりやや輝度の高い粘液を反映し，充実部分の輝度は比較的低く非常に軟らかい印象である．卵巣腫瘍エコーパターン分類のⅣ型である．

2）超音波ドプラ法を用いた血流評価

　とくに最近では腹腔鏡手術が普及し，術前でのより正確な診断が求められるようになったことから，血流計測による良悪性の鑑別法は非常に有用である．

　Fleischer らは卵巣腫瘍を組織型別に分類し，それぞれの腫瘍内血流 PI 値を求めたところ，悪性腫瘍では良性腫瘍に比して低い値を示し，その cut off 値は1.0〜1.5の間にあると考察した(図2-35)[14]．これを受けて Carter らは ROC curve を用いて cut off 値の設定を行い，腫瘍内血流の PI＜1.0を良悪性の cut off 値とするのが妥当であると報告している(図2-36)[15]．また，Fleischer らは卵巣腫瘍を良性と悪性に分類し，それぞれについて最大血流速度および腫瘍血管の局在を観察したところ，悪性腫瘍ではばらつきは大きいものの最大血流速度が早く，腫瘍中央部に血流が検出される所見が鑑別点になりうると指摘した(図2-37)[16]．以上の知見より，卵巣腫瘍の良悪性診断には，①血流の分布－腫瘍中央部の血流の存在と，②腫瘍内血流計測－RI 値の低下(cut off 0.4〜0.8)，PI 値の低下(cut off 1.0〜1.5)，収縮期最高血流速度の上昇，平均最高流速度の上昇などが参考となることが示された．

　一方，こうした血流測定による腫瘍の良悪性診断には欠点があり，従来より血流像の検出感度の問題から本法の信頼性が指摘されてきた．ドプラ信号の感度にはさまざまな因子が関与し，実際には血流が存在するにもかかわらず画像として描写されなかったり，パワードプラ法で血流像が検出されても信号強度が弱く血流測定が不可能である例も存在する．近年使用されるようになった超音波造影剤は，血流像をエンハンスすることで血流診断の精度を向上させる可能性があり，今後広く用いられていくものと考えられる．

B. 卵巣疾患　83

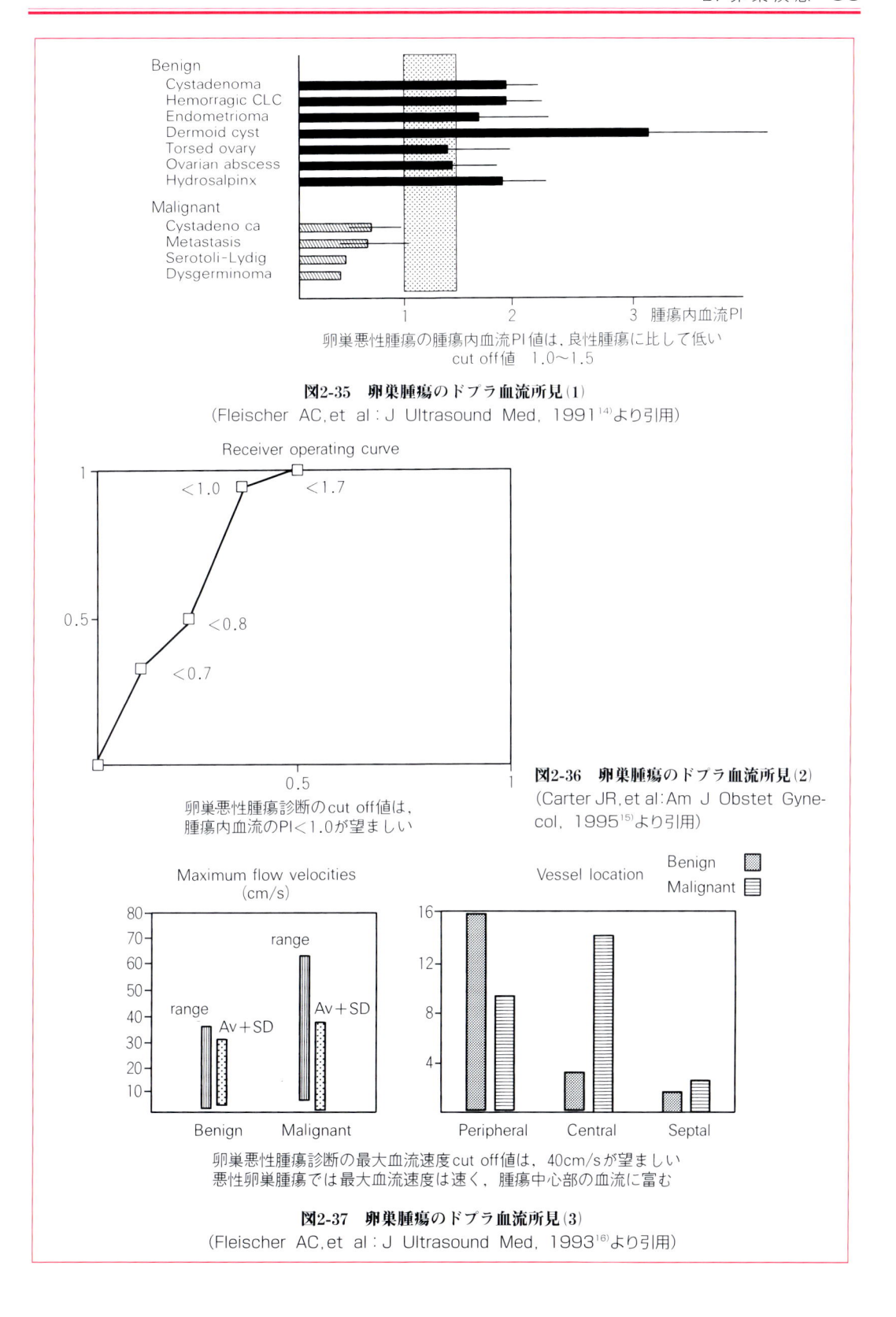

卵巣悪性腫瘍の腫瘍内血流PI値は，良性腫瘍に比して低い
cut off値　1.0〜1.5

図2-35　卵巣腫瘍のドプラ血流所見(1)
(Fleischer AC, et al : J Ultrasound Med, 1991[14]より引用)

卵巣悪性腫瘍診断のcut off値は，
腫瘍内血流のPI＜1.0が望ましい

図2-36　卵巣腫瘍のドプラ血流所見(2)
(Carter JR, et al : Am J Obstet Gynecol, 1995[15]より引用)

卵巣悪性腫瘍診断の最大血流速度cut off値は，40cm/sが望ましい
悪性卵巣腫瘍では最大血流速度は速く，腫瘍中心部の血流に富む

図2-37　卵巣腫瘍のドプラ血流所見(3)
(Fleischer AC, et al : J Ultrasound Med, 1993[16]より引用)

> **ポイント**　卵巣悪性腫瘍の診断のコツ
>
> ☆原則として日本超音波医学会超音波診断基準に関する委員会案（1993）の卵巣腫瘍のエコーパターン分類を活用し，Ⅳ～Ⅵ型であれば悪性腫瘍を疑う．
> ☆形態的に悪性を疑うポイントは，囊胞壁や充実部分の不整，隔壁の肥厚，充実部に置換した囊胞部分の存在であり，各組織型ごとの特徴をつかんでおく．
> ☆ドプラ検査で悪性を疑うポイントは，隔壁を含む腫瘍中央部の血流像の存在であり，腫瘍内血流計測を行うと最高血流速度が速く，ドプラ血流indexが低下している．

ま と め

　卵巣は女性の中心的内分泌臓器であり，月経周期による生理的変化またはその異常はもとより，腫瘍領域においても良悪性を含めて様々な腫瘍組織が出現するため，疾患のバリエーションは多種多様である．また，卵巣は腹腔内に存在するため，子宮のように直接組織を採取することができず，非侵襲的な超音波検査の意義は高い．

　正確な画像診断は，治療の要否をはじめ正しい治療法の選択に寄与し，とくに近年のドプラ検査法の普及は卵巣腫瘍の良悪性診断に非常に有用である．さらに3次元超音波検査は卵巣内部の形態を立体的に描写することを可能とし，新しい視点からの画像診断も行われるようになった．これらの多角的診断法を用いることにより，卵巣疾患の診断精度は今後さらに向上するものと考えられる．

■文　献■
1) 石原楷輔：子宮筋腫，子宮腺筋症．パワーアップ経腟超音波，pp29-34，メジカルビュー社，東京，1999．
2) 石原楷輔：卵巣．経腟エコーの基本と読み方，pp31-36，メジカルビュー社，東京，1994．
3) 関谷隆夫：経腟超音波断層法による子宮内膜像と機能性不妊の予後との関連．日産婦誌 44：867-874，1992．
4) 清水　靖，福田　淳，児玉英也ほか：排卵障害．図説産婦人科 View 32 不妊の臨床，pp34-41，メジカルビュー社，東京，1994．
5) Baltarowich OH, Kurtz AB, Pasto ME, et al：The spectrum of Sonographic Findings in Hemorrhagic Ovarian Cyst. Am J Roentgenol 5：123-129, 1991.
6) Yoffe N, Bronshtein M, Brandes J, et al：Hemorrhagic ovarian cyst detection by transvaginal sonography；the great imitator. Gynecol Endoclinol 5：123-129, 1991.
7) 石原楷輔，根本芳広，関谷隆夫：急性腹症における出血性卵巣囊胞．産婦実際 43：205-209，1997．
8) 竹内久彌：卵巣悪性腫瘍．超音波診断，第2版．日本超音波医学会編，pp835-839，医学書院，東京，1994．
9) 日本超音波医学会超音波診断基準に関する委員会：卵巣腫瘍のエコーパターン分類(案)公示について．超音

波医学 21：2，1993．
10) 赤松信雄，平井　武，正岡　博ほか：卵巣悪性腫瘍．超音波医学 11：110 - 119，1984．
11) Morley P, Barnett E：The ovarian mass. In Sanders RC & James AE Jr(ed), The principle and practice of ultrasonography in Obstetrics and Gynecology, Appleton Century Crafts, pp473-515, New York, J Ultrasound Med, 1985.
12) 井筒俊彦，中田尋晶，須藤ちず子：卵巣良性腫瘍／類腫瘍性疾患．新女性医学大系　第42巻，pp206-224，中山書店，東京，1999．
13) 薬師寺道明，大蔵尚文，大渕盛夫：卵巣癌．新女性医学大系　第42巻，pp225 - 244，中山書店，東京，1999．
14) Fleischer AC, Rodgers W, Rao B：Accessment of ovarian tumor vascularity with transvaginal color Doppler sonography. J Ultrasound Med 10：563, 1991.
15) Carter JR, Lau M, Fowler JM, et al：Blood flow characteristics of ovarian tumors；implications for ovarian cancer screening. Am J Obstet Gynecol 172：901 - 907, 1995.
16) Fleischer AC, Rodgers WH, Kepple DM, et al：Doppler sonography of ovarian masses；A multiparameter analysis. J Ultrasound Med 12：41 - 48, 1993.

C. 不妊／避妊

はじめに

　近年，assisted reproductive technology の進歩により不妊症診療は大きく変化した．不妊/避妊領域における超音波検査の位置付けは，子宮の形態的評価をはじめ，卵胞発育モニタリング，また体外受精/胚移植などの先端的不妊治療の補助的検査として大きな位置を占めている．非侵襲的でリアルタイムに再現性の高い画像が得られることもあり，外来を中心とした不妊診療には不可欠な検査となっている．また，最近では超音波ドプラ検査による血流計測を用いた着床環境の評価も試みられるようになり，本法の重要性はさらに増している．

　本項では不妊/内分泌領域を中心に，子宮内避妊具の評価についても解説したい．

1. 子　　宮

　子宮は卵巣ホルモンの直接的な標的器官であり，また妊娠の成立する場であることから，プライマリーケアはもとより不妊治療に携わる産婦人科医にとって本法の意義は高い．子宮内膜に関しては厚さ，質，体積，運動などについて検討が行われる．

1) 子宮内膜の周期的変化とその異常

　子宮内膜を観察すると，卵胞期にはエストロゲン分泌によって次第に内膜像は肥厚し，排卵期には低輝度な木の葉状形態を呈するようになる．排卵後，黄体からのプロゲステロン分泌に伴って内膜像は次第に輝度を増し，黄体期中期にはその厚さはプラトーに達し，均一高輝度な綿毛状に観察される(図2-38)[1)2)]．

　一方，子宮内膜には，卵胞期に内子宮口から子宮底に向けて蠕動運動が発生しており，排卵前には1分間に3～4回の頻度となる．これが排卵と同時に消失し，その後一時的に蠕動運動の方向が逆転して，黄体期中期には完全に消失する．この内膜運動は，実は内膜自身の運動ではなく，子宮収縮に伴う内腔の連続的な変化を反映したものである．このような月経周期による内膜運動の変化は，卵胞期では血中エストラジオール値の上昇とともに発生頻度が上昇し，排卵後血中プロゲステロン値の上昇に伴って消失する生理的な子宮収縮の発生

卵胞期初期

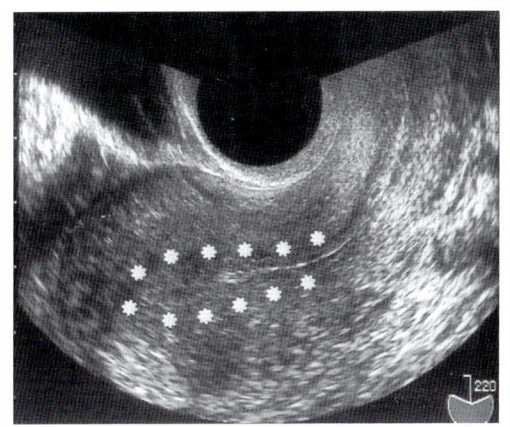

子宮縦断面像
子宮内膜は6mmと未だ薄く木の葉状を呈する.

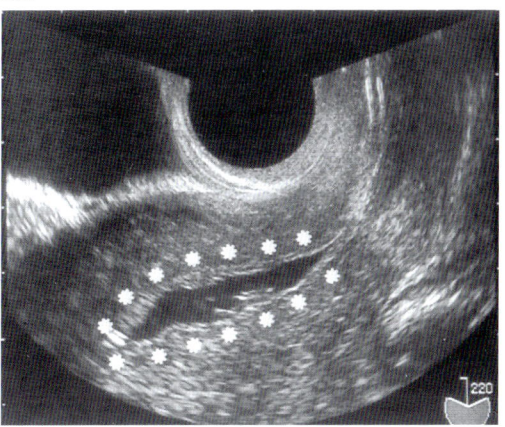

子宮縦断面SHG画像
前後壁の子宮内膜は未だ薄い.

黄体期中期

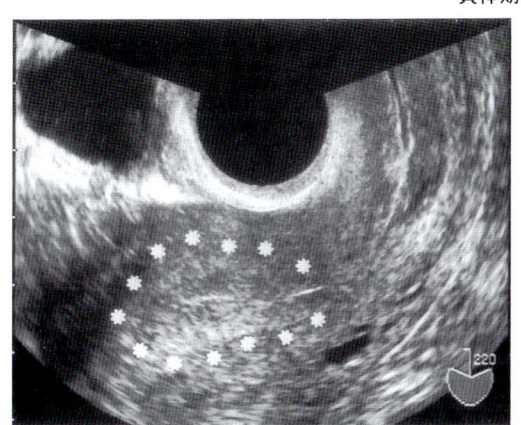

子宮縦断面像
子宮内膜は14mmに肥厚し,全体的に高輝度に描写される.

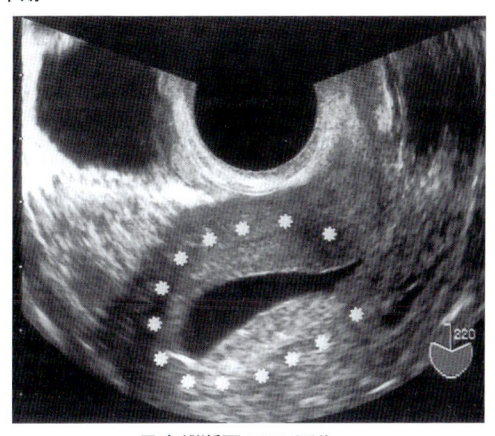

子宮縦断面SHG画像
前後壁の子宮内膜は一様に肥厚し,内腔はほぼ平滑である.

図2-38 正常子宮内膜

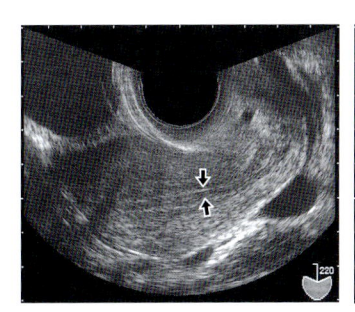

a. 卵胞期10日目の子宮内膜像.蠕動運動のない状態である.

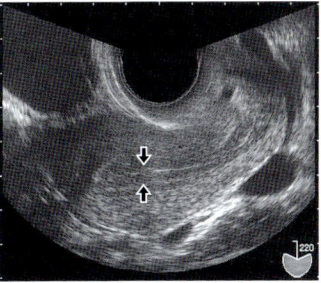

b. 観察を続けると内子宮口方向より,子宮底方向へ蠕動運動(→)が認められる.

c. 蠕動運動は子宮底方向に進行しているのがわかる(→).

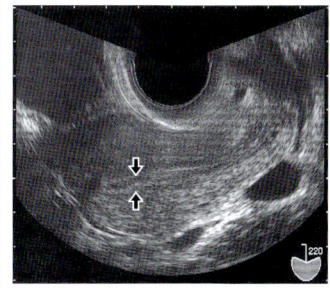

図2-39 子宮内膜の蠕動運動(卵胞期)

に由来するものである（図2-39）[3]．

　正常例における子宮内膜像の周期的変化については前項で詳しく述べたが，子宮内膜や子宮の異常を正しく診断するには，上述したような静的または動的な子宮内膜所見を充分に理解しておく必要がある．

（1）子宮内膜の厚さ（thickness）

　通常の機能性不妊例のうち血中エストラジオール値やプロゲステロン値が正常であっても，月経周期を通して子宮内膜像が薄い症例は妊娠率が低く，とくに黄体期中期でも内膜像の厚さが8mm未満であると不妊のリスクが高い[2]（表2-7，図2-40）．血中エストラジオール値が正常であっても内膜が肥厚しないのは，局所のエストロゲンレセプターの量や感受性が関与すると考えられるが，現在のところその治療法は確立していない．しかし，卵胞期初期からのエ

表2-7　子宮内膜の厚さと不妊治療の予後

change of endometrial thickness, estrogen, progesterone level and maximum diameter of follicle in menstrual cycle

		N	−5〜−3	−2〜±0	+5〜+8	
endometrial thickness(mm)	preg(+)	19	9.7±1.4	12.3±1.2	13.9±1.7	$p<0.05$
	preg(−)	18	6.7±1.8	8.6±1.6	10.1±2.2	
serum estradiol (pg/ml)	preg(+)	9	160.0±26.5	329.7±152.8	227.8±43.8	N.S.
	preg(−)	21	145.7±71.6	257.5±129.9	243.8±89.1	
serum progesterone(ng/ml)	preg(+)	9			15.8±4.4	N.S.
	preg(−)	15			14.2±6.1	
max. follicle diameter(mm)	preg(+)	16	12.7±0.6	21.5±1.9		N.S.
	preg(−)	17	16.8±4.9	19.6±3.5		

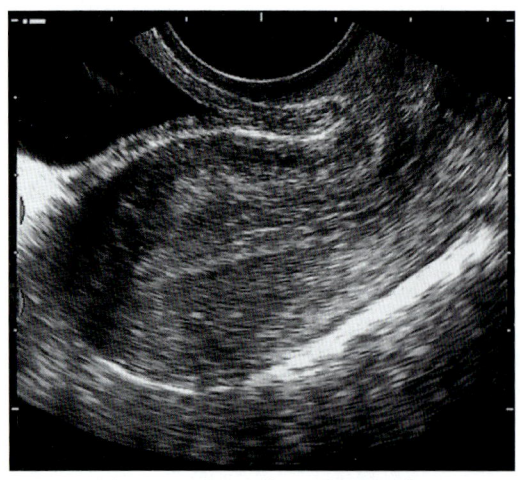

図2-40　32歳，女性．子宮縦断面像
3年間の不妊を主訴に来院した．月経周期14日目．排卵期にもかかわらず，子宮内膜は5mmと薄い．

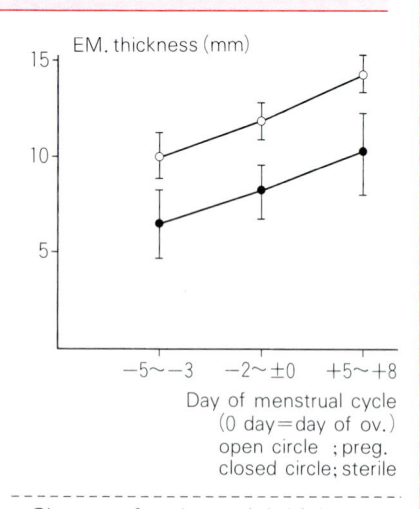

Change of endometrial thickness
(0 day = day of ov.)
open circle ; preg.
closed circle ; sterile

ストロゲン製剤の投与により内膜を肥厚させることができるとする報告もある[4]．筆者らは過排卵周期においての研究データは持っていないが，臨床上 HMG 投与での排卵誘発刺激によるエストロゲンの上昇に伴って内膜が肥厚する症例を経験することがあり，ほかに有効な治療法が確立されていない現状では行ってみる価値があると考えられる．

一方，Gonen らは，IVF-ET を含む過排卵周期において採卵前日の内膜像の厚さを計測し，その後妊娠に至った群では至らなかった群に比して厚く，計測値の増加率も高かったと指摘した．しかし，測定時期が採卵前日であり，予後との関連については否定的なデータも報告されている[5]．また，黄体期では，Rabinowitz らが hCG 投与後 11 日目で内膜厚が 13mm 未満の群では妊娠例を認めなかったと報告し，本田らも hCG 投与後 7 日目以降 14 日目までに内膜厚が 2～3 mm の減少を認める群では，妊娠成立は困難であったと指摘している[6,7]．

（2）子宮内膜の質（texture）

卵胞期における子宮内膜の texture は，全体が比較的低輝度で，基底層と考えられる部分と，前後壁内膜が重なった線状の midline が高輝度な木の葉状に描写される．一方，排卵後は周囲から輝度が上昇し，黄体期中期には全体が均一高輝度となる（図2-38）．

本田らは，GnRHa-HMG 周期の子宮内膜像の輝度を，子宮筋層との比較で 3 種類に分類して予後との関連を検討し，内膜像全体の輝度は予後を反映しないことを報告した[8]．また，Thickman らも子宮内膜 texture のパターンやその変化は妊娠の有無で差がないと指摘しており，子宮内膜像全体の輝度とその後の妊娠との関連は薄いという報告がある[9]．

しかし，日常臨床において不妊症例の子宮内膜像を観察すると，内膜像が非典型的，とくに部分的に輝度が異なる例に遭遇する．そこで筆者らは，血中エストラジオールとプロゲステロン値に異常がなく，機能性不妊と診断された例を対象として，子宮内膜像の texture と予後の関連について検討した．それによると，子宮内膜像が非典型的所見を呈する群は典型的所見を呈する群に比して有意に妊娠率が低く（卵胞期中期 42.1% vs 15.4%，黄体期中期 69.2% vs

表2-8 超音波子宮内膜像の質と不妊治療の予後
Endometrial texture in mid-secretory phase

	typical type	mixed type	total
preg(+)	9	1	10
preg(−)	4	18	22
total	13	19	32

($p<0.05$)

卵胞期子宮内膜の texture にかかわらず，黄体期中期に非典型的な混合型内膜像を呈する症例は，予後が悪かった．

90　第2章　婦人科超音波診断の実際

症例　29歳，女性
3年間の不妊を主訴に来院した．BBTは2相性であった．

術　前

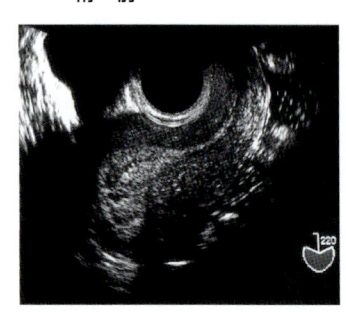

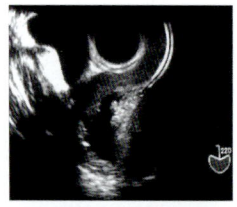

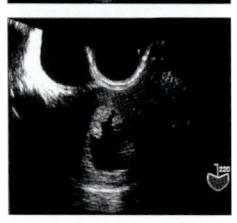

左：経腟超音波検査で黄体期中期に高輝度部分と低輝度部分が混在した混合型内膜像を呈していた．
右：SHGにて子宮内膜多発隆起像を得た．

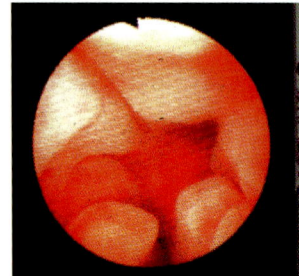

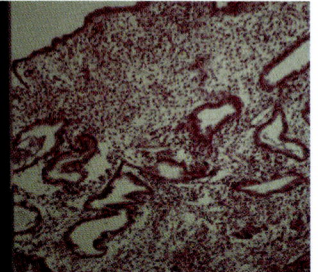

左：HFSにて子宮内膜は不規則に隆起し，多発性子宮内膜ポリープ所見を呈していた．
右：子宮内膜日付診では組織像が不定型を示した．

術　後

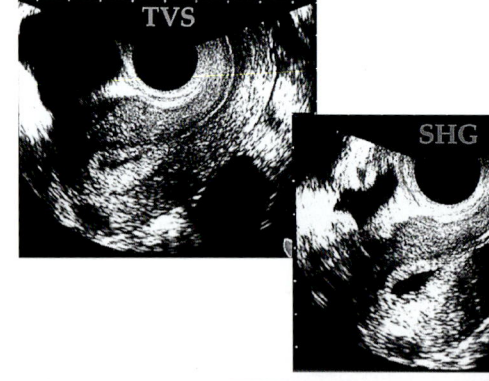

左：経腟超音波検査で黄体期中期内膜像は典型的な均一高輝度型となった．
右：SHGにて子宮内腔は平滑となっている．

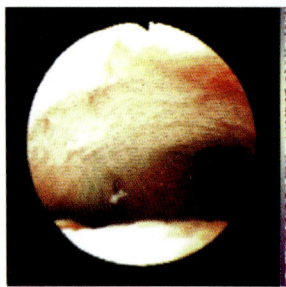

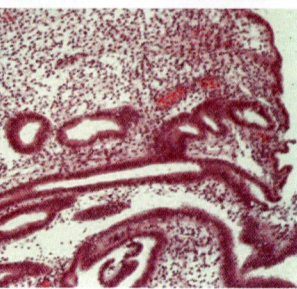

左：HFSにて子宮内腔は比較的平滑で，黄体期中期として典型的所見を呈している．
右：子宮内膜日付診上でも正常所見となった．

月経期子宮内膜搔爬術前後の子宮内膜所見

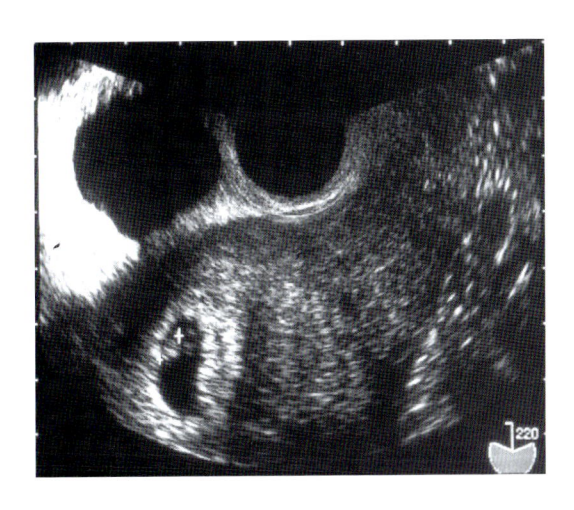

術後4周期目の子宮縦断面像
経過観察のみで自然妊娠に至った．

図2-41　混合型子宮内膜像を呈し，月経期子宮内膜掻爬術後に妊娠に至った症例

5.3%)，また卵胞期に非典型的所見を呈しても黄体期に典型的所見となれば63.6%が妊娠に至った(表2-8)．こうしたことから，子宮内膜像の texture が非典型的である混合型内膜像(高輝度部分と低輝度部分が混在する例)を呈する場合には妊娠が困難であり，かつ評価のタイミングとしては，妊卵着床時期に一致する黄体期中期が望ましいことが示された[2]．

次に，超音波検査による混合型内膜像と組織像との関連について検討したところ，分泌期中期に混合型内膜像を呈する群では，組織検査による内膜日付診でも56.6%の症例に異常所見(遅延型44.4%，促進型33.3%，不定型22.3%)が認められ，本所見が dysfunctional endometrium の評価に有用であり，その一因として月経期における子宮内膜剝脱不全が考えられた[8]．そこで，インフォームドコンセントのもとにこうした症例に対して月経期子宮内膜掻爬術を行ったところ，80%が術後1周期目には典型的な均一高輝度型となり，このうち50%が術後3周期目までに妊娠に至った(図2-41)[10][11]．

以上の検討から，われわれは黄体期中期に経腟超音波検査を行い，混合型内膜像を検出した場合には子宮内膜掻爬術を行って良好な結果を得ている．

このようにして，いわゆる混合型内膜像を呈する症例に対処するが，当初われわれは本所見が不均一な組織所見を反映したものと理解してきた．しかし，超音波画像上で混合型内膜像を呈しても，このうち43.4%は組織検査による内膜日付診では正常であり，これだけでは説明がつかない．そこで，Sonohysterography(SHG)を用いて混合型内膜像を呈する症例の観察を行ったところ，多くの例で子宮内膜の単発性または多発性ポリープの所見が検出された．これらの所見は，同時に行った子宮鏡検査でも確認され，超音波検査における混合型内膜像の本態は，子宮内膜ポリープなどの子宮腔内病変が存在するために子宮内膜が前後壁から不規則に折り重なった状態である可能性が高い(図2-42)．

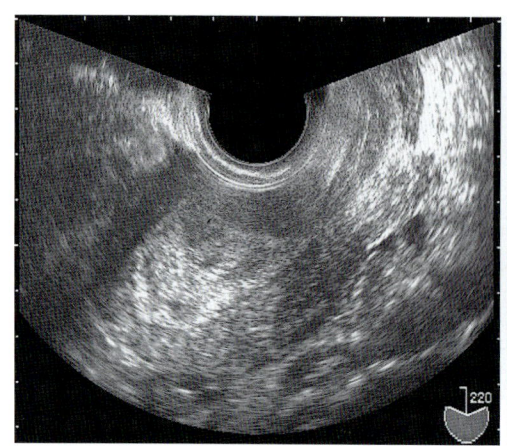

子宮縦断面像
黄体期中期であるが，子宮内膜像は高輝度部分と低輝度部分が混在した混合型を呈している．

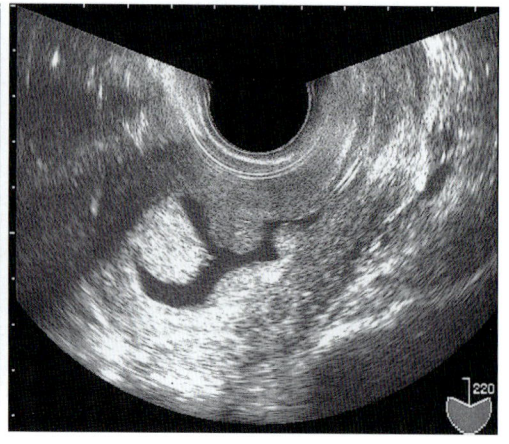

子宮縦断面SHG画像
子宮内膜は高輝度に描写されるが，表面は不規則に隆起して鋸歯状である．本症例ではこうした多発性子宮内膜ポリープが，前後壁から折り重なって混合型内膜像を呈したものと考えられる．

図2-42　混合型子宮内膜超音波画像の意義

未だこうした子宮内膜の隆起性病変と不妊との関連については不明な点も残されているが，前述の通り混合型内膜像を呈するような子宮内膜病変の原因としては月経期子宮内膜剥脱不全が考えられており，今後さらに検討の余地がある．

いずれにしても，臨床を行ううえで超音波検査で子宮内膜が混合型を示す症例に遭遇した場合には，単発または多発する内膜ポリープなどの子宮腔内病変が存在する可能性が高く，引き続きSonohysterography(SHG)を行って確認し，子宮内膜掻爬術や内視鏡下経頸管的切除術(TCR)などの治療を行うべきであろう[12]．さらに，従来内分泌異常による機能性出血と判断されてきた症例が，実際にはこうした子宮腔内病変などの器質的な疾患による出血であったというのはしばしば経験されることで，注意が必要である．

(3) 子宮内膜蠕動運動 (movement)

本邦では，大池，石原らが子宮内膜蠕動運動の存在を初めて具体的に示し，同時に本現象は卵胞期における内子宮口から子宮底方向への精子の輸送と，排卵後の妊卵輸送および局所での着床機構に合目的な運動であると考察した[3]．もしこの運動が生理的な妊孕現象にかかわっているのであれば，本現象の異常が妊娠を妨げる因子となりうるかどうかを検討する必要がある．現在のところ，多くの施設で子宮内膜蠕動運動と不妊，および人工受精を行う際の精子処理法との関連についての検討が行われているが，不妊症の予後との関係については未だ一定の見解が得られていない[13)-15)]．

> **ポイント** 子宮内膜の生理的変化およびその異常と不妊症
>
> ☆不妊症例においては子宮内膜の厚さ，質，形態，運動を評価する．
> ☆厚さ－黄体期中期でも8mm未満と薄い症例では妊孕性が低い．
> ☆質　－月経周期の各時期において典型的な内膜像を呈さない例は妊孕性が低い．とくに黄体期中期に混合型内膜像を呈する例は妊孕性が低く，子宮腔内病変の存在を疑ってSHGと3次元超音波検査を行う．子宮腔内病変など表面不整な内膜像が検出されれば，子宮内膜掻爬術を行う．
> ☆形態－内膜像が左右に分割した異常例では子宮形態異常を疑い，まずSHGと3次元超音波検査を行う．

2）子宮腔内病変

不妊症の原因となり得る子宮疾患として内膜ポリープや粘膜下筋腫があげられるが，前項で述べたように子宮内膜は非常に軟で，腔内に器質的疾患が存在しても圧迫により内膜に埋没し，再現性の高い画像を得るのは困難である．こうした場合には，SHGを積極的に活用して子宮腔内病変の検索を行うべきである[16]．SHGでは観察対象がエンハンスされるため，子宮腔内の状態が正確に診断することができる．通常の経腟超音波検査にSHGを併用して婦人科外来患者のスクリーニング検査を行うと，自験例ではこのうち約14％に子宮腔内病変が存在することが確認されており，不妊例はもとより閉経期以降の一般患者や不正出血例においても子宮内膜の経腟超音波検査を行うべきである．本法により子宮内膜の異常所見(肥厚，多囊胞状，不均一な混合型)を認めた場合には，子宮腔内病変を疑診してSHGをはじめ3次元超音波検査や，パワーおよびカラードプラ検査を活用して検索を行うと病変の全容を把握できる[12]．

（1）子宮内膜ポリープ

子宮内膜ポリープは比較的頻度が高く，①子宮内膜が肥厚し，②月経周期における典型的内膜像とは異なる(円形腫瘤像，混合型内膜像)所見から診断する．しかし，本症は組織像が正常子宮内膜と類似することから，病変があっても通常の超音波検査では正確な診断が困難な例も存在する．しかし，SHGや3次元超音波検査による画像では，子宮腔内での位置関係を含めて詳細かつ立体的な観察が可能となる(図2-43)．

一方，こうした多角的超音波診断は治療を行ううえでも有用である．とくに不妊症診療においては，不妊原因となり得る疾患を治療する必要があり，内視鏡下切除術や子宮内膜掻爬術が行われることになる．一般に，直視下に近い状態で処理できる内視鏡下手術の方が成功率が高いとされているが[17]，SHGや3次元超音波検査によって病変と子宮腔との空間的位置関係を把握することで，子宮内膜掻爬術でも圧倒的に短時間でほぼ同等の治療効果が期待できる．

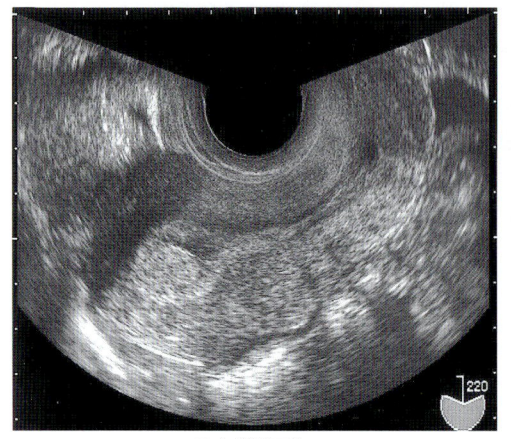

子宮縦断面像
子宮内膜は肥厚し，子宮底部近傍に内膜と輝度が同等の類円形腫瘤像の存在が疑われる．

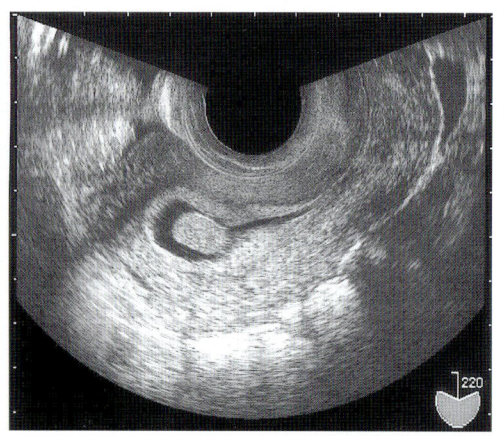

子宮縦断面 SHG 画像
生理的食塩水の注入により，子宮内膜と輝度が同等の類円形腫瘤像がエンハンスして描写されている．

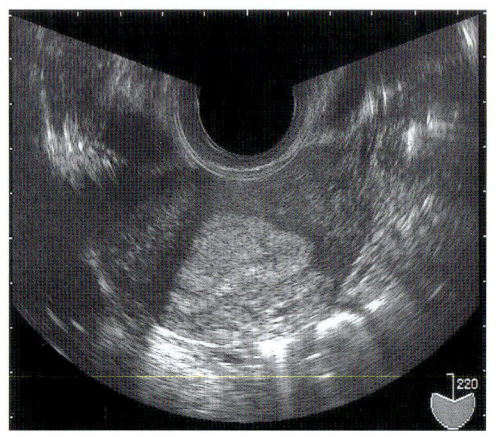

子宮環状断面像
縦断面像同様，子宮内膜像の中央からやや右寄りに類円形腫瘤像の存在が疑われる．

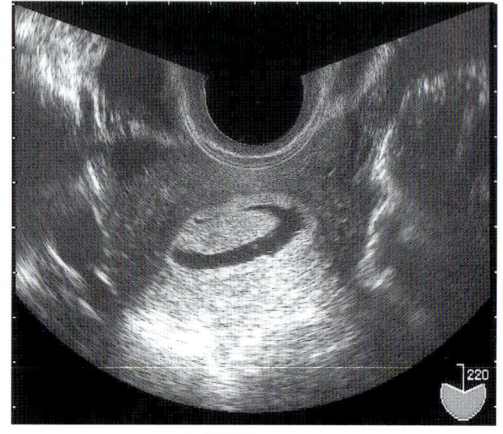

子宮環状断面 SHG 画像
環状断面での観察により，子宮内膜ポリープは左前側壁より発生していることがわかる．

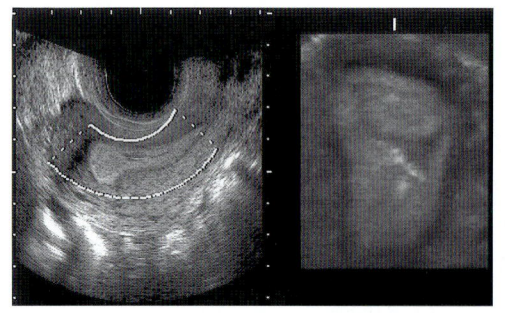

子宮前額断面相当 3 次元画像
前額断面相当3次元画像により，類円形腫瘤の存在が疑われるが，画像の再現性は低い．

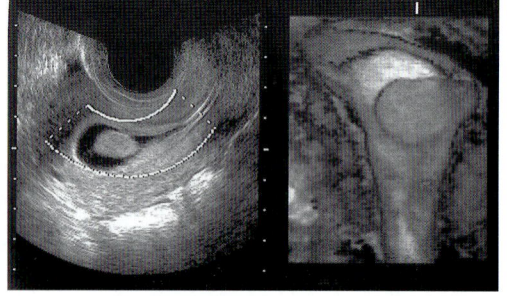

子宮前額断面相当 3 次元 SHG 画像
SHG を平行することにより，類円形の子宮内膜ポリープは，子宮底部に近い左側壁から発生する様子が再現性の高い画像で示された．

図2-43　不妊症における子宮内膜ポリープ

（2）子宮粘膜下筋腫

　一般に粘膜下筋腫は，子宮内腔方向に突出するやや不均一な低輝度領域として描写されるが，ときに鮮明に描写されない症例もある．一方，SHGでは，子宮腔が拡張して，さらに生理的食塩水によりエンハンスされるため，均一で高輝度な内膜像の中に筋腫核がやや不均一で比較的低輝度な領域として鮮明に描写できる（図2-44）[18]．

　さらに近年では子宮鏡下経頸管的子宮筋腫切除術（TCR）が普及し，とくに不妊症領域においては子宮内腔と筋腫の関係が手術適応や術式を決定する重要な

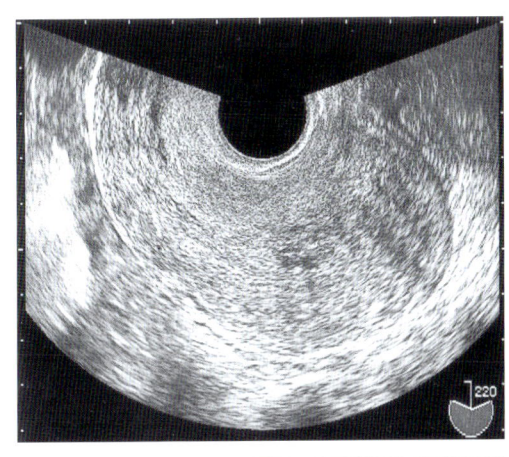

a．子宮縦断面像
　子宮体部中央に，輝度が一定せず後方に軽度の音響陰影を伴う直径約12mmの腫瘤像を認める．

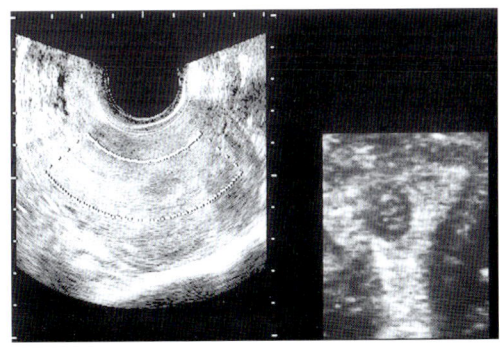

b．子宮前額断面相当3次元画像
　高輝度で逆三角形に描写された子宮内膜のやや右方よりに，全体が低輝度で一部不整形な高輝度部分を含む類円形の腫瘤像を認め，子宮筋腫が疑われるが，子宮内腔との位置関係は不明である．

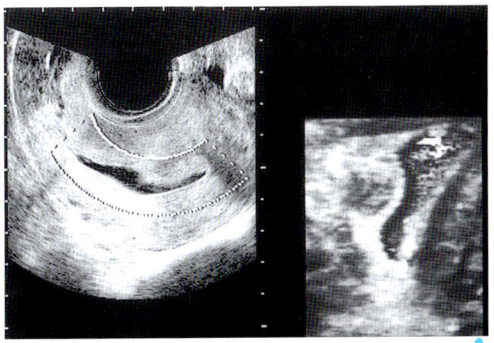

c．子宮前額断面相当3次元SHG画像
　SHG（左）：生理的食塩水でエンハンスすることにより，筋腫核は後壁寄りの粘膜下に存在することがわかる．
　3D-SHG（右）：SHG所見と合わせ筋腫核は子宮後壁から側壁の粘膜下に存在する様子が再現性の高い画像として描写されている．これらの所見から，子宮内腔での筋腫核の位置関係が容易に把握できる．

図2-44　不妊症における子宮粘膜下筋腫

因子となっている．こうしたことからも，子宮腔内隆起性病変の程度をはじめ内部構造までを詳細に描写することができる超音波検査の意義は高い．

(3) 筋層内－粘膜下筋腫

筋層内筋腫が子宮内腔方向に発育すると，子宮腔の形態に変化をきたす．こうした例では，単なる断層像でも筋腫の存在を容易に診断できるが，内腔との位置関係は不明である．一方，SHGでは，粘膜下筋腫と同様に筋腫核と子宮

30歳，女性　月経過多症を主訴に来院した．結婚後8年間避妊していなかったが，なぜか妊娠しなかったとのことである．

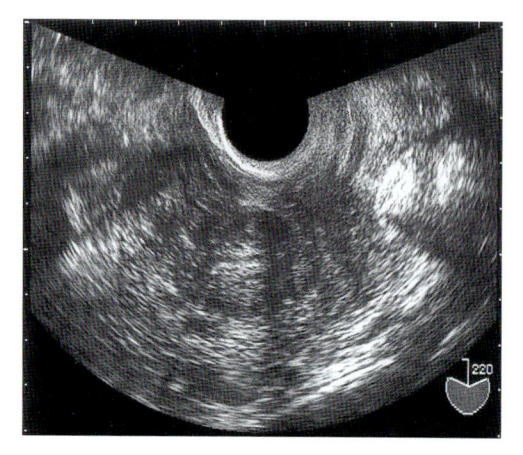

子宮縦断画像
子宮は軽度に腫大し，体部中央に輝度の一定しない，後方に音響陰影を伴う腫瘤像を認め，子宮筋腫と診断された．

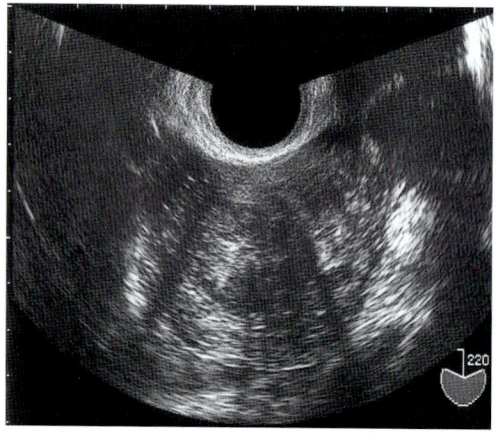

子宮環状断面像
縦断面像所見同様に腫瘤は子宮体部中央に存在するが，子宮腔との関係は不明である．

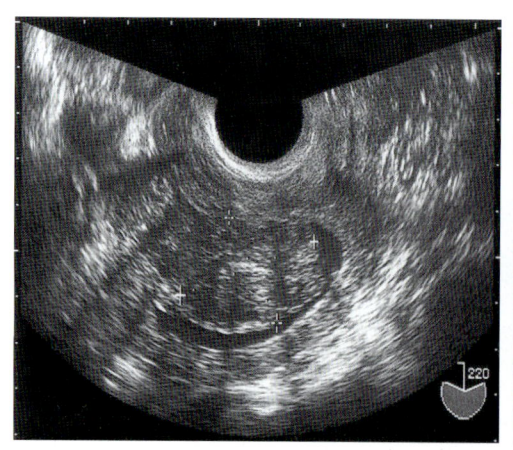

子宮縦断面SHG画像
生理的食塩水を注入することにより，筋腫核がエンハンスされ，子宮前壁筋層内から子宮腔に発育した子宮筋腫であることがわかる．

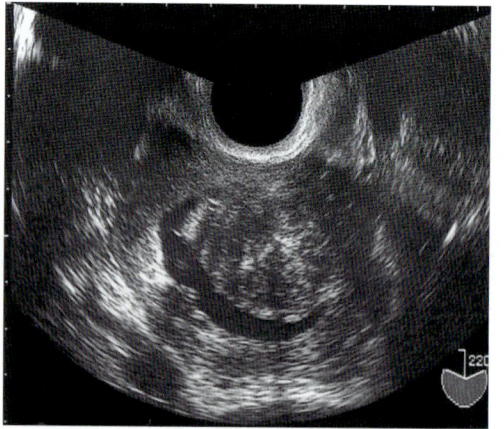

子宮環状断面SHG画像
縦断面と環状断面の所見を合わせると，筋腫核は右前側壁から子宮内腔に突出していることが確認された．

図2-45　不妊症における筋層内〜粘膜下腫

内腔との関係を容易に把握できることから，現在では内視鏡下TCRの術前，術中，術後の評価にも不可欠な検査となっている（図2-45）[12]．

> **ポイント** 子宮腔内病変の診断／治療にSHGを活用しよう
> ☆ SHGと3次元超音波検査を用いて子宮腔と子宮腔内病変の位置関係を診断する．
> ☆ こうして得られた情報をもとに手術適応，術式を検討して治療を行う．
> ☆ さらに超音波検査を子宮内膜掻爬術や内視鏡下経頸管的切除術の術前，術中，術後の評価にも活用する．

3）子宮腺筋症

本症は，①子宮体部全体が類円形に腫大し，とくに病変部側の子宮壁が肥厚して観察される．②腫瘤はあっても正常筋層との境界が不明瞭で，③ときに病変部後方に多数の不規則な筋状エコーを認めることがある．さらにパワードプラ検査を用いて血流分布を観察すると，腫瘤内部全体にび漫性に広がる不規則な血流像が認められ，筋腫と鑑別することができる．現在の超音波断層装置と高周波探触子をもってすれば，以上の所見と月経困難症や月経過多症などの臨床症状から，本症の診断はほぼ確実である（図2-46）．

さらに，プローブで子宮を押し引きすると，子宮漿膜と周辺組織との癒着の有無を評価することも可能である．例えば膀胱子宮窩を観察しながらプローブを押したり引いたりした場合に，子宮と隣接する組織がずれることなく移動した場合には，膀胱子宮窩近傍の腹膜に癒着があると診断できる．一方，子宮と隣接する組織がその界面で滑るようにずれるようであれば癒着はないと判断してよい．こうした所見は不妊症患者における外性子宮内膜症や炎症による癒着の診断はもとより，腟式手術の術前評価にも非常に有用である．

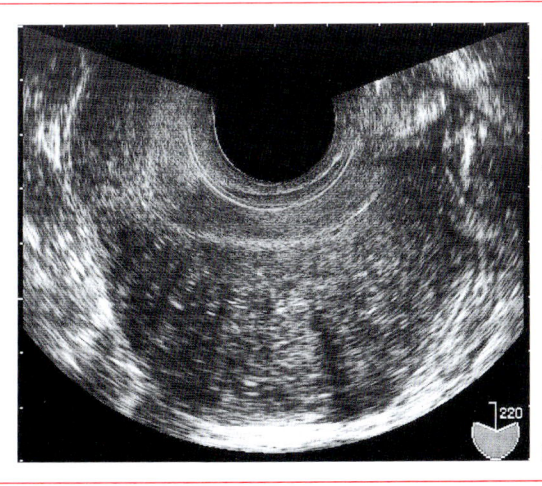

図2-46 不妊症における子宮腺筋症

26歳，女性．3年間の不妊と月経困難症にて来院した．子宮後傾後屈．鷲卵大に腫大し，可動性はやや不良であった．

超音波画像　①子宮体部が全体的に腫大し，
②前壁側の子宮壁が対側に比して高度に肥厚し，
③高輝度な粗い点状部分がびまん性に観察され，後方に筋状のエコーを伴う．
④経腟探触子で子宮を圧迫しても，ダグラス窩に癒着して可動性を認めなかった．

以上の所見より子宮腺筋症と診断された．

4）子宮奇形

子宮奇形は，不妊症はもとより月経異常や流産，IUGRの原因となるが，その形態はさまざまで内診や腟鏡診では見逃されることが多く，外来における超音波画像診断の意義は高い．子宮奇形には多くの形態があり，日本産科婦人科学会やAFSによる分類が一般的である（図2-47）[13]．

子宮を観察する場合には，①必ずプローブを左右に走査し，頸管も含めて内膜像全体の形態を把握する．正中縦断面の内膜像に比して左右に走査した場合の内膜像が長い場合には弓状子宮を，内膜が左右に分かれて描写される場合には双角子宮または中隔子宮を疑う．②次にプローブを90°回転させて上下に走査して，子宮体部と頸部それぞれの環状断像を観察し，③できればプローブを押し付けたり引いたりして診断を行う．

しかし，単なる断層像では内膜像の同定が困難であったり，縦断像や環状断像のみでは弓状子宮や不全中隔子宮の程度は描出できない．この場合，SHGを併用すると子宮内腔が二つ存在することがエンハンスして描出され，診断上非常に有用である．さらに3次元超音波検査では，子宮奇形を診断するのに最も望ましい前額断面像が得られ，子宮卵管造影を行わなければわからないような奇形のパターンや程度を診断することができる（図2-48）[9]．

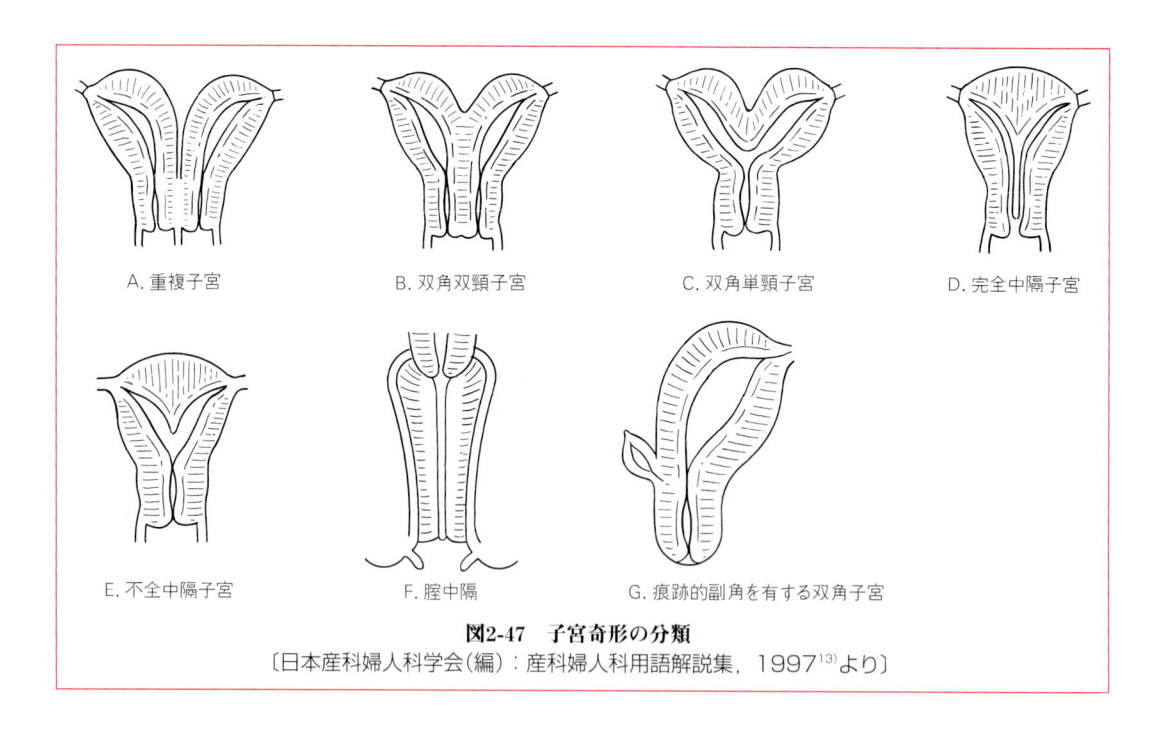

A. 重複子宮　　B. 双角双頸子宮　　C. 双角単頸子宮　　D. 完全中隔子宮

E. 不全中隔子宮　　F. 腟中隔　　G. 痕跡的副角を有する双角子宮

図2-47　子宮奇形の分類
〔日本産科婦人科学会（編）：産科婦人科用語解説集，1997[13]より〕

C．不妊・避妊　99

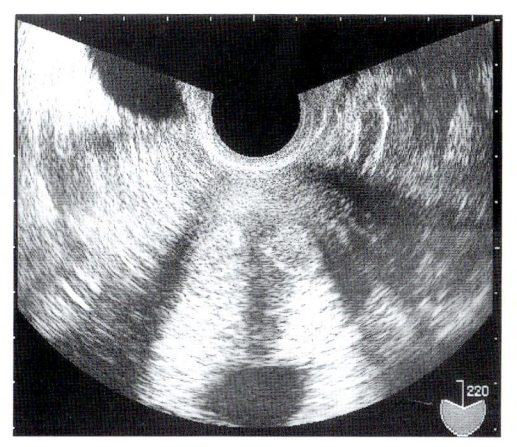

子宮環状断面像（体部上部）
子宮体部の上部では子宮内膜が左右に分割して描写されている．

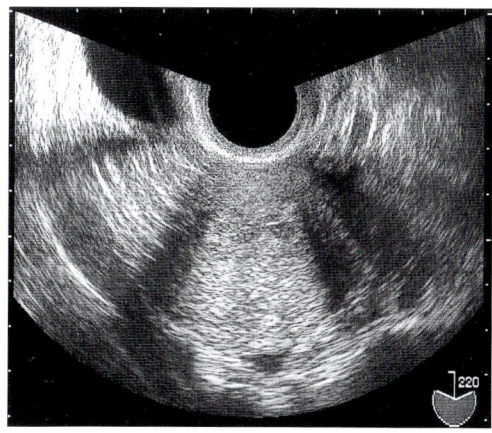

子宮環状断面像（体部下部）
子宮体部下部では子宮内膜像が一つしか確認されず，不全中隔子宮であることがわかる．

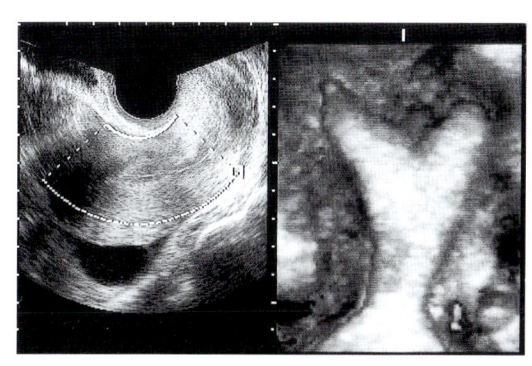

子宮前額断面相当3次元像
子宮内膜像が子宮体部上部で左右に分割した状態が1枚の走査画像に描写され，本症と診断できる．

a．不全中隔子宮

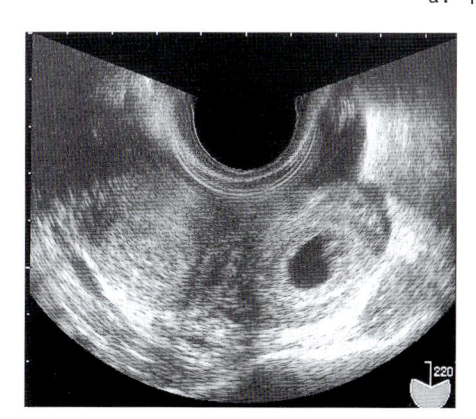

子宮環状断面像
子宮体部の上部では子宮内膜像が左右に描写され，右側には胎嚢が確認できる．体部の正中部分は陥凹している．

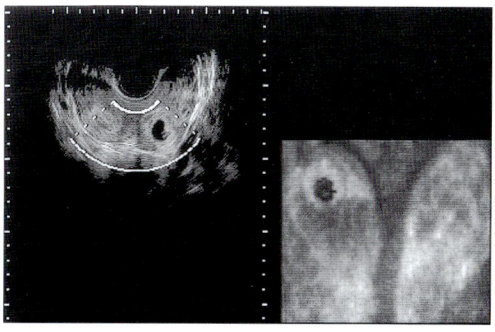

子宮前額断面相当3次元像
子宮内膜像は体部全長にわたって完全に分割しており，厚い隔壁が存在する．頸管は単一であり，本症と診断された．

b．双角単頸子宮（妊娠6週）

図2-48-1　不妊症における子宮奇形

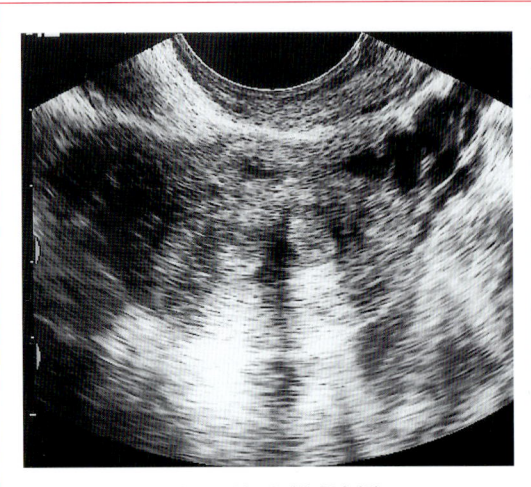

子宮環状断面像（体部中部）
子宮体部中部で子宮内膜像が左右に分割して描写されている．

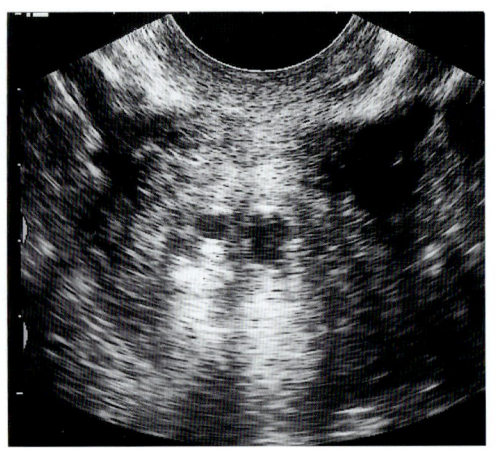

子宮環状断面 SHG 画像（体部下部）
子宮体部下部では左右の内膜像が近接しており，SHG を行うことにより分割していることが確認された．

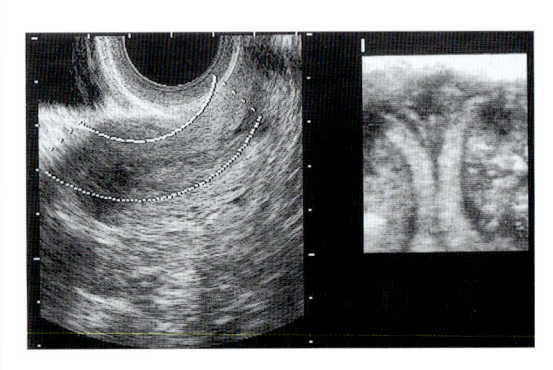

子宮前額断面相当 3 次元画像
子宮内膜像は体部と頸部の全体にわたって左右に完全に分割して描写され，本症であることが診断できる．

c．双角双頸子宮

図2-48-2　不妊症における子宮奇形

5）子宮血流と内分泌／不妊

　近年，不妊症領域においても超音波ドプラ検査の有用性が認められつつある．とくに子宮をはじめ骨盤内臓器の血流は月経周期により変化することは従来より予想されており，もしそれが事実であればこうした血流の変化は卵巣ホルモンの影響を反映するとも考えられる．そこで，まず骨盤内臓器血流と月経周期および卵巣ホルモンとの関連について示す．

（1）骨盤内臓器血流所見と月経周期および卵巣ホルモンとの関連

　Kupesic らは，正常排卵周期における子宮動脈血流を観察し，卵胞期ではわずかな拡張期末期血流を認め，RI値は比較的高い値を示すが，その後排卵期以降黄体期まで拡張期血流が増加し，RI値は着床期をボトムとして低下することを示した．一方，不妊症例では拡張期末期血流の途絶が高頻度に観察さ

れ，さらに無排卵周期では正常例のような周期的変化は認められず，子宮動脈血流所見と内分泌環境および不妊症との関連を示唆した[19]．

また，Deutingerらは，動物ではエストラジオールの投与により骨盤内血流量が上昇し，ヒトではエストラジオール値の上昇に伴って左室のstroke volumeや心係数が上昇してRI値が低下することを示し，さらにDe Zieglerらは卵巣機能が欠如しHRTをうける必要のある患者では，末梢血管抵抗が上昇して収縮期が短縮し，PI値も上昇すると報告した[20)21]．

これらの事実に加え，現在では子宮動脈にエストロゲンレセプターの存在も確認されており，その影響が直接血流波形に反映されるのはごく自然なことである．さらに，こうした例にプロゲステロンを投与しても血流波形に変化がなかったことから，子宮動脈の血流速度と波形は血中エストロゲン濃度に大きく依存すると考えられている[19]．

(2) 不妊症における子宮動脈血流所見

Kurjakらは，子宮動脈の末梢血管抵抗と不妊症の関連を検討し，排卵周期を有する群では排卵期にかけて子宮動脈RIが低下するが，無排卵周期群では低下せず，さらに拡張期末期に血流が途絶する群の92%は不妊を主訴に受診した患者で，このうち81%が原発性不妊であったと報告している(図2-49)[22]．また，藤間らは機能性不妊例に対して排卵後の子宮動脈血流波型を観察し，その後の治療にもかかわらず妊娠に至らない群では子宮動脈PI値が高く，拡張期血流の検出率も低いことを示した[23]．さらに，鈴木らはIVF-ET症例に対して排卵後の子宮動脈血流波型を測定し，子宮動脈PI値が3.0以上の群では妊娠率が有意に低く，その値がHCG投与日の血中E_2値と逆相関するとしている[24]．

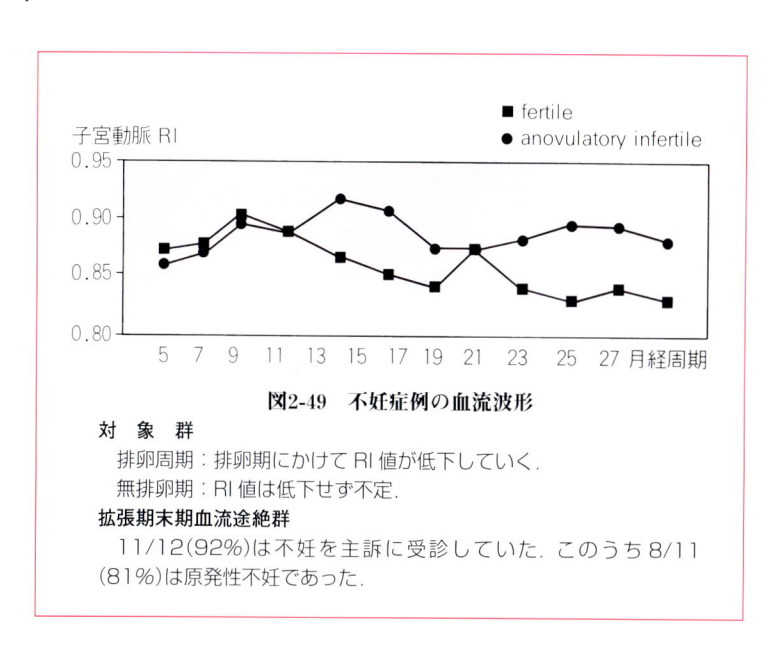

図2-49 不妊症例の血流波形

対象群
　排卵周期：排卵期にかけてRI値が低下していく．
　無排卵期：RI値は低下せず不定．
拡張期末期血流途絶
　11/12(92%)は不妊を主訴に受診していた．このうち8/11(81%)は原発性不妊であった．

一方，不育症の領域においても子宮動脈血流所見の有用性が指摘されている．中塚らは，流死産を3回以上反復した不育症例の妊娠初期における子宮動脈 PI 値を測定してコントロール群と比較したところ，不育症群では有意に高値を示し，とくに抗リン脂質抗体陽性例ではその傾向が顕著であった報告している[25]．

以上のことから，超音波ドプラ血流計測が不妊および不育症のメカニズムを解明する糸口となりうることはもとより，子宮における末梢血管抵抗の上昇がヒトの妊孕性に悪影響をおよぼす可能性が示唆された．

> **ポイント　子宮動脈血流と不妊症**
> ☆子宮動脈血流は月経周期の中で血中エストロゲン値と関連して変化する．
> ☆無排卵症や不妊症，不育症では，末梢血管抵抗の上昇に伴って子宮動脈血流インデックスも高値を示す．
> ☆不妊症例の血流所見の活用法は今後の課題である．

2. 卵　　巣

卵巣は女性の中心的内分泌臓器であり，とくに不妊診療における卵巣の形態的評価や卵胞モニタリングは必要不可欠であるが，リアルタイムに画像情報が得られる超音波検査の意義は高い．

1）卵胞発育とその異常
(1) 卵 胞 発 育

月経周期における経日的モニタリングを必要とする卵胞のチェックには，経腟超音波検査が不可欠である．

卵胞径の計測は，卵胞の内側を直交する3方向で計測した平均値であらわすが，2方向の平均や最大径でもそれほど問題はない．

自然排卵周期においては，月経開始後いくつかの卵胞が発育するのが観察されるようになり，排卵4～5日前には通常一つの主席卵胞のみが1日1～2mm の割合で発育し，17～21mm となれば排卵は近いと考えられ，さらに個人差もあるが20～25mm で排卵に至る．一方，colmiphen による排卵誘発周期では，自然排卵周期に比して排卵直前の最大卵胞径はやや大きい値をとる（図2-50）[26]．

また，HMG を使用した場合の HCG への切り替え時期は，他の内分泌因子にもよるが（1卵胞につき血中 estradiol 値＞200～250pg/ml），少なくとも最大卵胞径が17mm 以上あれば卵が成熟していると判断して対処する．

一方，卵胞モニタリングを行ううえで注意すべき病態として黄体化非破裂卵

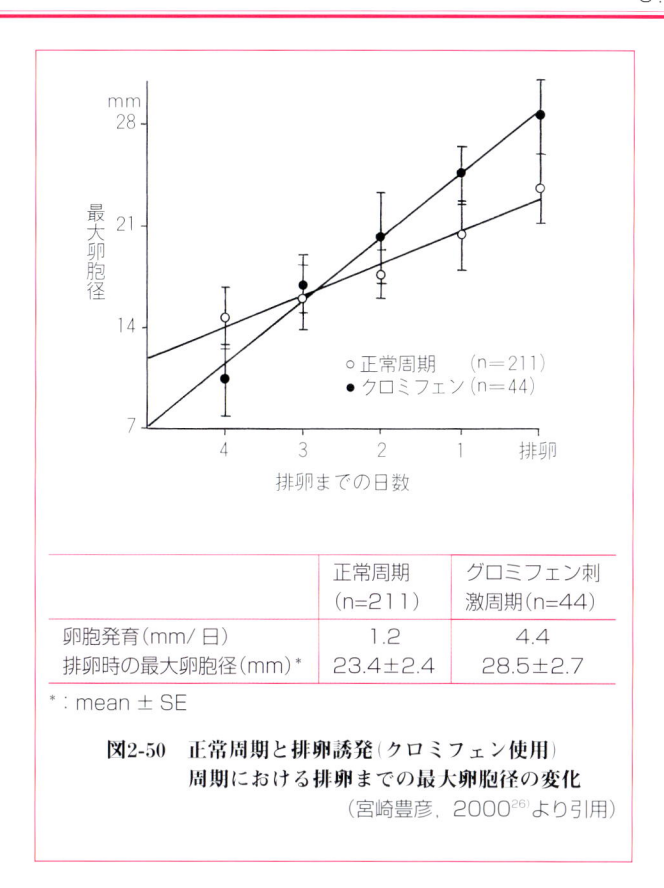

	正常周期 (n=211)	クロミフェン刺 激周期(n=44)
卵胞発育(mm/日)	1.2	4.4
排卵時の最大卵胞径(mm)*	23.4±2.4	28.5±2.7

*: mean ± SE

図2-50　正常周期と排卵誘発(クロミフェン使用)周期における排卵までの最大卵胞径の変化

(宮崎豊彦, 2000[26]より引用)

胞(LUF)がある．本症は，黄体ホルモンが分泌されるにもかかわらず卵胞が破裂しない疾患である．超音波断層法において卵胞内部での出血と黄体化が高輝度な網目状に描写されるが，ダグラス窩には卵胞破裂による液体貯留像を認めない．一方，原因不明不妊のうち，排卵があるにもかかわらず卵胞内に卵子が存在しない empty follicle syndrome という病態も指摘されており，超音波断層法で卵胞内の卵丘細胞塊が検出されないことで診断される[27]．

(2) 多嚢胞性卵巣症候群(PCOS)

PCOSは，臨床症状(月経異常，不妊，多毛，肥満)，卵巣の形態的変化(多嚢胞変化，腫大，白膜の肥厚)，内分泌異常(血中LH/FSHの高値，血中男性ホルモン値の過剰)を特徴とする症候群で，本邦では欧米に比して多毛，肥満および卵巣の形態的変化に乏しい傾向がある．実際には月経異常または不妊を主訴に来院し，経腟超音波検査で，①腫大，②未成熟な卵胞が数珠状に卵巣表面に並んだ(bease on-a-string)多嚢胞性変化(stained grass window)，③高輝度な卵巣間質などの卵巣所見を得た場合には本症を疑う．現在のところ，日産婦の提唱する診断基準案に従って診断するが，ここでも超音波検査による卵巣の多嚢胞性変化が必須項目に，また卵巣の腫大が参考項目に挙げられている[28](図2-51，表2-9)．発生機序には未だ議論の余地があるが，画像診断にあたって

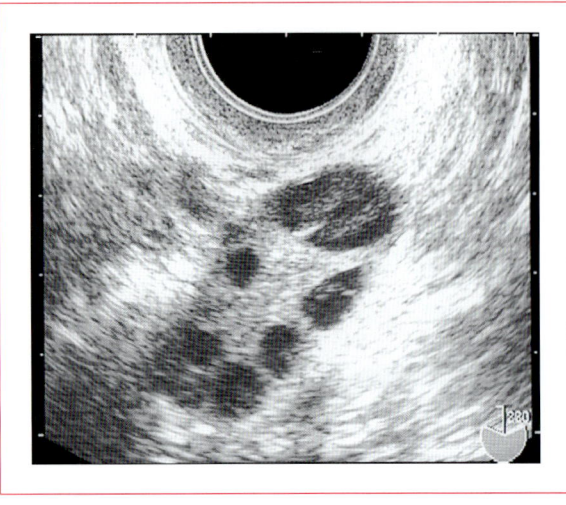

図2-51 多嚢胞性卵巣の経腟超音波画像

25歳，女性．稀発月経と不妊を主訴に来院した．経腟超音波検査で卵胞が数珠状に卵巣表面に並び，中央部には高輝度な間質部分が描写されている．血中LH値は16.0mIU，FSH値は6.8IU/ml，Gn-RH負荷テストでLHは過剰反応を示し，E_1/E_2も上昇していたことからPCOと診断した．

表2-9 多嚢胞性卵巣症候群の診断基準

1. 臨床症状	① 月経異常(無月経，稀発月経，無排卵周期症など)
	2 男性化(多毛，にきび，低音声，陰核肥大)
	3 肥 満
	4 不 妊
2. 内分泌検査所見	① LHの基礎分泌値高値，FSHは正常範囲
	2 LH-RH負荷試験に対し，LHは過剰反応，FSHは正常反応
	3 エストロン/エストラジオール比の高値
	4 血中テストステロンまたは血中アンドロステンジオンの高値
3. 卵巣所見	① 超音波断層検査で多数の嚢胞の嚢胞状変化が認められる
	2 内診または超音波断層検査で卵巣の腫大が認められる
	3 開腹または腹腔鏡で卵巣の白膜肥厚や表面隆起が認められる
	4 組織検査で内莢膜細胞の肥厚・増殖，および間質細胞の増生が認められる

(注)以上の各項目のうち丸囲み数字の項目を必須項目として，それらのすべてを満たす場合を多嚢胞性卵巣症候群とする．その他の項目は参考項目として，必須項目のほかに参考項目をすべて満たす場合は典型例とする．
(日産婦生殖/内分泌委員会報告，1993[28])

は卵巣が多嚢胞状となる疾患(Cushing症候群，先天性副腎過形成，アンドロゲン産生腫瘍)を除外する必要がある．

(3)卵巣過剰刺激症候群(OHSS)

OHSSはゴナドトロピンを用いた排卵誘発の副作用である．本症は，多数の卵胞を有する卵巣腫大と高エストロゲン血症に起因する毛細血管の透過性亢進により，胸腹水の貯留，循環血液量の減少と血液濃縮，電解質異常，乏尿などを呈し，重症化すると多臓器不全から死に至る場合もある[29]．日産婦では，Navotらの総説をもとにOHSSの重症度分類を作成し，画像診断による評価として卵巣腫大と胸腹水の有無をあげている(図2-52，表2-10)．このうち，卵巣の腫大と腹水は超音波断層法で，胸水についてはX線検査で診断する[30)31]．

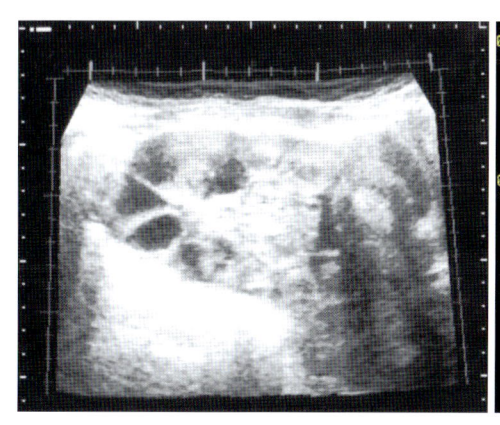

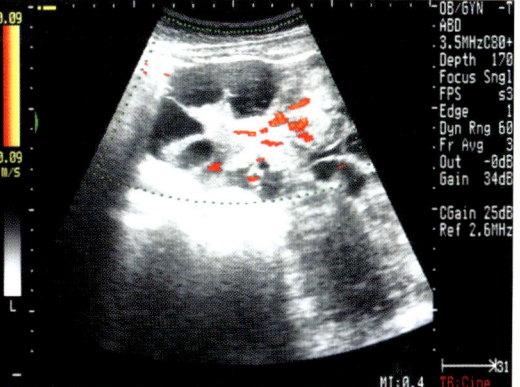

a．腹部縦断面像（パノラマ表示法）
　卵巣は高度に腫大し，子宮内膜は18mmと肥厚するも，腹水貯留は少量であった．

b．腹部縦断面像（パワードプラ法）
　左右の卵巣はそれぞれ102×73.9mmと105×94.4mmに腫大し，卵巣の間質には活発な血流像を認めた．

図2-52　卵巣過剰刺激症候群
　29歳，女性．不妊症のため前医にてIVF-ET目的でGnRH agonist → FSH → HMG → HCG投与を行った．その後，急速に卵巣が腫大し，血中E₂値11,199pg/ml，P値0.99ng/mlと，OHSSを発症したため，ヘパリンおよびアルブミンを投与後に，管理目的で当院に転医となった．入院時の血液検査所見はやや改善しており，WBC 10,500，Hct 41.9%，Cr 0.6mg/dl，TP 6.3g/dlであった．

表2-10　卵巣過剰刺激症候群の重症度分類

	軽　症	中等度	重　症	危機的
卵巣腫大	<6cm	6〜12cm	>12cm	同　左
腹　水	±	少量〜中等量	多　量	非常に多量
胸　水	−	−	±	±
Ht	正常，軽度上昇	40〜45%	>45%	>55%
白血球	正　常	軽度増加	>15,000	>25,000
血清クレアチニン	正　常	<1.0mg/dl	1.0〜1.5mg/dl	≧1.6mg/dl
尿　量	正　常	軽度減少	乏　尿	高度乏尿
低蛋白血症	−	軽　度	高　度	高　度
肝機能障害	−	−〜±	軽　度	高　度
腎機能障害	−	−〜±	軽　度	高　度
血栓塞栓症				＋
呼吸不全				＋

（日産婦生殖／内分泌委員会報告，1996[31]より）

> **ポイント**　卵胞発育とその異常
>
> ☆ 個人差もあるが，正常では卵胞径が平均17〜21mmで排卵に至る．
> ☆ clomiphenによる排卵誘発周期では平均22mm，HMG周期でのHCGへの切り替え時期は最大卵胞径17mm以上とする．
> ☆ LUFは，卵胞内部での出血と黄体化が高輝度な網目状に描写されるが，ダグラス窩には卵胞破裂による液体貯留像を認めない．
> ☆ PCOSは，卵胞が数珠状に卵巣表面に並んだ多囊胞性変化，腫大，高輝度な卵巣間質などの所見を呈する．
> ☆ OHSSの超音波所見は，腹水貯留像と卵巣の多囊胞性腫大像である．

2）黄体機能不全

　黄体はプロゲステロンを分泌し，子宮内膜の分泌性変化や受精卵の着床，さらにその後の妊娠の維持に大きく関与することから，黄体機能の評価は不妊症診療にとって重要な意義がある．黄体機能不全の主な原因としては，黄体形成過程，黄体維持機構，標的臓器の受容体の各異常があげられるが，それぞれについて超音波検査の意義を含めて解説する．

（1）黄体形成過程の異常

　正常な黄体が形成されるためには，卵胞に対する十分なFSHによる刺激やLHサージが必要であり，一連の過程に異常があると顆粒膜の形成に支障をきたし，黄体機能不全がおこる．卵胞の発育の評価には超音波検査が有用であるが，とくに黄体機能不全例では排卵時の卵胞が有意に小さいとする報告がある[32)33)]．こうした知見から，卵胞発育不良例や卵胞期が長い例に対する卵胞刺激療法が行われている．

（2）黄体維持機構

　黄体機能を維持するにはLHとエストラジオールが中心的な役割を果たしており，黄体期には卵巣血流が増加することが知られている[34)]．しかし，黄体期中期に血中LHレベルが最低値を示しても黄体は維持されており，LHやエストラジオールを投与しても黄体血流は変化しない[35)]．塚田らはラットを用いて黄体形成における血管新生を組織的に検討し，顆粒膜の卵胞内への侵入とともに血管新生が起こるが，血流が実際に行き渡るのは組織学的血管構築より遅れるとしている[36)]．このように，黄体の機能と血流に関しては様々な方面から研究が行われているが，不明な点も多く，単に卵巣全体の血流量や血管構築だけで黄体機能不全を説明するのは困難と考えられる．宮崎らは，これまで生体内で観察が不可能であった黄体微小循環を観察するin situ microfluorographyを考案し，生体での黄体内微小循環動態の変化を観察した．その結果，free radicalが黄体機能調節に関与すると同時に，微小循環と黄体細胞とのmediatorとなることを示した[37)38)]．このように，さまざまな因子が黄体維持機構に関

与している.

(3) 子宮内膜受容体の異常

卵巣ホルモンの標的臓器としての子宮内膜異常と不妊，とくにマクロ的な子宮内膜の thickness や texture，さらに内膜日付診との関連については，自験例を中心に前項で詳しく述べた[2)10)]．Forrestらも子宮内膜の thickness を黄体機能検査として活用する可能性を示唆している[39)]．さらに，廣田らは超音波検査による子宮内膜の形態は血中プロゲステロン値の変化と相関し，同時に算出した修正内膜体積比（子宮内膜体積/子宮体部体積）も黄体期における血中エストラジオールやプロゲステロン値と関連があると報告した[40)]．このように，子宮内膜の受容体異常は，臨床的には超音波検査などの画像診断でも検出できるようなマクロ所見としても発現している可能性がある．

しかし，こうした異常はミクロレベルの変化に起因するはずであり，久保田は卵巣や子宮内膜機能の調節には血管収縮性ペプチドであるエンドセリン，一酸化窒素，および TGF-β_1 など共通の因子が関与し，子宮内膜の受容体を含めて，その有機的な調節機構が黄体機能を規定すると考察した．こうしたマクロとミクロの各知見にどれほどの関連があるかは不明であるが，今後も検討の余地がある[41)]．

3) 内膜症性嚢胞と超音波ガイド下卵巣穿刺およびエタノール固定術

子宮内膜症性嚢胞は嚢胞内に古い血液が貯留しており，前項で示したように，超音波断層法では，①円形または類円形の嚢胞性腫瘍として描写され，②内容液はやや低から中等輝度で，③びまん性に微細顆粒状またはスリガラス状を呈する（図2-53）[42)]．

現在のところ，本症の治療には内科的な GnRH agonist 療法をはじめ，外科的な内視鏡下摘出術や穿刺およびエタノール固定術が行われている．予後から

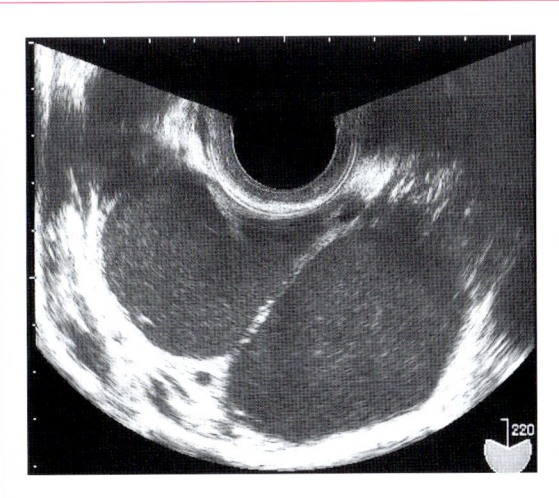

図2-53　内膜症性嚢胞の経腟超音波画像

22歳，女性．月経困難症と性交痛を主訴に来院した．経腟超音波検査にて右付属器に55×35mmと，38×35mmの類円形嚢胞性腫瘤を認めた．腫瘤内容の輝度は中等度で，びまん性にスリガラス状を呈し，かつ可動性不良であった．同時に行った血液検査で，CA125値が70mg/mlと上昇しており，内膜症性嚢胞と診断した．

みると，開腹または内視鏡下での囊腫摘出術を基本とした治療は，穿刺およびエタノール固定術に比して再発率が低く，かつ妊娠率も高いとされている（再発率 11.6% vs 48.6%，妊娠率 26.6% vs 20.0%）[43]．しかし，穿刺およびエタノール固定術，とくに経腟超音波ガイド下での処置は，①手技が簡単で侵襲が少ない，②再発率の割に妊娠率には遜色がない，③卵巣部分切除に比して卵が減少しない，④手術による術後の再癒着が少ないなどの長所があり，とくに侵襲性の低い手術を望む症例や，引き続き ART による妊娠を望む症例，癒着などにより腹腔鏡でのアプローチが困難な症例では一つの選択肢となりうる．

一方，本法が敬遠される理由として，①穿刺針が細いために粘稠性の高い内容液を吸引するのが困難，②再発率が高い，③術中のエタノール漏出による中

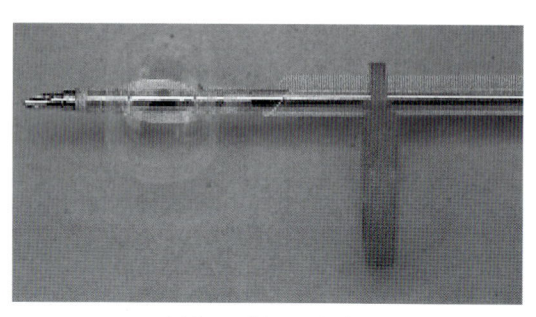

a．穿刺・吸引キット先端の形態

最外側より，経腟プローブへの固定用アダプター，シースチューブ，シングルバルーンが付いた吸引用外筒，先端が尖った穿刺用内筒を拡大して示している．シングルバルーンとシースチューブの先端で囊胞壁と腟壁を圧迫することで，液漏れを防ぐ構造になっている．

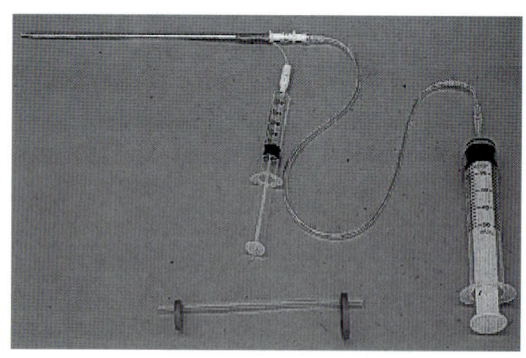

b．穿刺・吸引キットの全景

上：穿刺・吸引用の内外筒に，シングルバルーンの生食注入用シリンジ(5ml)，吸引および薬液注入用カテーテルとシリンジ(50ml)を装着したところ．
下：経腟プローブへの固定用アダプターとシースチューブ．

図2-54 経腟的卵巣囊胞穿刺吸引キット（八光社製）

毒の恐れなどがあげられる．しかし，粘稠性の高い内容液を吸引できるような太い穿刺針を選択すれば，術中のエタノール漏出による中毒のリスクが高まり，またエタノール漏出を恐れれば固定時間が短縮して再発率が上昇するという悪循環があった．井坂らは，エタノール漏出を早期に発見するためにエタノールをインジゴカルミンで着色したり，また中毒を軽減するためにあらかじめ腹腔内に生理的食塩水を注入しておくなどの方法を紹介し[44]，また徐らは腹腔鏡下エタノール固定術にサンドバルーンカテーテルを活用して良好な成績をあげている[45]．とくにサンドバルーンカテーテルは有用で，是非超音波ガイド下経腟法として活用したいところであるが，いささか太すぎて副損傷や合併症のリスクが存在する．

こうしたことを踏まえて筆者は，シングルバルーンの経腟的卵巣囊胞穿刺吸引キットを作製して使用している（図2-54）．本キットは，最外側より液体漏出防止用シースチューブ，吸引用のバルーン付き外筒，穿刺用の内筒からなり，吸引用のバルーン付き外筒以下の直径をできる限り細くするためにバルーンを一つにし，その代わりにシースチューブを活用して囊胞壁と腟壁を圧迫することで，内容液やエタノールが漏出するのを防いでいる．実際に使用している様子を図に示す（図2-55a,b）．適応を選んで使用しているため症例数は少ないが，教室の小田部は少なくとも15分以上エタノール固定を行った症例の処置中および処置後の血中エタノール濃度を測定し，いずれの症例においても検出可能域以下であったと報告した[46]．一方，再発率については現在のところフォロー中であるが，来院しなくなった症例を除いて4例すべてが術後8ヵ月を経て再発をみていない．このように，本法は内膜症性囊胞の保存的治療として有用であるが，処置を行ううえで最も重要なポイントは，術中にエタノールを漏出させないことはもとより，術後感染を起こさせないために，術中の清潔操作と術後の安静および抗生物質の投与をしっかり行うべきである．とくにエタノール固定術後に感染を起こした場合には，囊胞壁が変性するため抗生物質の効果が期待できず，望まない手術を行うことになる．

> **ポイント** *症例を選んで超音波ガイド下卵巣穿刺および
> エタノール固定術もやってみよう*
>
> ☆エタノール固定術にはシングルバルーンの経腟的卵巣囊胞穿刺吸引キットが有用である．
> ☆経腟プローブで観察した際に，プローブ先端と囊胞が密着する直径5cm以上の囊胞で，かつ穿刺線上に膀胱や動脈が存在しない症例を選択する．
> ☆本キットを用いる方法は，エタノール漏出のリスクが低く安全に処置を行うことができるが，術後感染には細心の注意が必要である．

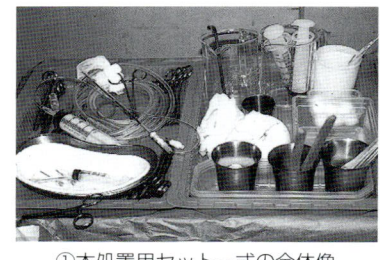

①本処置用セットー式の全体像

過去の術後感染例の経験から、われわれの施設ではすべての器具を完全滅菌して使用している。さらに腟内の洗浄・消毒も念入りに行っておくべきである。

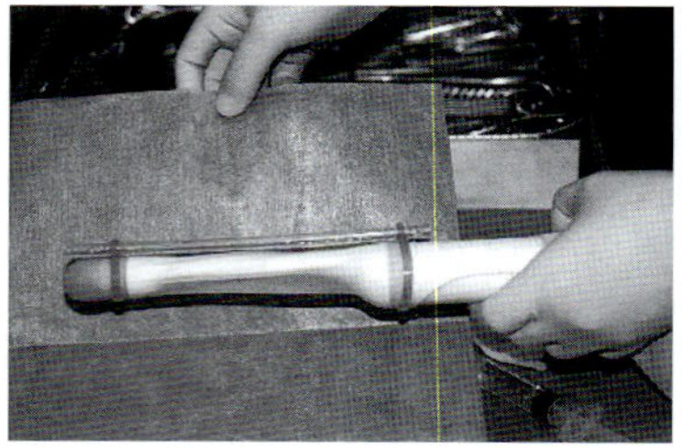

②経腟プローブにプローブカバーをかぶせ、シースチューブを固定する。プローブカバー（またはコンドーム）先端の内面にはゼリーを入れるが、気泡が混入しないように注意する。また、穿刺針を滑りやすくするために、シースチューブの内面には必ずゼリーを塗布しておく。

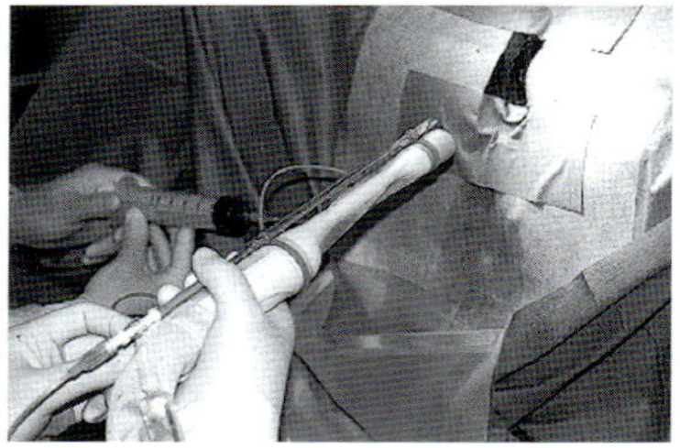

③経腟プローブを挿入し、穿刺する位置を決める。プローブ挿入時に、シースチューブで腟壁を損傷しないようにする。さらに穿刺する部分が、子宮動静脈や膀胱・尿管のないことを超音波画像で確認する。

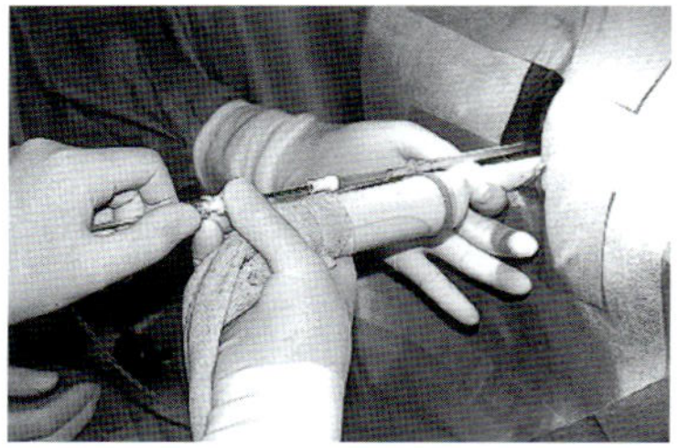

④囊胞を穿刺し、バルーンを膨らませて固定する。

術者が穿刺した直後に助手は5ml程度吸引し、固定用バルーンを膨らませる。次に術者は液漏れを防ぐために外筒を手前に引き、バルーンとシースチューブで囊胞壁と腟壁を挟むように固定する。その後に穿刺用内筒を抜去し、吸引用カテーテルを外筒に持続しなおす。

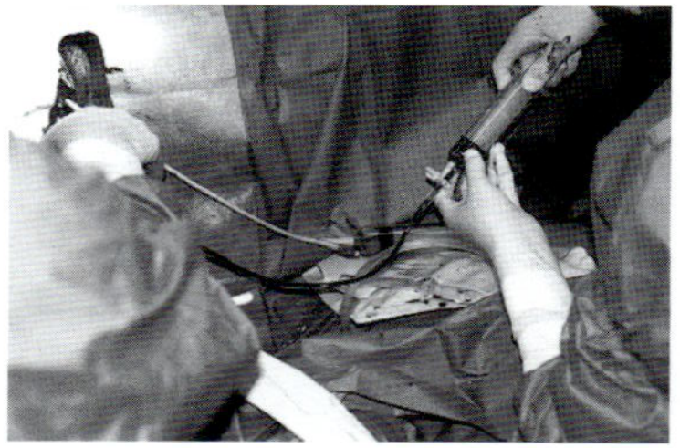

⑤囊胞内容液を吸引する。

内膜症性囊胞の内容液は粘稠性が高いが、本キットを用いていることにより容易に吸引することができる。それでも吸引が困難であれば、途中で生食を注入して内容液を薄めながら行うとよい。

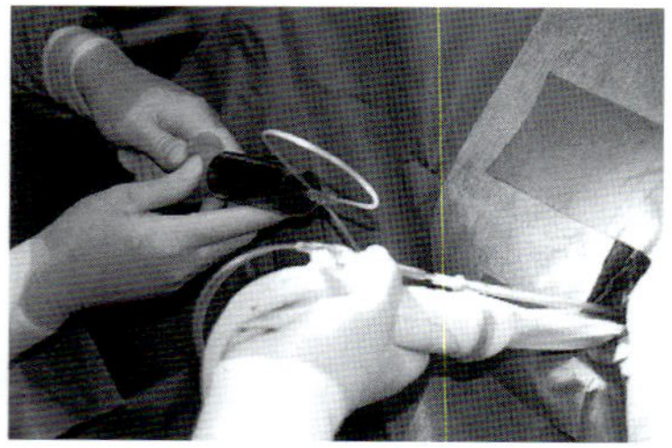

⑥囊胞内を生理的食塩水で洗浄し、エタノールを注入する。

洗浄を念入りに行うことが、エタノール固定術の予後を向上させる。注入するエタノールの量は、囊胞の大きさにもよるが10〜20mlを目安としている。エタノール注入前には、バルーンとシースチューブが密着しているかどうかを再確認して、液漏れがないように留意する。

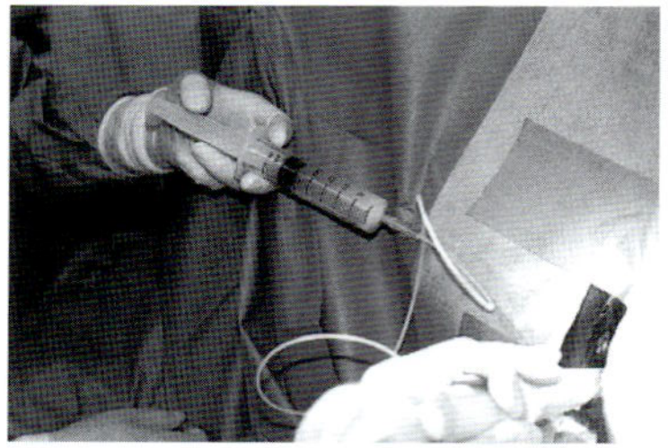

⑦エタノールを吸引・排出し、再度生理食塩水で囊胞内を洗浄する。

エタノールでの固定時間は15分程度とし、その後念入りに洗浄する。

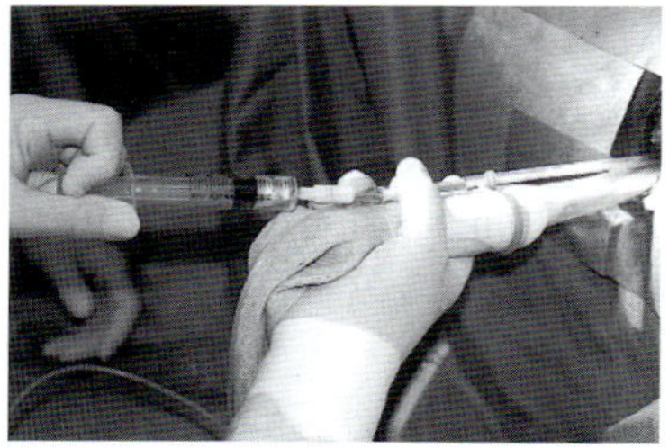

⑧洗浄終了後に囊胞バルーンの固定液を吸引して外筒を抜去する。

処置が終了したら、経腟超音波検査でダグラス窩を観察し、液漏れの有無を観察する。最後に腟鏡にて穿刺部分からの出血がないことを確認して処置を終了する。少量の出血であればガーゼタンポンを充填して圧迫止血する。感染予防のため、ガーゼは入れても、なるべく早期に抜去する。

図2-55 a 本キットを用いた内膜症性囊胞吸引洗浄およびエタノール固定術

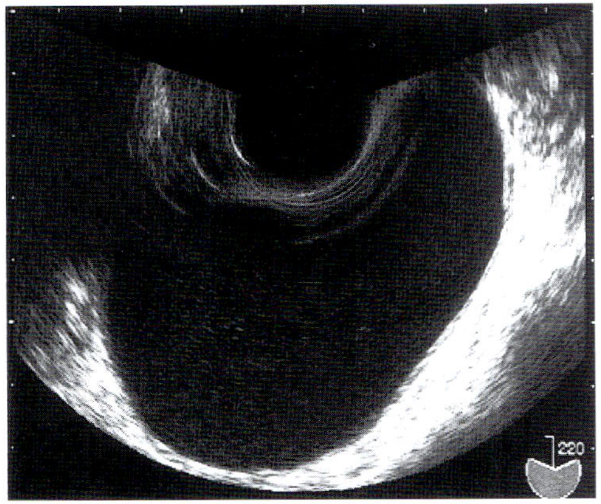

C. 不妊・避妊　111

①穿刺前
嚢胞は一様にスリガラス様に描写され、典型的な内膜症性嚢胞の所見である。
(図2-55aの③に相当)

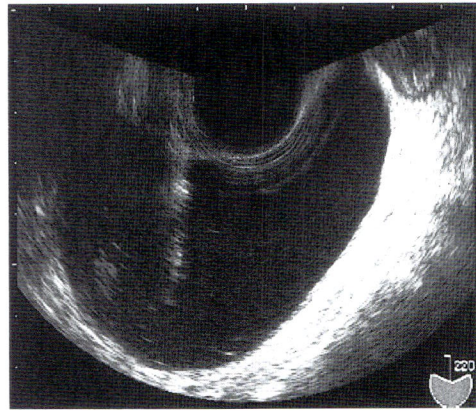

②穿刺直後
穿刺針が高輝度に描写されている。経腟超音波ガイドにより、安全に穿刺を行うことができる。
(図2-55aの④に相当)

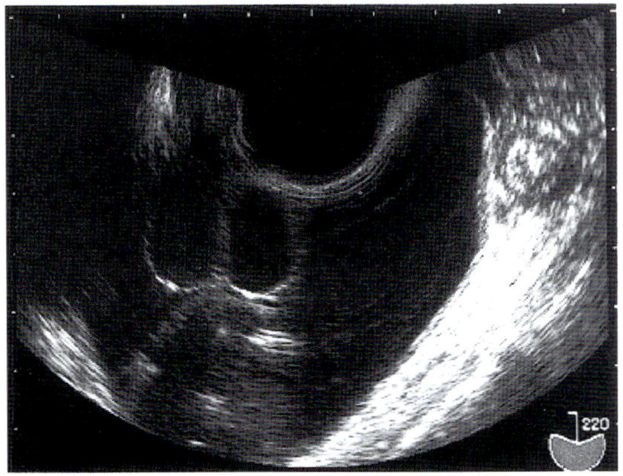

③嚢胞内容液吸引中
外筒〜固定用バルーンと、吸引による内容液の乱流が描写されている。
(図2-55aの⑤に相当)

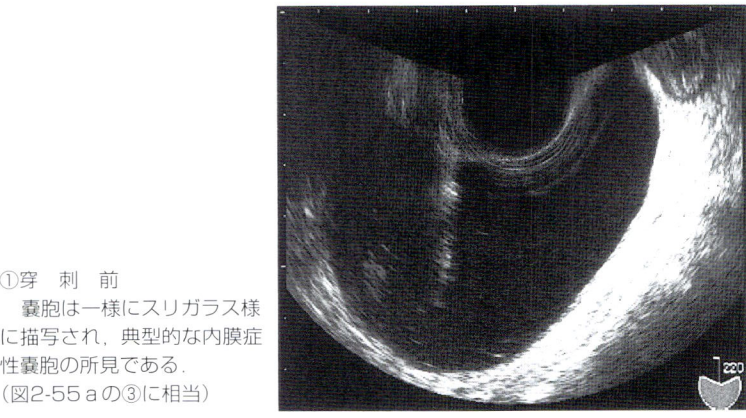

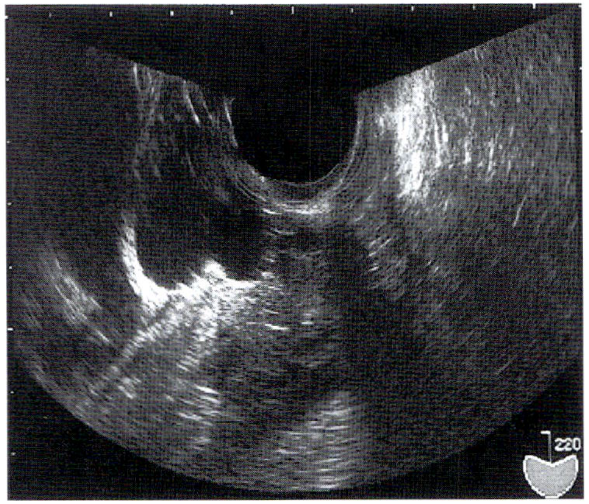

④エタノール注入中
エタノールを注入している。エタノールは、残存した洗浄液との反応により、やや高い輝度に描写されている。
(図2-55aの⑥、⑦に相当)

図2-55 b　本キットを用いた内膜症性嚢胞吸引洗浄およびエタノール固定術の経腟超音波画像

4）卵巣血流と内分泌/不妊

内分泌/不妊症領域の超音波ドプラ検査のうち，子宮動脈血流については前項で述べた．ここでは卵巣血流について解説する．

（1）卵巣血流所見と月経周期および卵巣ホルモンとの関連

子宮と同様に卵巣血流も月経周期において変化する．卵巣動脈は，その解剖学的位置関係から同定が困難な場合があり，一般に卵巣血流の評価は卵巣内に検出される動脈を利用して行われている．

Kurjakらは，正常女性においてdominant follicleが12〜15mmに至ると卵巣内動脈血流の測定が可能になることを指摘した．それによると，卵胞期において血流速度波形のRI値が0.54±0.04を示した後に，排卵2日前頃から黄体期初期にかけて0.44±0.04と低下し，月経前には0.05±0.04程度の再上昇をみるが，それでも黄体期では卵胞期に比して低値を示すと報告している[19]．また，その後の同施設での検討によると，RIの低下が顕著にあらわれるのは血中LH値がpeakとなる時点であり，またRIが最低値となるのは黄体期中期で，その値は0.42±0.06を呈したとしている[49]．いずれにしても卵胞期から黄体期にかけて卵巣内動脈の血管抵抗は子宮動脈と同様に低下し，こうした現象はホルモン産生/分泌の場である黄体の機能を最大限に発揮させようとする合目的な変化であると理解される．

（2）不妊症における卵巣の血流所見

PCOについてKurjakらは，卵巣内血流は高輝度な間質部分に局在し，その血流波形のRI値は0.54±0.08と高く，無排卵を反映して月経周期における変化がなかったと報告した．また，同時に測定した子宮動脈のRI値も高く拡張期血流を欠いたとし，PCOでは卵巣と子宮の血管抵抗が全体に上昇していることを指摘した[50]．

一方，黄体機能不全の血流所見については前項で一部述べたが，Kupesicらは正常例と黄体機能不全例の卵巣動脈RIを比較し，月経周期の各測定時期で差がなかったが，黄体期を通して計測した全体の平均値を比較すると，黄体機能不全例では正常例に比して高い値を呈することを示した．さらに，黄体機能不全例では，黄体期の各計測時期によるRIの変化がなかったことをあわせて報告している[19]．

3．卵　　管

卵管は，受精および受精卵の輸送に重要な役割をはたし，その異常は不妊原因の約30％を占める．

1）卵管とその異常

超音波断層法の対象となる卵管疾患として卵管留水症と留膿症がある．これ

らの疾患は，炎症などの原因によって閉塞した卵管内に浸出液や膿が貯留して卵管を拡張させるため，超音波画像では拡張/迂曲した卵管内腔を示す低輝度領域が曲がりくねった独特な所見を示す．しかし，ときに多数の発育卵胞を有する卵巣のように観察され，判断に苦慮する場合がある．こうした場合には囊胞壁を詳細に観察し，これらが炎症によって厚さが不均一となり，さらに一見多嚢胞状に観察される隔壁が不連続であるなどの所見から，嚢胞状の卵巣と鑑別することが可能となる．また，留水症と留膿症の鑑別は，内容液の輝度（留膿症の方が高い）と臨床症状を参考に行う（図2-56a，b）．

2）超音波卵管造影検査

不妊症診療における卵管の評価には，従来よりX線子宮卵管造影が行われてきた．本法は先天的または後天的な器質的機能的疾患や，性管の連続した疎通性を評価する方法として再現性が高く，他の診断法を凌駕する点で異論はない．しかし，本法は放射線被曝を受けるため検査時期が限られ，外来を中心とした診療形態をとるクリニックでも放射線診断装置を設置する必要がある点で制約があった．

近年，超音波造影剤（ガラクトースを水溶する際に発生する気泡をパルミチン酸で安定化した液体：レボビスト®）を経頸管的に子宮卵管に注入し，超音波カラードプラ法を用いて観察する超音波子宮卵管造影法（sonohysterosalpingo-graphy：sono-HSG）が行われるようになった．画像自体はX線子宮卵管造影より劣るが，非侵襲的に外来ベースで卵管疎通性を評価できる点で有用であ

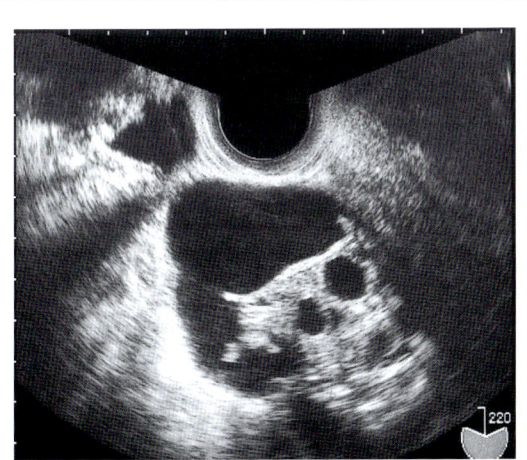

a．卵管留水症	b．卵管留膿症
子宮の側方に腸詰め様の均一低輝度な嚢胞状腫瘤を認める．全体が迂曲した形態と，不連続な隔壁様高輝度領域から本症であることがわかる．	多嚢胞状の卵巣像の遠位に腸詰め様の嚢胞状腫瘤を認める．形態的には留水症に類似するが，嚢胞内容は浸出液と膿の混在を反映し，不均一に輝度が上昇しており，留膿症と診断できる．

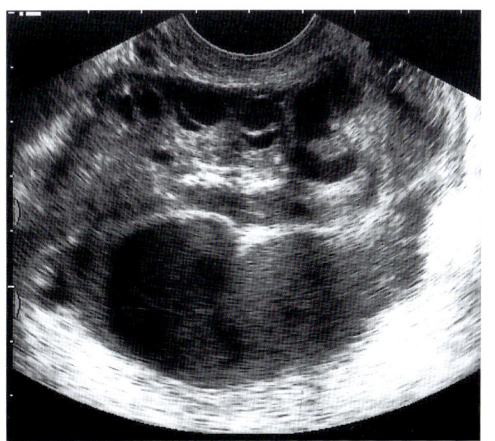

図2-56　不妊症における卵管炎症性疾患

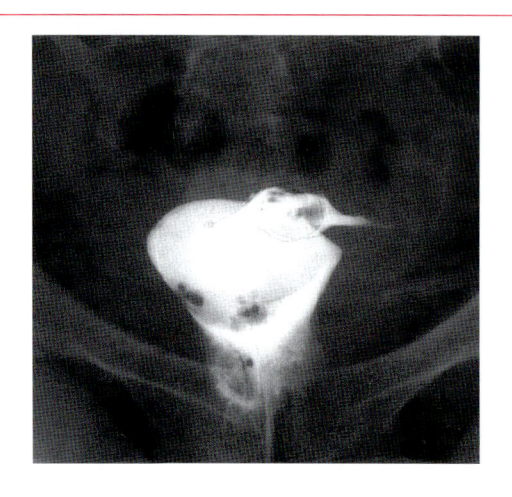

a．30歳，女性，右卵管間質部閉塞
（左上図）子宮筋腫核出術後のHSG　撮像に難があるが，左卵管は造影され疎通性がある．右卵管は間質部で閉塞し，まったく造影されない．
（右上図）左卵管（健側）　楕円形の子宮腔（向かって右）に連続して左卵管（向かって左）が描写されており，ダグラス窩にリークした造影剤も確認され，疎通性があることが確認できる．
（右下図）右卵管（患側）　楕円形の子宮腔が造影されているが，右卵管は全く造影されず，疎通性がないことが確認できる．

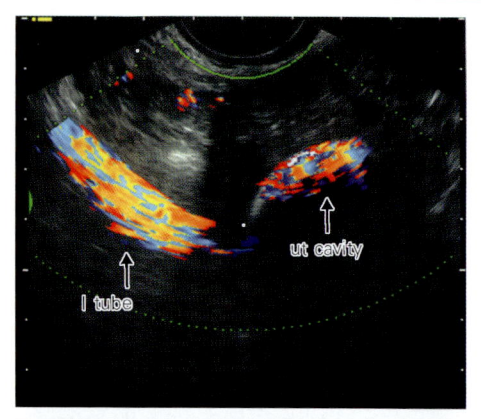

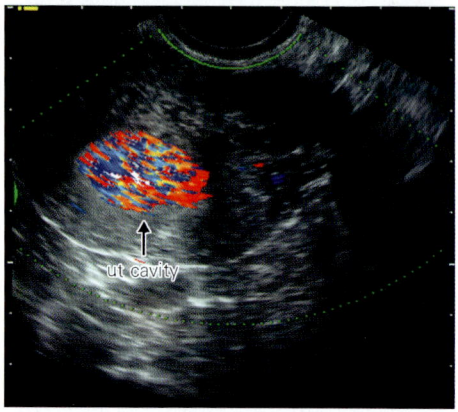

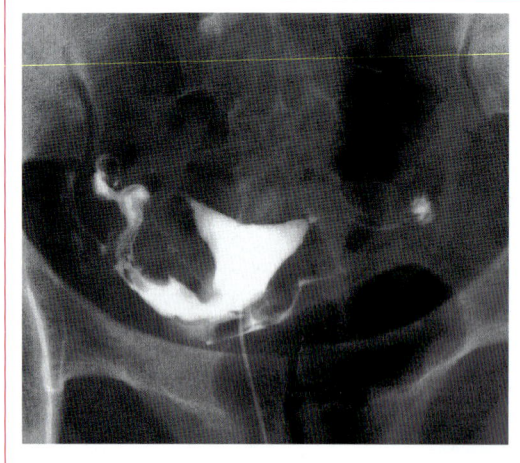

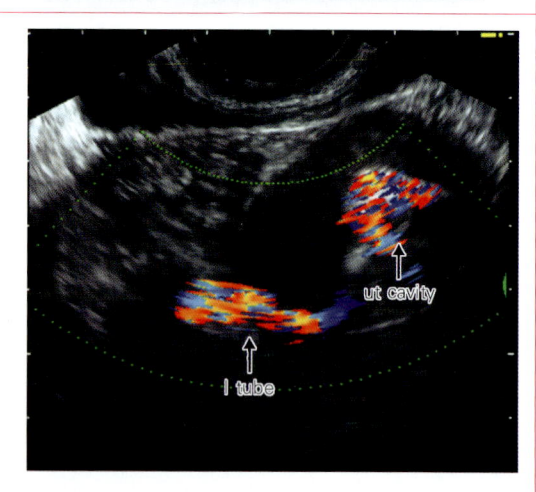

b．26歳，女性，左卵管膨大部閉塞
（左図）左子宮外妊娠による卵管部分切除術後のHSG　右卵管は疎通性を認めるが，左卵管は峡部で閉鎖し，造影剤が貯留している．
（右図）左卵管（患側）　逆三角形の子宮腔（向かって右）に連続して左卵管（向かって左）の一部が造影されているが，閉鎖部で途絶して造影剤が乱流する状態が観察され，疎通性のないことが確認できる．

図2-57　超音波造影剤を用いた経腟超音波卵管造影（sono-HSG）

る[47)48)].

　実際には，①子宮卵管造影用のカテーテル（ヒスキャスなど）を子宮腔内に留置し，②超音波探触子を子宮角部を観察できる位置に挿置して，③断層装置をドプラモードに切り替え，④緩徐に造影剤を注入しながら観察する．造影剤が子宮腔と卵管を通過する際にドプラ信号が発生し，カラードプラ法で観察する場合には，プローブから遠ざかる造影剤が青く，近づく造影剤が赤く造影される．疎通性がある場合には，造影剤が卵管を通過する状態がプローブに対する流れの方向によりほぼ一定の太さと色で描写され，さらに腹腔内に流出した造影剤がダグラス窩に貯留して乱反射する．一方，疎通性がない場合には，卵管間質部閉塞では卵管が全く造影されず，卵管峡部閉塞では閉塞部までのドプラ信号が検出されて途絶する．さらに，膨大部閉塞では閉塞部位を中心に造影剤が乱流を起こし，カラースペクトルの一定しない信号が検出される（図2-57a, b）．また，3次元パワードプラ法を用いて観察する方法もある．

ポイント　卵管留水症と留膿症を診断する

☆子宮近傍の腫瘤を卵巣嚢腫と診断した場合でも，卵管由来の腫瘤ではないかと必ず疑ってみる．
☆卵管留水（膿）症は嚢胞内の隔壁に一部不連続な部分が存在し，とくに留膿症の場合には嚢胞壁の厚さが炎症により一定でなく，内容液の輝度は膿を反映して上昇する．

ポイント　外来で超音波子宮卵管造影をやってみよう

☆超音波造影剤を利用したsono-HSGは，外来ベースで卵管疎通性を評価するのに有用である．
☆sono-HSGはカラードプラ法で観察する．
☆疎通性がある場合には造影剤が一定方向に層流として描写され，ダグラス窩に流出する．一方，閉塞していれば描写されないか，閉塞部で途絶・逆流して乱流をきたす．

4. 子宮内避妊具

　子宮内避妊具(intrauterine devices：IUD)は，内分泌環境に変化を与えることなく高い避妊効果が得られることから，低容量ピルが普及しつつある現代においても広く利用されている．しかし，IUDが確実に避妊効果を発揮するには子宮腔内で正しい位置に挿入されている必要があり，脱落はもとより下垂，回転，変型などの位置異常は望まない妊娠を引き起こし，医療および社会上の問題が発生する．こうした異常を早期に発見して適切に対処するために，3～

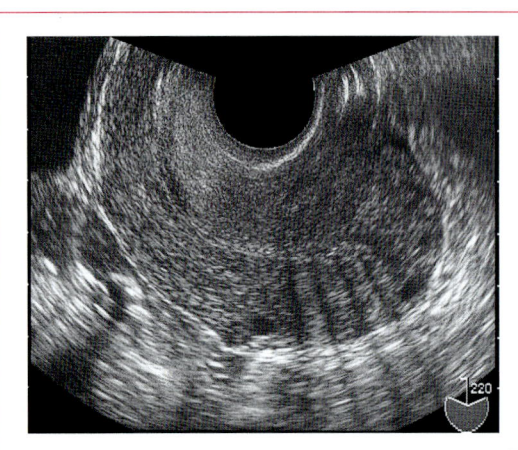

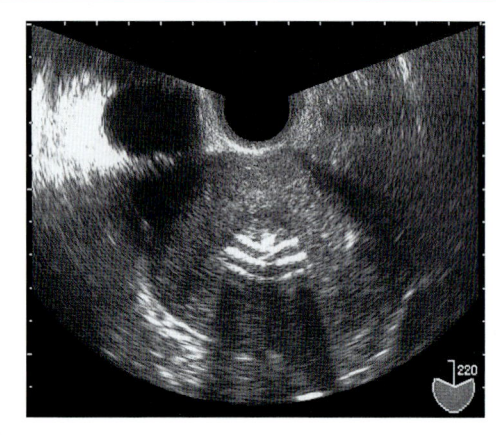

a．FD-1
(左図)子宮正中断面像：FD-1は魚骨状の形態的特徴を有し，探触子を正中縦断面から左右に振ると，後方に4条の音響陰影を伴う高輝度領域として描写される．
(右図)子宮環状断面像：プローブと子宮の位置関係から魚骨状のFD-1の一部分が斜めに描写される．

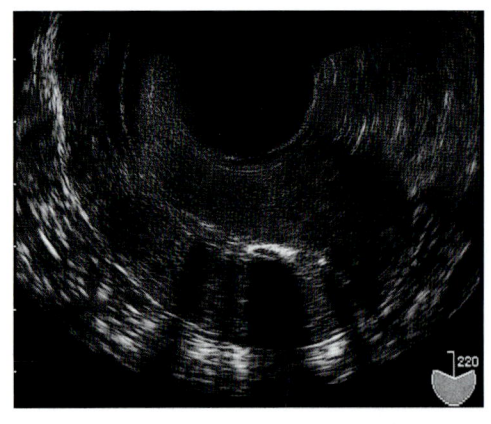

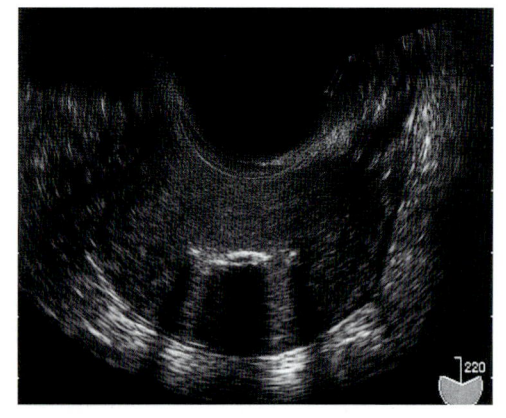

b．優性リング
(左図)子宮正中縦断面像：優性リングは中央で幅広く，さらにその奥と手前に高輝度領域として描写され，それぞれ後方に3条の音響陰影を伴う．
(右図)子宮環状断面像：優性リングの形態学的特徴から正中縦断面同様の画像が得られる．

図2-58　IUDの経腟超音波画像

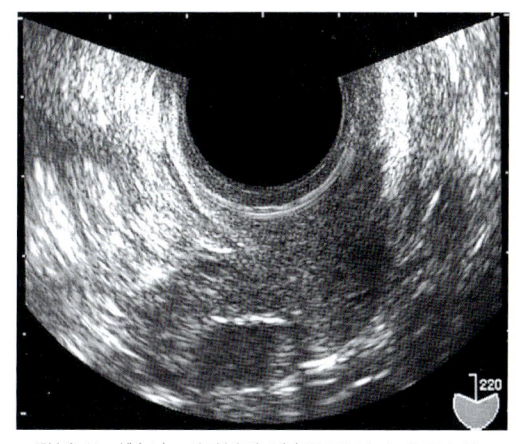

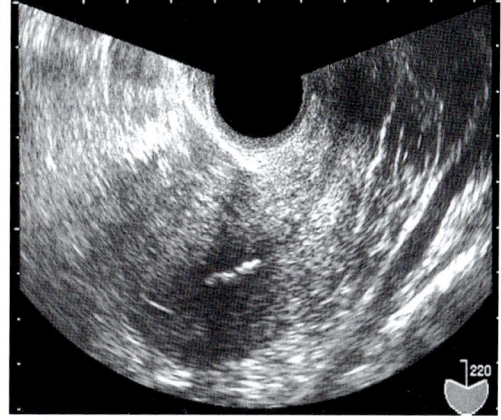

避妊リング(＋)：患者自身が忘れていたものである．　　避妊リング(－)：実際には子宮腔内の石灰化であった．

図2-59　IUDの存在を診断するうえで間違えやすい症例
いずれも閉経後10年以上経過した症例で，子宮腔内に避妊リングを思わせる高輝度領域とその後方に音響陰影を認める．このように2次元の子宮縦断面像での観察のみでは診断能力に限界がある．

　6ヵ月に1回の検診が推奨されており，これまでは内診所見や腟鏡下でガイドストリングを確認することによって評価が行われてきた．しかし，腟鏡診では全体の10～15％にガイドストリングが確認できない場合があり，ときに性交時の違和感をきらって切断されている例も経験する．また，逆にこれが確認できなくてもIUDの位置異常があるとは限らない．さらに内診でも炎症が起きていない限り子宮腔内の状態を把握することは困難である．

　一方，経腟超音波検査は，子宮腔の形態をはじめIUD自体を描写することが可能であり，IUDの確認はもとより，位置および形態異常の診断に有用である[51]．通常の経腟走査法によるIUDの画像を示す(図2-58a,b)．現在のところ，本邦ではFD-1(魚骨型)，Loop(蛇型)，太田または優性リング(円盤型)，multiroad(軍配型)などが使用されており，通常の経腟超音波断層法を用いて探触子を左右に走査して観察を行えば，その特徴的な形態から鑑別診断は容易である．また，下垂など位置異常の診断は，高輝度で後方に音響陰影を伴うIUDと子宮内膜像との関係から，典型例であれば子宮縦断面像による観察のみで可能である．しかし，子宮筋層内への埋没をはじめとした左右方向の異常や，回転，変型については診断が困難な場合があり，引き続き環状断面像を併用して観察を行うことになるが，それでも正診率は100％とはいえない．とくに子宮腔内には無治療のまま放置される子宮腔内病変が石灰化した例など，IUDに類似した画像所見を呈する例もしばしば経験され，実際の症例を示す(図2-59)．こうした例では経腟3次元超音波検査が有用であり，Bonila‐Musolesらは2次元超音波検査と3次元超音波検査の診断精度を子宮内視鏡検査を用いて比較し，後者の正診率が100％であることを示した[52]．

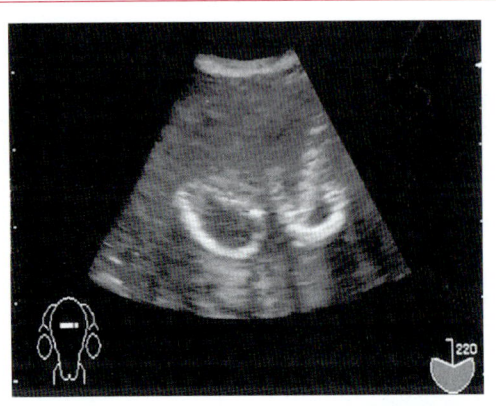

Cinememory法で作像したLoop型IUDの形態異常例の3次元超音波画像である．子宮の環状断面方向での観察にもかかわらず，IUDは斜め方向に描写されていることから，回転しており，かつ先端が手前のLoop内に移動していることが明白である．

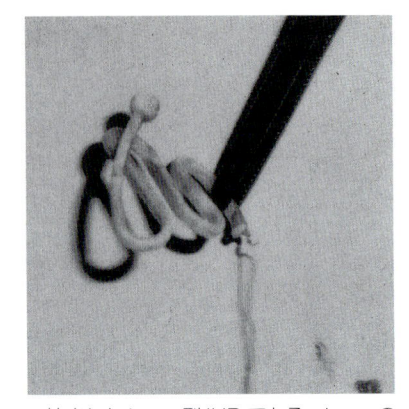

摘出したLoop型IUDである．Loopの先端が変形しており，子宮内で手前のLoopに引っ掛かっていたものと推測される．

a．Loop型の形態異常例

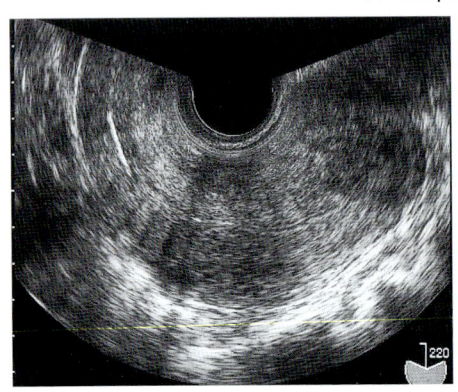

1年前にFD-1を入れたが，その後来院しなかった例である．ガイドストリングは切断されており，腟鏡診ではリングの存在および状態を評価することができない．経腟超音波検査で子宮峡部から頸管内に音響陰影を伴う高輝度領域を認め，IUD下垂例が強く疑われた．

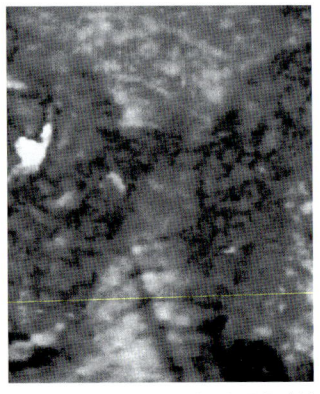

同時に施行した経腟3次元超音波検査で得られた子宮前額断面相当3次元像である．IUDは下垂して，逆三角形に描写される子宮体部には検出されず，子宮頸管内に存在することが判った．

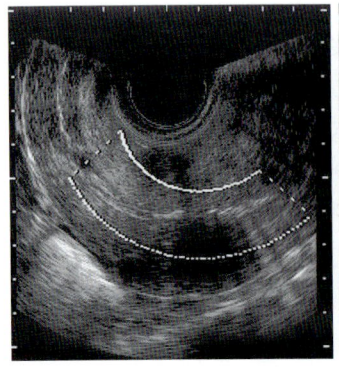

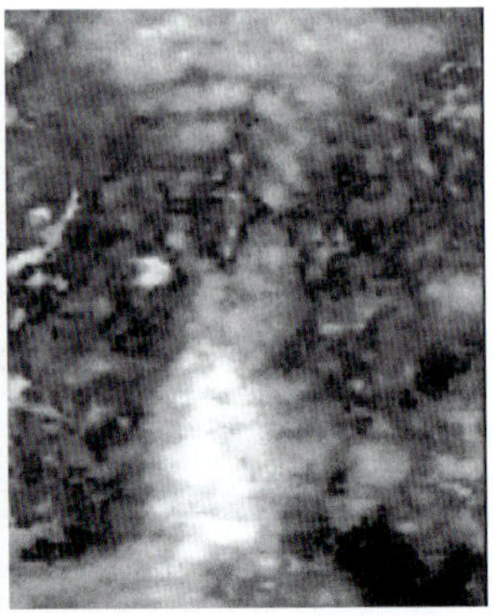

患者の希望により，新規に同型のIUDを再挿入して1ヵ月後の経腟超音波画像である．左に示す通常の正中縦断面像ではIUDの位置が正常位に存在すると判断されたが，右の前額断面相当3次元画像ではIUDがすでに下垂した所見が得られ，FD-1不適例と診断した．その後，インフォームドコンセントのうえ他のタイプのIUDに変更した．

b．FD-1の位置異常例

C. 不妊・避妊　119

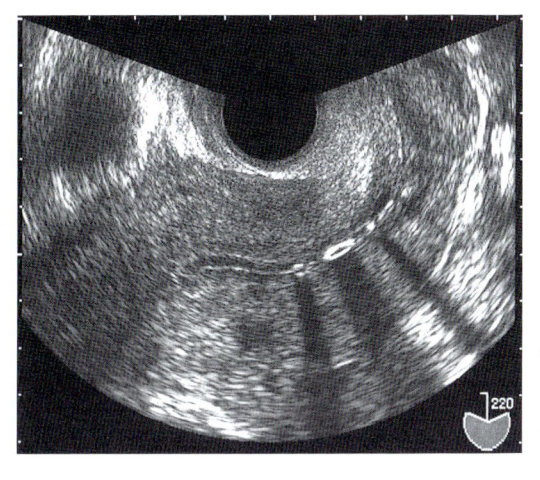

c. 優性リングの位置異常例（下垂）
　子宮下部から頸部にかけて，後方に3条の音響陰影を伴う3つの高輝度領域を認め，優位リングの下垂例であることがわかる．

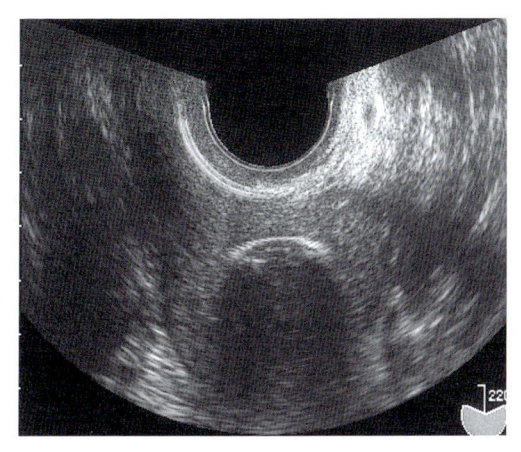

萎縮した子宮内に彎曲した高輝度領域を認め，後方には音響陰影を伴う．一見すると石灰化変性した筋腫

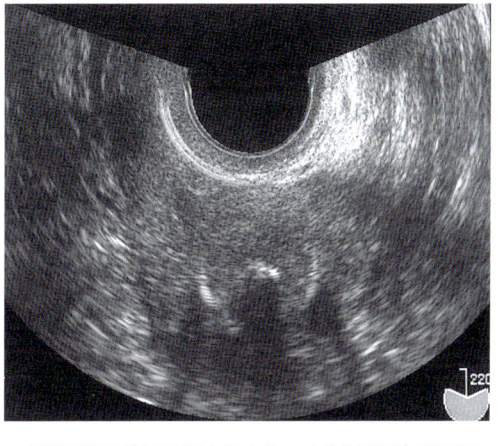

探触子を走査することにより，かろうじて太田または優性リングと診断できるが，全体像の描写は不可能である．

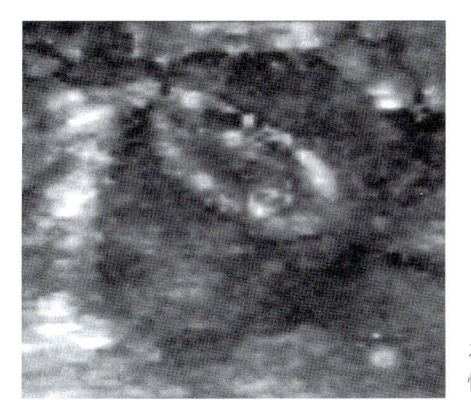

経腟3次元画像では，周囲のリングと中央に位置する高輝度領域の全体像から，一見して太田または優性リングであると診断できる．

d. リング型の長期留置例（10年間遺残）

図2-60　経腟3次元超音波検査を用いた異常 IUD の診断

しかし，単にIUDを検索するために，すべての症例に対して3次元超音波検査まで行うかどうかは別として，本法は任意の断面で子宮腔を観察することが可能であり，前額断面像による子宮腔とIUDの微妙な位置関係をはじめ，透過モードを活用することでIUDの立体的な形態を評価することができる．経腟3次元超音波検査を活用して診断したIUDの位置および形態異常例を示す（図2-60a～d）．こうした詳細な評価が，IUDを含めた子宮内異物の画像診断の精度を向上させ得るものと考えられる

> **ポイント** *IUDの異常を診断する*
> ☆ IUDの評価に超音波検査を活用すると，診断の精度が向上する．
> ☆ IUDは，通常の縦断面像だけでは横方向の位置異常，石灰化などとの鑑別，軽度の下垂などの診断が困難な場合があり，3次元超音波検査を活用して評価を行う．

まとめ

これまで述べてきたように，外来を中心とした不妊症診療における超音波検査の意義は高く，とくに卵胞発育のモニタリングには必要不可欠な検査となっている．本法は再現性，非侵襲性，価格対価はもとより，リアルタイムに鮮明な画像が得られることから，可能性と限界を熟知して活用すれば，日常診療を行ううえで非常に有用である．

また，三次元超音波検査による子宮前額断面像は，内性器の形態異常の診断をはじめ，子宮内避妊具の評価のための正確な情報を提供し，IUDの位置異常による望まない妊娠の予防にも貢献している．

■ 文　献 ■

1) 石原楷輔：非妊子宮の超音波画像．経腟エコーの基本と読み方，pp24-30，メジカルビュー社，東京，1994．
2) 関谷隆夫：経腟超音波断層法による子宮内膜像と機能性不妊の予後との関連．日産婦誌 44：867-874, 1992.
3) 大池澄孝，石原楷輔，菊池三郎：子宮内膜運動と卵巣ホルモン動態および子宮収縮との関連性についての検討．日産婦誌 42：1-7, 1987.
4) 小島由美，鈴木美奈，永田裕子ほか：子宮内膜の菲薄に対するエストロゲン療法の効果について．日不妊会誌 45：541, 2000.
5) Gonen Y, Casper RF, Jacobson W, et al：Endometrial Thickness and growth during ovarian stimulation；a possible predictor of implantation in in vitro fertilization. Fertile Sterile 52：446-450, 1989.
6) Rabinowitz R, Laufer N, Levin A：The value of ultrasonographic endometrial measurement in the prediction of in vitro fertilization. Fertile Sterile 45：824-828, 1986.
7) 本田育子，小林善宗，井上正人：着床不全診断と子宮内膜像．日超医講論集 17：669-670, 1990.
8) 本田育子，小林善宗，井上正人ほか：同一体外受精－胚移植症例における妊娠，非妊娠子宮周期の子宮内膜像の検討．日超医講論集 18：801-802, 1991.
9) Thickman D, Arger P, Tureck R, et al：Sonographic assessment of the endometrium in patients undergoing in vitro fertilization. J Ultrasound Med 5：197-201, 1986.
10) 関谷隆夫，吉松和彦，根本芳広ほか：機能性不妊例における子宮内膜の超音波断層像と組織像との関連につ

いての検討. 産婦実際 43：833 - 839, 1994.
11) 関谷隆夫, 石原楷輔, 菊池三郎ほか：機能性不妊例における子宮内膜搔爬術の有用性についての検討. 日超医講論集 18：895 - 896, 1991.
12) 関谷隆夫, 小田部徹, 石原楷輔：婦人科疾患の超音波診断, 5. 子宮疾患の超音波検査（その2）. 産婦治療 81：215 - 221, 2000.
13) 日本産科婦人科学会（編）：産科婦人科用語解説集. pp78 - 79, 金原出版, 東京, 1997.
14) 沖 利通, 中村佐知子, 伊集院博文ほか：子宮内膜波状運動と妊孕性の関係. 日不妊会誌 41：522, 1996.
15) 沖 利通, 山崎英樹, 桑波田理樹ほか：AIH において精子処理法が子宮内膜波状運動に及ぼす影響. 日不妊会誌 45：469, 2000.
16) Deichert U, van de Sandt M, Lauth G, et al：Die transvaginale Hysterokontrastsonographie(HKSG). Guburtsh unt Frauenheilk 48：835 - 844, 1995.
17) 北村誠司, 竹原佑志, 片山恵利子：不妊症における子宮内膜ポリープに TCR をおこなうべきか？ 日不妊会誌 45：605, 2000.
18) 関谷隆夫, 石原楷輔：子宮筋腫の部位別診断. 臨婦産 51：496 - 500, 1997.
19) Kupesic S, Kurjak A, Babic MM：Normal pelvic blood flow. In：Kurjak A, Fleischer C(eds), Doppler Ultrasound in Gynecology, pp19-25, New York & London, The Parthenon Publishing Co, 1998.
20) Deutinger J, Reinthaller A, Bernaschek G：Transvaginal pulsed Doppler measurement of blood flow velocity in the ovarian arteries during cycle stimulation and after follicle puncture. Fertile Sterile 51：466 - 470, 1989.
21) de Ziegler D, Bessis R, Frydman R：Vascular resistance of uterine arteries：Physiological effects of estradiol and pregesterone. Fertile Sterile 55：775 - 779, 1991.
22) Kurjak A, Kupesic - Urek S, Schulman H, et al：Transvaginal color Doppler in the assessment of ovarian and uterine blood flow in infertile women. Fertile Sterile 56：870 - 873, 1991.
23) 藤間博幸, 鈴木美奈, 本多 晃ほか：原因不明不妊症における子宮・卵巣血流の良否と妊孕性評価. 日不妊誌 41：523, 1998.
24) 鈴木美奈, 富田雅俊, 村川晴生ほか：子宮動脈血流計測による体外受精・胚移植時の子宮の Receptivity 評価. 日不妊誌 43：516, 1998.
25) 中塚幹也, 野口聡一, 浅桐和男ほか：習慣性流産症例の妊娠初期の子宮動脈血流抵抗値の検討. 日不妊誌 45：466, 2000.
26) 宮崎豊彦：第Ⅰ部産婦人科. 2 卵巣. 1. 正常像. 新超音波医学 4, pp24 - 27, 医学書院, 東京, 2000.
27) Hilgers TW, Kimball CR, Keck SJ, et al：Assessment of the empty follicle syndrome by transvaginal sonography. J Ultrasound Med 49：313 - 316, 1992.
28) 日産婦生殖／内分泌委員会報告（委員長 杉本 修）：日産婦誌 45：1359 - 1367, 1993.
29) 久保春海：Ⅶ. 排卵障害治療の問題点. A. 卵巣過剰刺激症候群（OHSS）. 新女性医学大系13, pp291 - 307, 中山書店, 東京, 2000.
30) Navot D, Bergh PA, Laufer N：Ovarian hyperstimulation syndrome in novel reproductive technologies：Prevention and treatment. Fertil Sterile 58：249 - 261, 1992.
31) 日産婦生殖／内分泌委員会報告 OHSS ワーキンググループ（委員長：広井正彦, 武谷雄二）：不妊症治療における卵巣過剰刺激症候群の発生頻度, 対応及び転帰について. 日産婦誌 48：857 - 861, 1996.
32) Ying YK, Daly DC, Randolph JF, et al：Ultrasonographic monitering of folliculer growth for luteal phase defects. Fertil Sterile 48：433 - 436, 1987.
33) Ayabe T, Tsutsumi O, Momoeda M, et al：Impaired follicular growth and abnormal luteinizing hormone surge in luteal phase defect. Fertil Sterile 61：652 - 656, 1994.
34) Niswender GD, Juengel JL, McGuire WJ：Luteal function；the estrous cycle and early pregnancy. Biol Reprod 50：239 - 247, 1994.
35) Wilybank MC, Gallagher KP, Dysko RC, et al：Regulation of blood flow to the rabbit corpus luteum：effects of estradiol and human chorionic gonadotropin. Endocrinology 124：605 - 611, 1989.
36) Tsukada K, Matsushima T, Yamanaka N：Neovascularization of the corpus luteum of rats during the estrus cycle. Pathol Intl 46：408 - 416, 1996.
37) 峰岸一宏, 宮崎豊彦, 吉村泰典：黄体の血流調節. 産婦世界 50（増刊）：169 - 173, 1998.
38) 宮崎豊彦：黄体機能調節における微小循環とフリーラジカルの役割. 日産婦誌 50（増刊）：114-115, 1998.
39) Forrest TS, Elyaderani MK, Muilenburg MI, et al：Cyclic endometrial changes；US assessment with-histologic correlation. Radiology 167：233 - 237, 1988.
40) 廣田 穣, 吉村俊和, 白木 誠ほか：経腟超音波断層法による子宮内膜評価の正確性に関する検討. 日不妊会誌 37：35 - 40, 1992.
41) 久保田俊郎：卵巣／顆粒膜細胞と子宮内膜からの黄体機能調節機構解明へのアプローチ. 日産婦誌 50（増刊）：110 - 111, 1998.

42) 石原楷輔：良性卵巣腫瘍．経腟エコーの基本と読み方，p63，メジカルビュー社，東京，1994．
43) 武内裕之，桑原慶紀：卵巣チョコレート囊胞のエタノール固定．産婦実際 45：187-191，1996．
44) 井坂恵一，小川俊隆，中嶋章子ほか：卵巣チョコレート囊胞のエタノール固定．産婦世界 46：691-694，1994．
45) 徐　東舜，増原完治：チョコレート囊腫アルコール固定術．産婦治療 78：435-438，1999．
46) 小田部徹，関谷隆夫，小西英喜ほか：新しい卵巣囊胞の穿刺吸引キットの開発と使用経験．日産婦誌 52（増刊）：314，2000．
47) 平井都始子，吉川公彦，大石　元ほか：超音波造影剤 SH/TA-508の四肢/骨盤領域における有用性の検討．脈管学 36：21-33，1996．
48) 大野洋介，岡田弘二，藤本泰子ほか：超音波断層撮影における SH/TA-508の第Ⅲ相試験－子宮卵管撮影－．産と婦 62：1795-1810，1995．
49) Kupesic S, Kurjak A, Vujisic S, et al：Luteal phase defect；comparison between Doppler velocimetry, histological and hormonal markers. Ultrasound Obstet Gynecol 9：105-112, 1997.
50) Kurjak A, Kupesic S, Schulman H, et al：Transvaginal color flow Doppler in the assessment of ovarian and uterine blood flow in infertile women. Fertile Sterile 56：870-873, 1991.
51) Callen PW, Filly RA, Munger TP, et al：Intrauterine contraceptive devices；evaluation by sonogra-phy. Am J Radiol 135：797-800, 1980.
52) Bonila-Musoles F, Martinez-Monila V, Blanes J, et al：Three-dimensional Ultrasound Investigation for Identification and Cotrol of Intrauterine Devices, 3-D Ultrasound in Obstetrics and Gynecology edited by Mertz E, pp3-8, Lippincott Williams & Wilkins Healthcare, Philadelphia, 1998.

D. 乳　　房

はじめに

　乳房疾患の診断の基本は触視診であることはいうまでもないが，乳癌には触知困難な例も存在することから画像診断の意義は高い．とくに乳癌による死亡率の高い欧米においては，マンモグラフィーが第一次スクリーニング検査として採用されており，その有用性はrandomized control studyにより証明されている．一方，超音波検査は乳癌検診における精度はマンモグラフィーに劣るものの，病変の発見はもとより評価や鑑別診断，治療法の選択，生検時におけるガイドの手段などとして広く用いられており，その特徴を示す(表2-11)．

　本項では，乳房疾患の超音波検査について述べる．

1. 乳房の観察方法

1) 診断装置

　現在では，他領域の検査と共用できるリアルタイム超音波診断装置が使用されている．プローブは，周波数7.5MHz以上の専用のものが用いられ，電子走査式プローブの場合には体表に探触子を直接あてる方法と，水嚢や音響カプラを探触子に装着して観察する方法がある．一方，メカニカルセクタ方式では，プローブ先端部に脱気水などが封入されているため音響カプラなどを必要とせず，そのまま観察を行うことになる[1]．

　骨盤内における婦人科超音波検査とは異なり，体表の軟部組織の観察を目的とした高い周波数を利用するため，近距離解像力に優れている．乳房の観察に使用するプローブの周波数ごとの空間分解能を示す(表2-12)[2]．

表2-11　乳房超音波検査の特徴

1. 特別な準備を必要とせず操作が簡単．
2. 非侵襲的検査であり，被検者への障害や苦痛がない．
3. リアルタイムに任意の方向からの観察が可能である．
4. 軟部組織に発生する病変の描写に優れている．
5. 穿刺ガイドとして活用できる．

表2-12　使用する周波数での空間分解能

周波数	波長	距離分解能*	方位分解能**
7.5MHz	0.2mm	0.3mm	1mm
10MHz	0.15mm	0.25mm	0.7mm

* 深さ方向への空間分解能
** 横方向への空間分解能

(角田博子，1997[2]より引用)

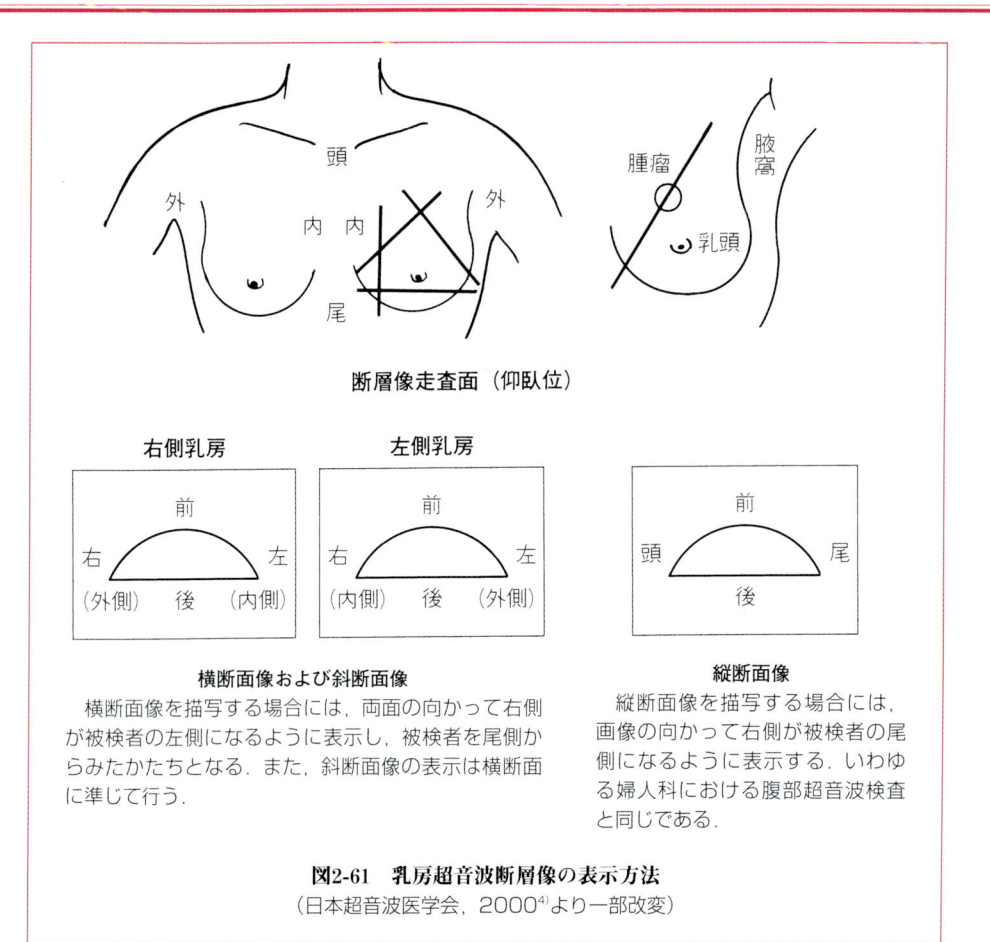

図2-61 乳房超音波断層像の表示方法
(日本超音波医学会，2000⁴⁾より一部改変)

2）走査法

被検者は仰臥位として，背部に肩枕を入れて斜位とする．検者は被検者の右側に位置し，尾方から頭方を見るように座ってプローブを走査する．スクリーニングを行ううえでのプローブ走査には横断走査法と矢状走査法とがある．前者は横断面で下から上，引き続き走査面が重複するように上から下に走査を繰り返し，後者は矢状断面で同じく左右に走査を繰り返して観察する[3]．

3）画像の表示法

乳房の超音波画像は，日本超音波医学会の提唱した方法により表示すべきであり，断層像の表示方法を図に示す(図2-61)[4]．ドプラ検査については血流の走行が表示される断面で表示し，とくに定めはない．

一方，病変を超音波画像として表示しても，単にその画像だけで病変の部位を推測することは困難である．そのため，病変の位置を記録(ラベリング)する必要がある．一般には，時計の時間軸と乳頭から腫瘤までの距離で表すことが多い[3] (図2-62)．

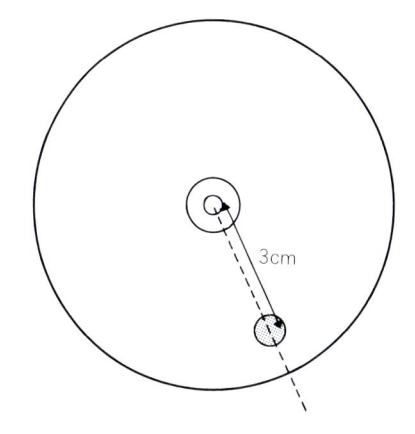

図2-62 乳房超音波画像における病変部のラベリングの方法

図のような位置に病変部が存在する場合には，左の5時方向で乳頭からの距離が3.0cmということで，L5，3.0cmのように表示する方法がある．

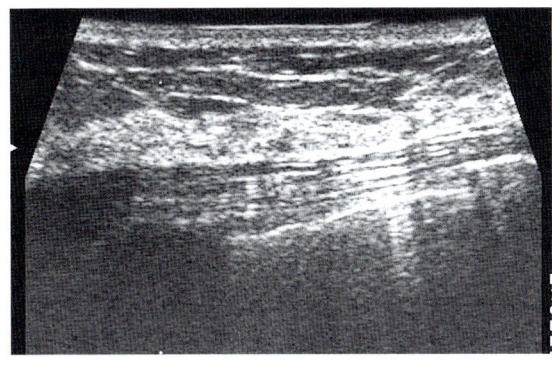

図2-63 正常乳房の超音波画像
・皮膚は高度な3層構造を呈するが，第1層はプローブと皮膚との境界面の反射を含む
・皮下脂肪組織はやや低輝度で，表層側には浅在筋膜浅層が存在し，また脂肪組織内にはこれを分割するようにクーパー靱帯が高輝度線状に描写される．
・乳腺は脂肪組織や大胸筋組織より全体的に高輝度で，内部に散在する乳管およびその周囲組織により豹紋様に描写される．
・乳腺後方には乳腺後脂肪組織，浅在筋膜深層，大胸筋膜を隔てて大胸筋が存在する．

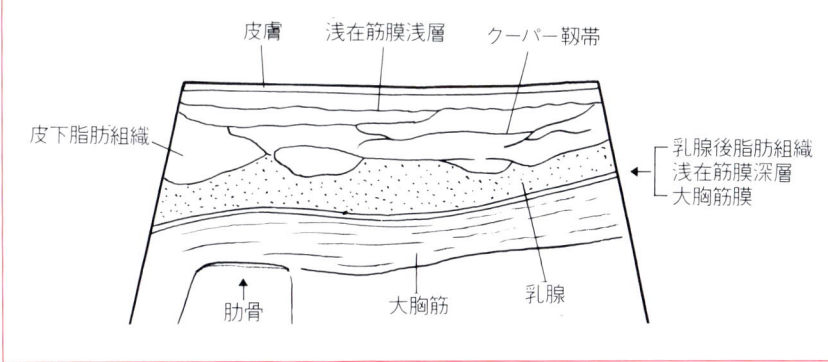

2. 正常乳房

　乳房は，皮膚，結合組織，脂肪組織，乳腺からなり，さらにこれらは血管，リンパ管，神経などを含んでいる．乳腺はクーパー靱帯によってテント状に吊り上げられた形で存在し，15～20個の乳腺葉からなり，ほぼ同数の乳管が乳頭に開口している．また，正常乳腺実質は均一な高輝度領域として描写されるが，年齢によってパターンが異なり，豹紋様の低輝度領域が混在して不均一となることもある．正常乳房の超音波画像をシェーマとともに示す(図2-63)[5]．

3. 乳房の疾患

1) 分　　類

　乳房は，組織学的または生理学的に様々な構造変化をきたすことから，発生する疾患も多彩であり，乳癌研究会の示す乳腺腫瘍の組織学的分類を示す[6](表2-13)．このように様々な乳房疾患があるが，乳房画像診断の目標は乳癌の診断と評価が中心となる．一般に乳癌のほとんどは終末乳管小葉単位から発生し，非浸潤癌，浸潤癌，Paget病に大別される．非浸潤癌のほとんどは癌腫が乳管内に限局する非浸潤性乳管癌で，浸潤癌では浸潤性乳管癌が最も頻度が高く(乳癌全体の85～90％)，組織学的には硬癌，乳頭腺管癌，充実性腺管癌の順に多い．また，発生部位は乳房の上外側が約半数を占めることが知られているが，参考のため部位別の発生頻度を示す[7](図2-64)．

表2-13　乳腺腫瘍の組織学的分類(乳癌取扱い規約，乳癌研究会編)

I．上皮性腫瘍 　A．良　性 　　1．乳管内乳頭腫 　　2．乳頭部腺腫 　　3．腺　腫 　B．悪性(癌腫) 　　1．非浸潤癌 　　　a．非浸潤性乳管癌 　　　b．非浸潤性小葉癌 　　2．浸潤癌 　　　a．浸潤性乳管癌 　　　　a1．乳頭腺管癌 　　　　a2．充実腺管癌 　　　　a3．硬　癌 　　　b．特殊型 　　　　b1．粘液癌 　　　　b2．髄様癌 　　　　b3．浸潤性小葉癌 　　　　b4．腺葉嚢胞癌 　　　　b5．扁平上皮癌 　　　　b6．紡錘細胞癌 　　　　b7．アポクリン癌 　　　　b8．骨・軟骨化生を伴う癌 　　　　b9．管状癌 　　　　b10．分泌癌(若年性癌) 　　　　b11．その他 　　3．Paget病	II．結合織性および上皮性混合腫瘍 　A．線維腺腫 　B．葉状腫瘍(葉状嚢胞肉腫) 　C．癌肉腫 III．非上皮性腫瘍 　A．間質肉腫 　B．軟部腫瘍 　C．リンパ腫および造血器腫瘍 　D．その他 IV．分類不能腫瘍 V．乳腺症 VI．腫瘍様病変 　A．乳管拡張症 　B．炎症性偽腫瘍 　C．過誤腫 　D．女性化乳房症 　E．副　乳 　F．その他

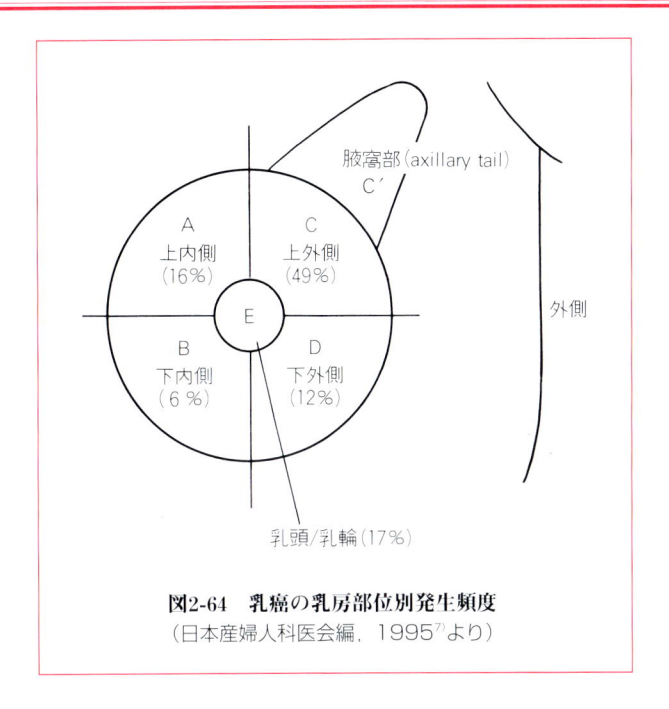

図2-64 乳癌の乳房部位別発生頻度
(日本産婦人科医会編，1995[7])より)

2) 診断のポイント
(1) B mode 所見

前述の通り乳房疾患の診断の主目的は，腫瘤像が良性か悪性であるかの鑑別であり，この点が診断のポイントとなる．現在のところ，1989年に日本超音波医学会から示された乳房超音波断層法の診断基準が広く用いられている[8])（表2-14a）．そのほか診断基準に含まれない石灰化や周囲組織との関係なども有用な

表2-14 a　乳房超音波断層法の診断基準（日本超音波医学会，1988）

腫瘤 所見	形状	辺縁	境界エコー	内部エコー（像）	後方エコー（像）	外側陰影（像）	縦横比
良性 ↑↓ 悪性	整 ↕ 不整	平滑 ↕ 粗雑	なし 規則的 線状 ↕ 不規則 帯状	なし 微細均一 ↕ 粗雑不均一	増強 不変 ↕ 減弱 消失	著明 ↕ なし	小 ↕ 大

注 1)形状とは，腫瘤像全体から受ける形の印象をいう．
　 2)辺縁とは，腫瘤像の外縁を意味する．
　 3)境界エコーとは，低エコー像の外側に認められる高エコー部分をいい，従来ハロー(halo)と呼ばれているものに相当する．
　 4)内部エコー（像）とは，腫瘤内部からのエコー（像）を意味する．
　 5)後方エコー（像）とは，腫瘤後方に現れるエコー（像）の総称である．
　 6)外側陰影とは，腫瘤外縁における後方エコー（像）を欠損することをいう．従来 tadpole tail sign と呼ばれている現象は，後方エコー（像）が増強し，外側陰影が著明なことを指す．
　 7)縦横比とは，腫瘤像の最大断面における縦径を，その横径で除したものである．

(日本超音波医学会，2000[8])より)

表2-14b　診断基準以外の主な超音波所見

腫瘍＼所見	石灰化	乳管乳管内腫瘍	乳腺境界線	クーパー靱帯	浅在筋膜浅層
良性 ↑↓ 悪性	粗大少数	整有茎性	変化なし	変化なし	変化なし
	微細多数	口径不整広基性	断裂	肥厚牽引像	断裂

（神尾孝子ら，1997[9]より）

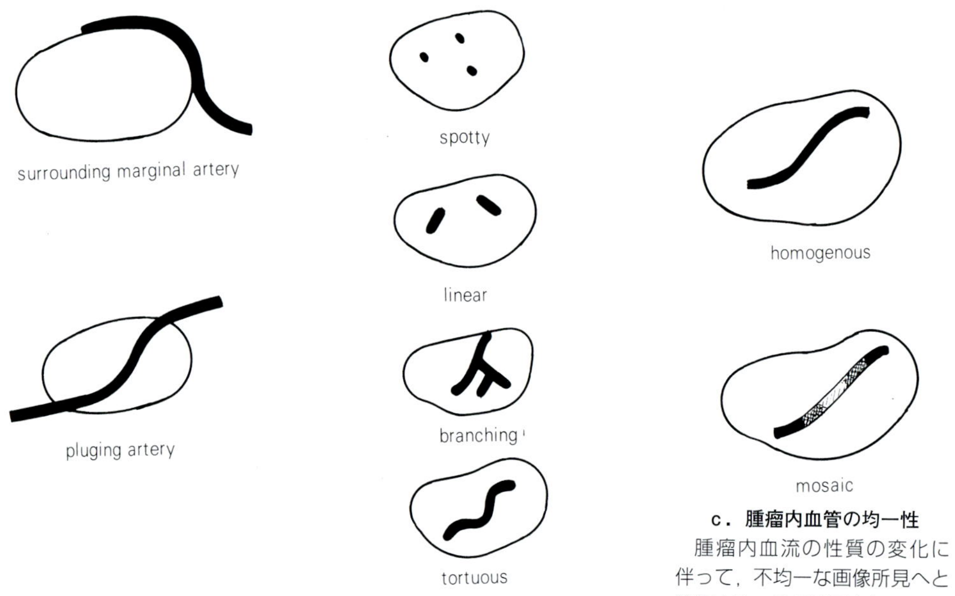

surrounding marginal artery

spotty

homogenous

linear

pluging artery

branching

mosaic

tortuous

c．腫瘤内血管の均一性
腫瘤内血流の性質の変化に伴って，不均一な画像所見へと移行する．その原因として，
①流速の上昇に伴うaliasing
②蛇行による血流方向の変化
③口径の不均一性に伴う流速の変化
などがあげられる．

a．栄養血管の形態
腫瘍周囲に存在する血流像は圧排性発育する良性腫瘍に，一方腫瘤内を蛇行する血流像は悪性腫瘍が多い．

b．腫瘤内血管の形態
腫瘤内の血流の増加に伴って上段から下段の所見へと変化していく．

図2-65　超音波ドプラ所見を用いた乳房腫瘤の診断
（東野英利子，1998[11]より一部改変）

所見として活用する[9]（表2-14b）．

(2) ドプラ血流所見

　腫瘍発育の場には新生血管の存在は不可欠であり，乳房においても良性腫瘍に比して悪性腫瘍の方が血管に富んでいる．Birdwellによるとパワードプラ法を用いた血流の検出率は乳癌で73％，良性疾患で78％と差がないが，最近では診断装置の進歩によって，少なくとも乳癌の95％程度に血流像が検出されるよ

うになった[10].

　現在のところ，形態的には栄養血管や腫瘍内血管のドプラ画像所見が腫瘍の良悪性診断の参考になることが示されている[11]（図2-65）．一方，定量的には，良悪性診断が必要な乳房腫瘍の場合，血流信号が弱く血流像が検出されても連続的にパルス信号を描写することが困難な場合が多く，超音波造影剤を用いた研究が期待されている．

3）実際の症例

　紙面の関係上，個々の疾患の解説は割愛し，日常外来でしばしば見られる典型的な良・悪性疾患を示す（図2-66，図2-67）．

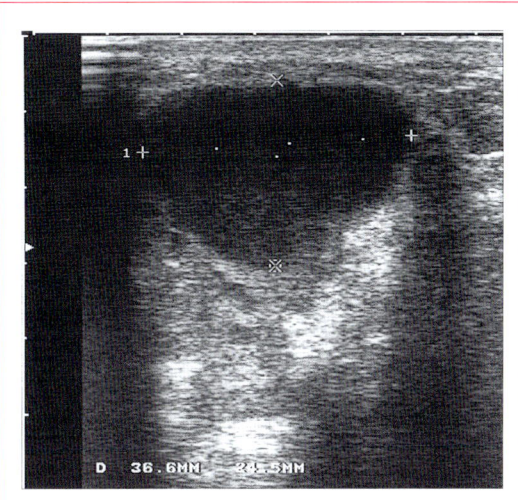

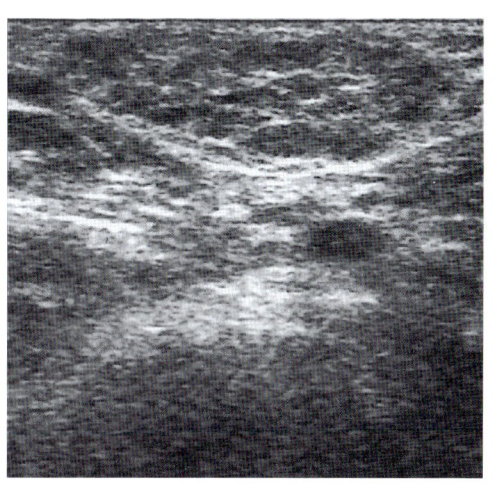

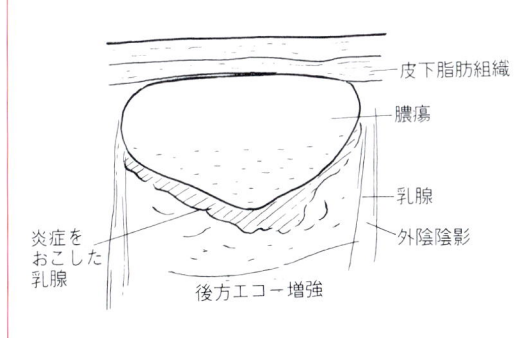

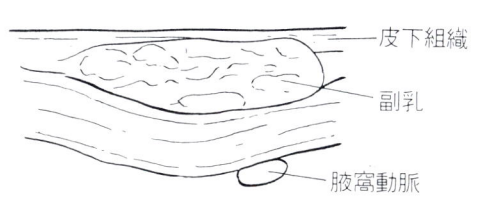

a．乳腺炎
　28歳，女性．乳腺組織内に37×24mmの嚢胞を認める．内容物はうっ滞した乳汁と，炎症による膿であり，やや輝度の高い部分も存在する．炎症の波及により周囲の乳腺の輝度がやや低下している．

b．副　乳
　26歳，女性．腋窩近傍の皮下脂肪組織内に斑紋様の腫瘤を認める．妊娠末期〜授乳期に増大したことから副乳と考えられる．

図2-66-1　乳房の良性疾患

130　第2章　婦人科超音波診断の実際

c．乳腺嚢胞
48歳，女性．やや扁平な楕円形嚢胞で，内容物は無エコーである．後方エコーは増強し，外側陰影を認める．本症例は単胞性であるが，しばしば隔壁を有することがある．

d．乳腺症
42歳，女性．乳腺内に小斑状の低輝度領域が散在する．しばしば嚢胞や不整形低エコー域を認めるが，超音波画像上の診断は主観に頼るところが多い．

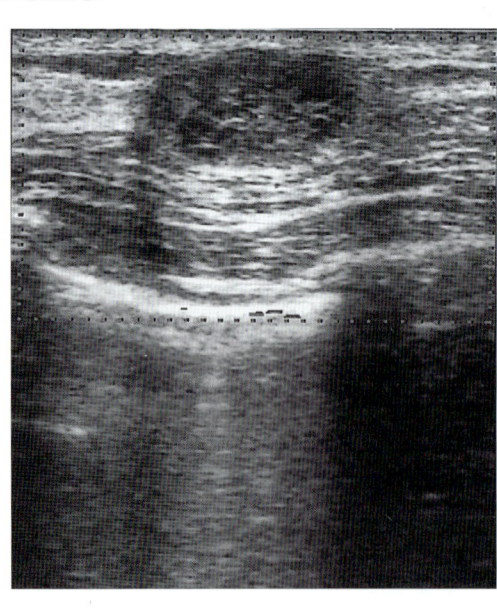

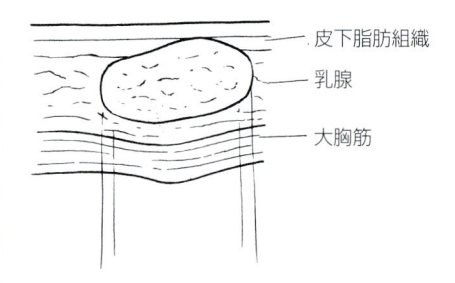

e．腺線維腫
43歳，女性．比較的な扁平な楕円形腫瘤で辺縁平滑，内部エコーもほぼ均一である．後方エコーは増強し，外側陰影も認められる．本症例では存在しないが，ときに大型の石灰化を認めることがある．良性疾患であり，パワードプラ法で観察しても血流像を認めない．

図2-66-2　乳房の良性疾患

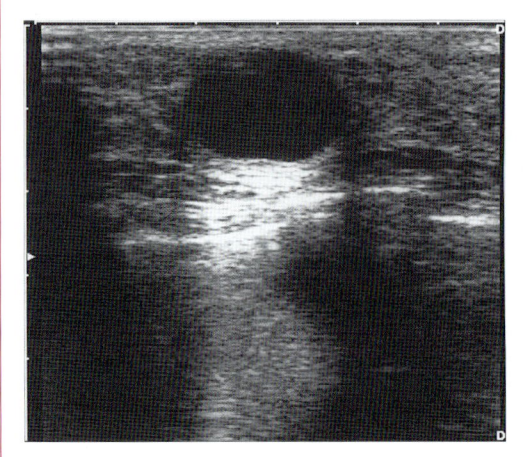

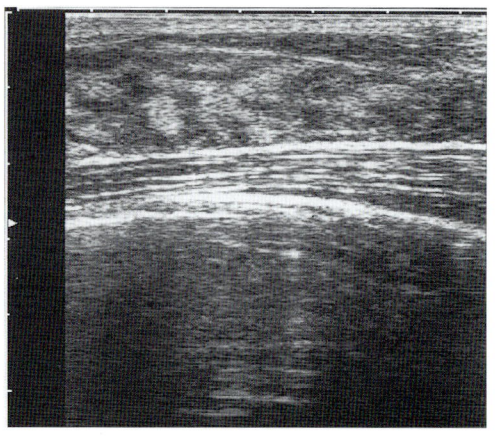

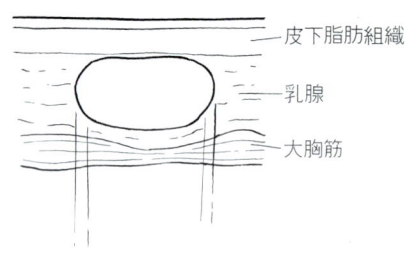

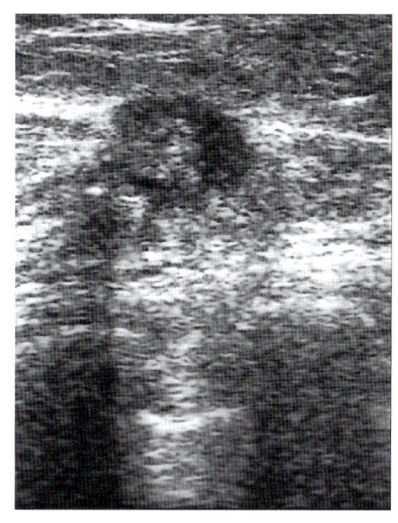

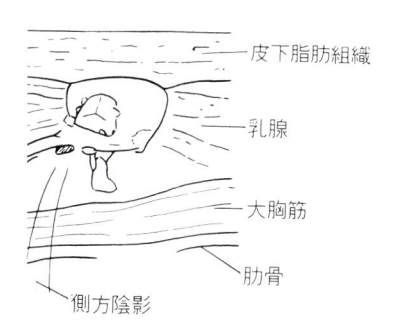

D. 乳　房

皮下脂肪組織
乳腺
大胸筋
肋骨
側方陰影

　乳腺組織内に形状不整で辺縁粗雑，かつ境界エコーが不規則な腫瘤を認める．内部エコーは全体的に低いが，中央からやや左寄りに石灰化像がある．乳癌の石灰化は比較的小さく，後方に音響陰影を伴わない．縦横比は1.0より小さいが，周囲の組織を巻き込むように発育し，かつ乳管内進展を示す所見も存在する．

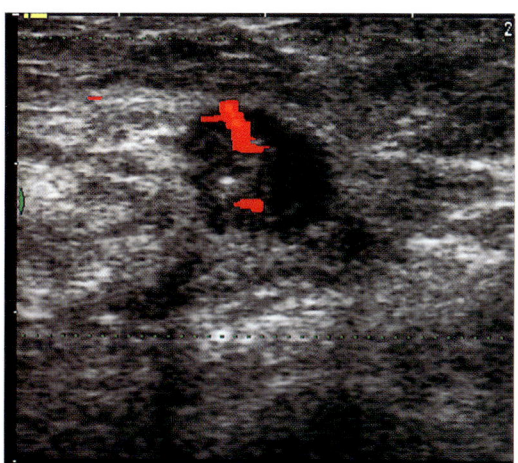

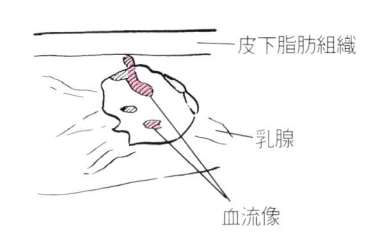

皮下脂肪組織
乳腺
血流像

　同じ症例をパワードプラで観察すると，腫瘤内には枝分かれおよび蛇行所見を呈する血流像が認められる．

a．浸潤性乳管癌（硬癌）

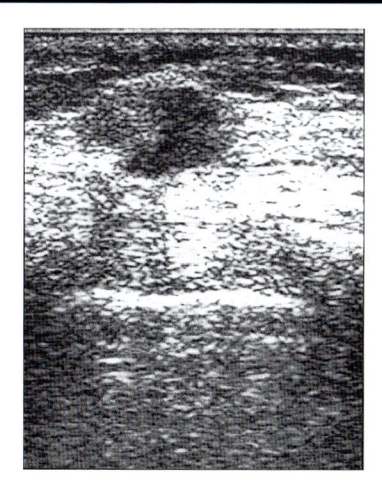

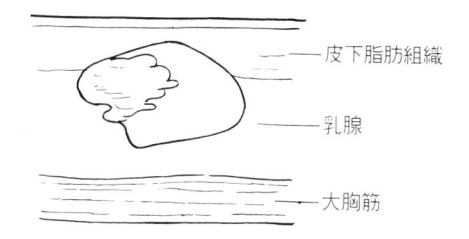

皮下脂肪組織
乳腺
大胸筋

b．非浸潤性乳管癌（面疱癌）
　77歳，女性．乳腺組織内にやや内部エコーの高い囊胞性腫瘤を認める．内部には表面が粗雑で内部の輝度が一定しない充実部分が存在する．

図2-67　乳房の悪性疾患

■文　　献■

1) 佐久間浩：コンパクト超音波シリーズ　Vol.3　乳房／甲状腺アトラス－基本－．p12-18, ベクトルコア社，東京，1999．
2) 角田博子：スクリーニング的診断法．産婦世界　49(増刊)：124-133, 1997．
3) 日本母性保護産婦人科医会編：IV．外来における超音波診断．乳癌検診の手引き－外来診療を中心に－，pp61-98, 1995．
4) 日本超音波医学会編：新超音波医学　第1巻　医用超音波の基礎．pp197-198, 医学書院，東京，2000．
5) 佐久間浩：コンパクト超音波シリーズ　Vol.3　乳房／甲状腺アトラス－乳房－．pp19-118, ベクトルコア社，東京，1999．
6) 乳癌学会編：臨床／病理乳癌取り扱い規約　第12版．pp20-21, 金原出版，東京，1998．
7) 日本母性保護産婦人科医会編：III．乳癌の基礎的知識．乳癌検診の手引き－外来診療を中心に－, pp12-18, 1995．
8) 日本超音波医学会編：新超音波医学　第1巻　医用超音波の基礎．pp219-220, 医学書院，東京，2000．
9) 神尾孝子，亀岡信悟：超音波検査からみた治療法の選択．産婦世界　49(増刊)：134-142, 1997．
10) Birdwell RL, et al：Preliminary experience with power Doppler imaging of solid breast masses. AJR 169：703-707, 1997．
11) 東野英利子：乳腺のカラードプラ．臨床放射線　43(増刊)：1370-1374, 1998．

3 産科超音波診断の実際

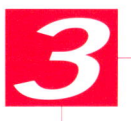

A. 妊娠初期

はじめに

　従来の産科診断学は，内診のほか，母体尿中 hCG の定量およびドプラ法による胎児心拍動の確認などがその中心であったが，現在ではそれに加えて分娩監視装置と超音波検査が産科診療の中心的役割を果たすようになった．とくに妊娠初期における経腟超音波検査は必須の検査法となっている．

1. 妊娠初期超音波検査のチェックポイント (表3-1)

1) 胎嚢を確認する

　妊娠が成立し妊娠 4〜5 週になると，胎嚢 (gestational sac ; GS) が検出できる．最も早く検出される胎嚢は，比較的均一高輝度な内膜像の中に直径 2〜4 mm の円形構造物として描出される．GS 中央部は低輝度の絨毛膜腔を，また周囲には栄養膜と脱落膜の細胞融合と考えられる領域が高輝度のコロナ状に観察される (図3-1)．

> **ポイント**　子宮外妊娠の診断をあせるな
>
> ☆胎嚢の検出時期は，排卵日が特定されている例では妊娠4週2日から5週3日に，排卵日が特定されないが月経周期が28〜31の例では妊娠4週2日から7週5日と幅がある[1]．実際に無月経で外来を受診する患者さんの多くは基礎体温をつけておらず，明らかな子宮外妊娠の所見が得られない限り，その診断は妊娠6週頃まで保留すべきである．超音波検査で胎嚢が確認できずに迷った場合には，尿中 hCG の定量と超音波検査で経過観察とする．流産や外妊が強く疑われた場合には子宮内容除去術を行い，術後の基礎体温や尿中 hCG 値の変化，病理診断の結果を総合的に考慮した慎重な判断が必要となる．

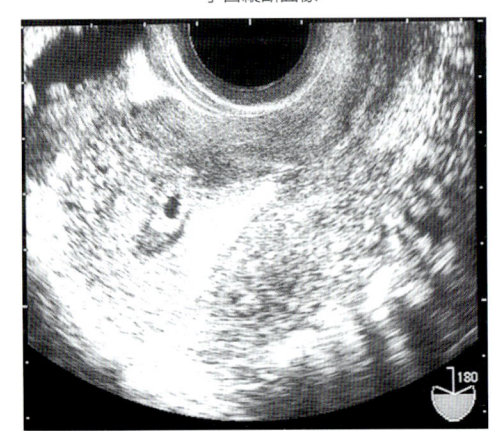

子宮縦断面像　　　　　　　　　子宮前額断面相当3次元像

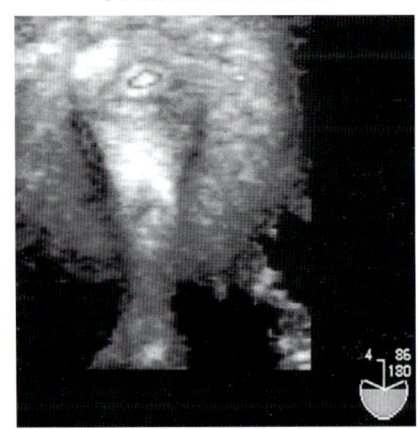

a．上位着床例

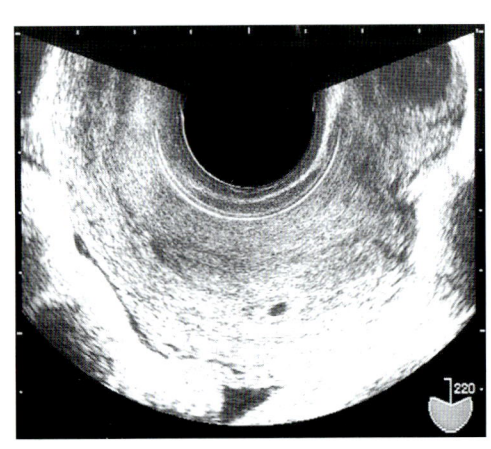

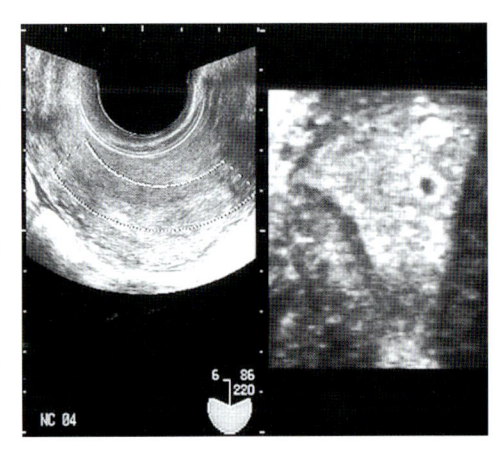

b．中位着床例

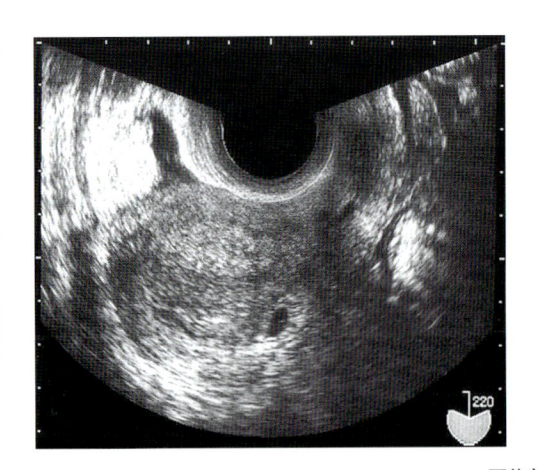

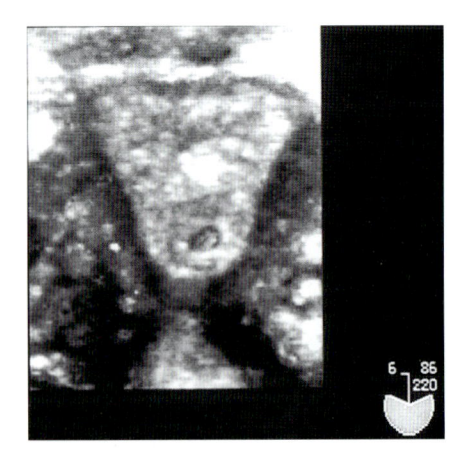

c．下位着床例

図3-1　早期胎嚢像の検出部位と妊娠予後

表3-1 妊娠初期超音波検査のチェックポイント

1. 胎嚢の確認
2. 着床部位の評価
3. 胎芽(児)および付属物の評価
　　　大きさ・心拍数・形態異常
4. 妊娠週数の診断
5. 異常分娩の診断
　　　子宮外妊娠・流産・多胎・絨毛性疾患・
　　　子宮の異常・卵巣の異常

表3-2 早期胎嚢像の検出部位と妊娠予後

早期胎嚢像の検出部位		上位	中位	下位
頻度(%)		80.8	14.5	4.6
妊娠予後	正常妊娠(%)	82.4	63.2	12.5
	初期流産(%)	17.6	36.8	50.0
	低置胎盤(%)	0	0	12.5
	前置胎盤(%)	0	0	25.0

〔木下叫一,1992[1]より引用一部改変〕

2) 胎嚢の位置から何がわかるか

従来,妊卵の着床部位は子宮底部から10〜20mm以内の子宮底部内膜とされてきた.木下らは,経腟走査法による子宮体部内膜像を上位,中位,下位に三分割すると,早期胎嚢像の検出部位は,上位からそれぞれ80.8%,14.5%,4.6%となり,妊卵の着床部位の多くが子宮底部に近い体部内膜であることを示した.さらに着床部位別に妊娠予後を検討すると,下位で検出された群の50%が初期流産,25%が前置胎盤,12.5%が低置胎盤となり,他の群に比して予後が悪いと指摘している(表3-2)[1].胎嚢が下位に検出され,流産に至った実際の例を示す(図3-2).

> **ポイント** *GSの検出部位に注目しよう*
>
> ☆ GSの80%は子宮底近くに見えはじめる.内子宮口付近の下位で検出された場合には,その後の流産や胎盤位置異常に注意する.

3) 胎児(芽)およびその付属物を見る

妊娠5週頃に胎嚢の直径が10mm程度になると,まず胎嚢内に卵黄嚢が出現し,引き続き胎芽(妊娠8週未満の胎児)が検出されるようになる.さらに胎芽が3mm程度になると,現在普及している機器であれば,ほぼ全例で心拍動が検出される.児の心拍数は初め100bpm前後であるが,妊娠9週で頭臀長20mmとなるまでほぼ直線的に増加して170〜180bpmのプラトーに達し,その後次第に減少して妊娠中期以降140〜160bpm程度となる(図3-3)[2].

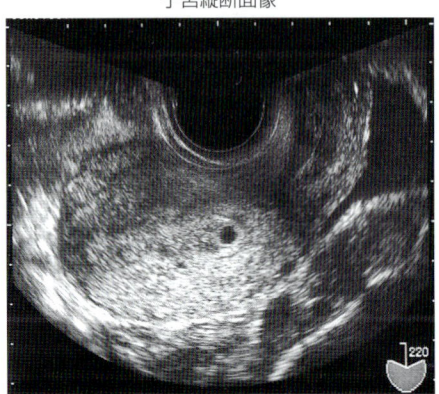

子宮縦断面像 　　　　　　子宮前額断面相当3次元像

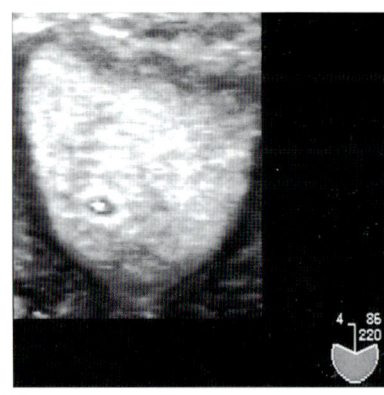

妊娠6週0日
周囲に高輝度リング状の領域を伴う，直径5mmの早期胎嚢像が子宮内膜像の下位1/3に検出された．

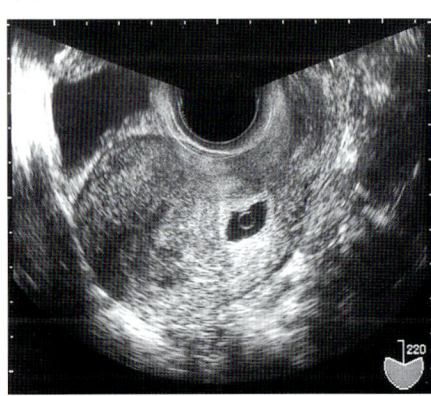

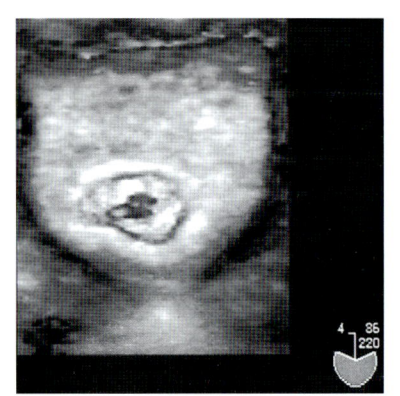

妊娠8週0日
胎嚢は16×10mmに増大し，内部には卵黄嚢と心拍を伴う胎芽を認める．胎児は依然下位1/3に存在する．予後に対するリスクを説明し，2週間後の再来を指示した．

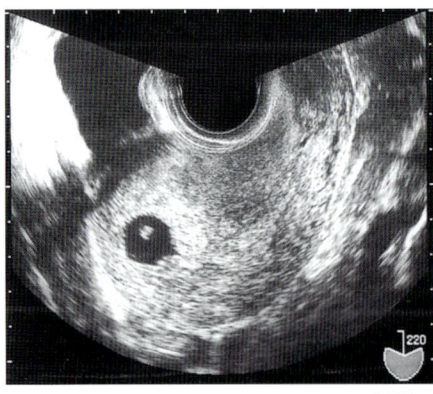

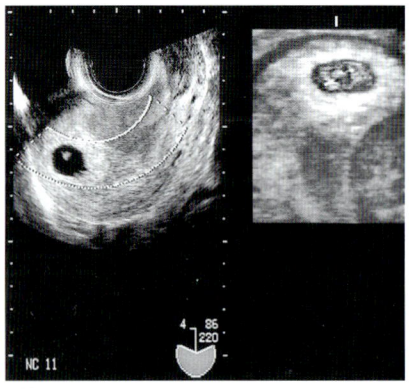

妊娠10週0日
胎嚢は子宮底近傍に移動しているが，胎嚢径に変化なく，さらに胎児心拍も検出されなくなっていることから，稽留流産と診断した．胎児死亡に伴って絨毛膜が脱落膜から剥離し，子宮腔内での胎嚢の位置が移動したものと考えられた．

図3-2　早期胎嚢像が子宮体部の下位に検出された例

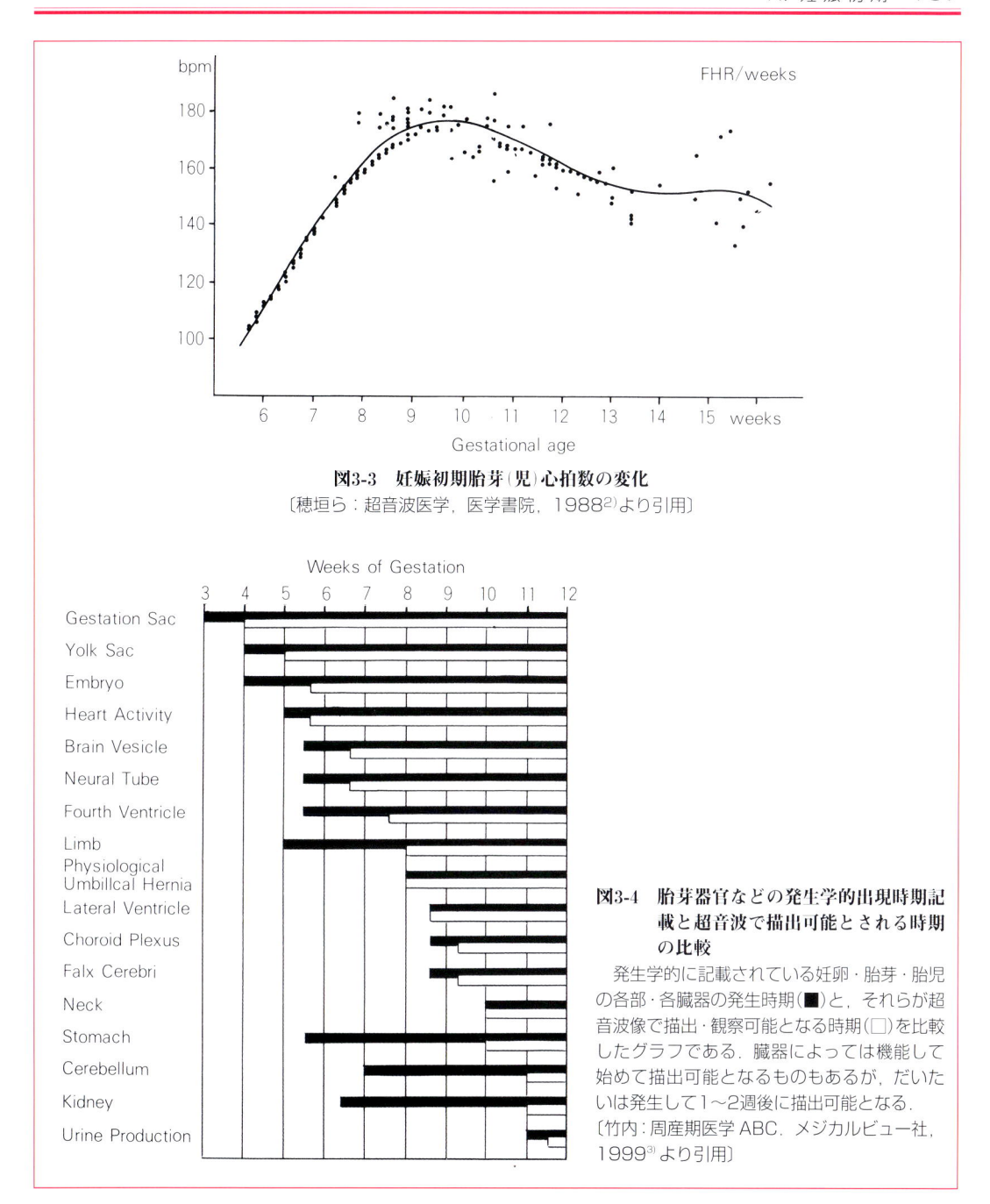

図3-3 妊娠初期胎芽（児）心拍数の変化
〔穂垣ら：超音波医学，医学書院，1988[2]より引用〕

図3-4 胎芽器官などの発生学的出現時期記載と超音波で描出可能とされる時期の比較

発生学的に記載されている妊卵・胎芽・胎児の各部・各臓器の発生時期（■）と，それらが超音波像で描出・観察可能となる時期（□）を比較したグラフである．臓器によっては機能して始めて描出可能となるものもあるが，だいたいは発生して1～2週後に描出可能となる．
〔竹内：周産期医学ABC．メジカルビュー社，1999[3]より引用〕

　一方，胎児（芽）の形態は，その発生学的な形態変化に伴って超音波画像でも描写できるようになる．竹内は，実際の胎児（芽）発生と超音波画像に描出される時期には1～2週間のずれがあり，こうした画像上の発生学的知識（超音波発生学＝Sonoembriology）を修得することの重要性を指摘している（図3-4）[3]．各妊娠週数における胎児（芽）を2次元および3次元画像で示す（図3-5）．

2次元画像　　　　　　　3次元画像

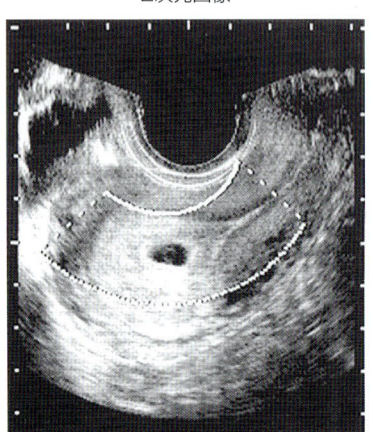

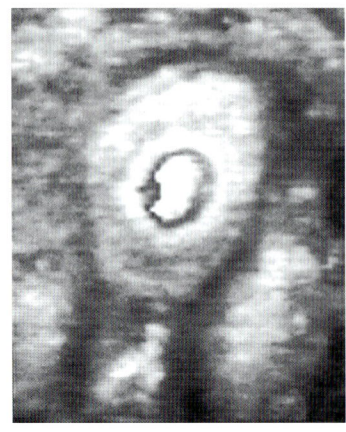

5週3日
　左図：子宮内膜は肥厚して脱落膜化が進み，その中央部に直径13mmの胎嚢像を認める．周囲には高輝度なコロナ状の絨毛膜を伴い，内部にはリング状の卵黄嚢も観察される．
　右図：子宮体部前額断面相当3次元画像で，子宮腔中央部に胎嚢像を認める．向かって左の隆起は卵黄嚢である．

2次元画像　　　　　　　3次元画像

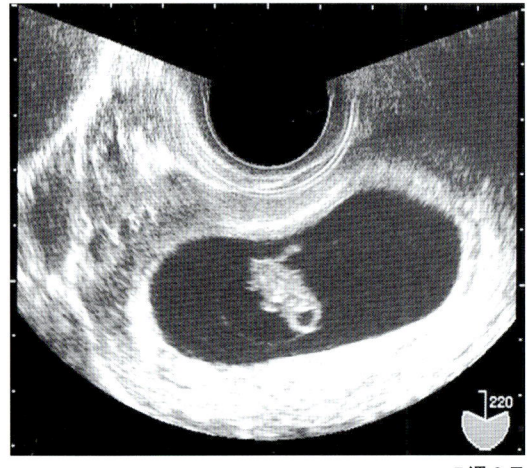

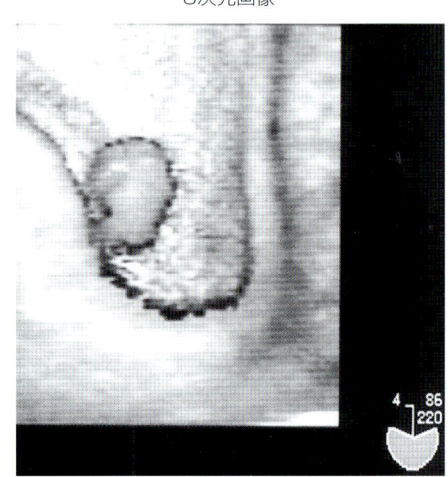

7週6日
左図：胎嚢内部に薄い羊膜に被包された頭殿長15mmの胎芽を認める．すでに頭部と躯幹が区別され，かすかに四肢も観察できる．頭部には初期の脳室（将来第四脳室となる菱脳）も描出されている．
右図：高輝度で堤防状に描写された絨毛膜の内側に塊状の胎芽を認める．かろうじて頭尾の区別がつき，左下方に臍帯ものびているが，四肢はいまだ明瞭ではない．

図3-5-1　妊娠初期胎（芽）児像（1）

ポイント　***Sonoembriology* を修得する**

☆各妊娠週数で何がどのように見えるかを知り，画像に描写できるようにしたい．こうした正常臓器の発達に関する知識が，初期胎児異常を診断する手がかりとなる．

A. 妊娠初期

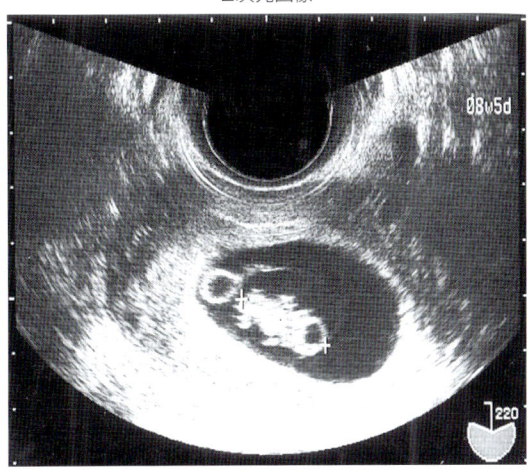

2次元画像　　　　　　　　　　　3次元画像

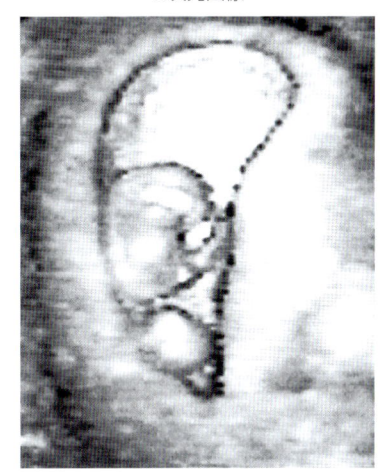

8週5日

左図：薄い羊膜腔に頭殿長17.8mmの胎児を認める．初期脳室を有する頭部と躯幹や四肢も描写されるようになる．羊膜の左に接して卵黄嚢も存在する．

右図：胎児の頭部と躯幹は明瞭に区別できるようになり，右斜め上方に向かう臍帯も描写されている．四肢らしき隆起も観察されるが鰓弓かもしれない．胎児の下方には球形の卵黄嚢がはっきりと描出されている．

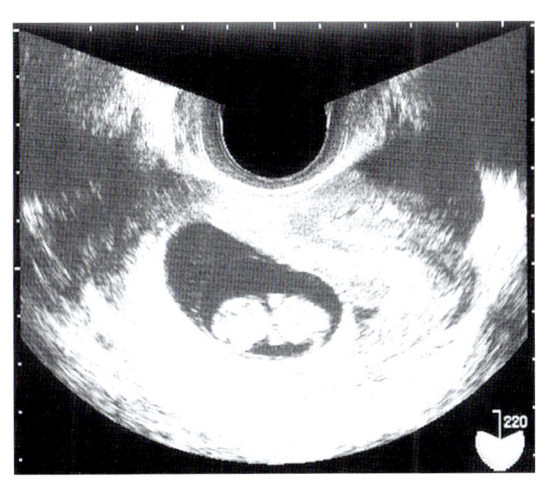

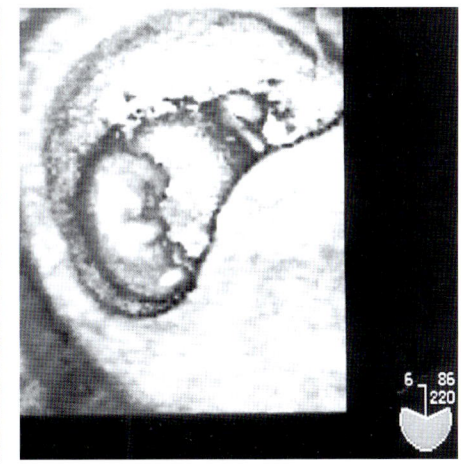

9週4日

左図：薄い羊膜腔に頭殿長24mmの胎児を認める．胎児の形態がさらに明瞭に描写されている．

右図：絨毛膜，羊膜，胎児，卵黄嚢，臍帯など絨毛膜腔の全体像が立体的に描出されている．胎児の頭部下方には鰓弓とみられる隆起がみられ，上下肢も明瞭に判別することができる．羊膜がはっきり描写されたことにより，卵黄嚢がその外側に接して存在することがよくわかる．

図3-5-2　妊娠初期胎（芽）児像（2）

10週1日
左図：胎児の頭殿長は30mmとさらに成長している．絨毛膜腔内での羊膜腔の占める割合が上昇し，羊膜は周囲にはりつくように存在する．
右図：胎児の全体像が明瞭となり，臍帯と卵黄嚢の位置関係も3次元立体像としてはっきり描写されている．また，臍帯の胎児側には生理的臍帯ヘルニア（中腸がその発育過程で長さを確保するために一時的に臍輪に入り込む現象）も観察できる．

3次元画像

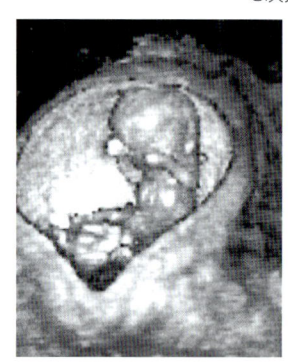

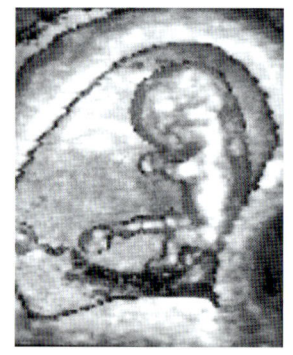

11週5日－見猿スタイル－
視野を180度変えて作像した3次元画像である．胎児はほぼ完全にヒトの形態をしていることがわかる．視点を胎児左後方に設定した画像では，臍帯付着部や卵黄嚢および卵黄嚢茎も描写される．

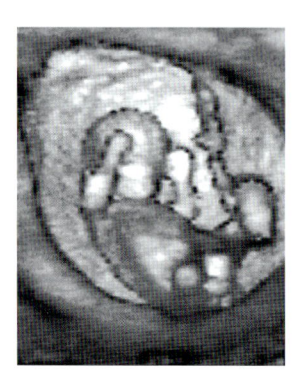

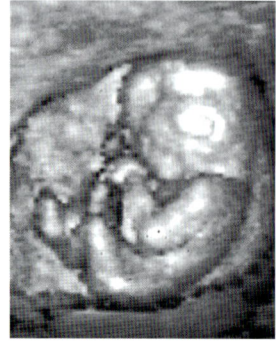

13週1日－聞か猿スタイル－（左図）
胎児の形態はより明瞭に描写され，頭部では前頭縫合，上肢では前腕や手掌の状態もうかがわれる．

14週3日－言わ猿スタイル－（右図）
この時期には頭蓋骨の縫合がさらに明瞭になり，耳介や顔面の構造もはっきりしている．さらにいかにも胎児らしい体勢をとり，全体が肉感的になってきているのがわかる．

図3-5-3　妊娠初期胎（芽）児像（3）

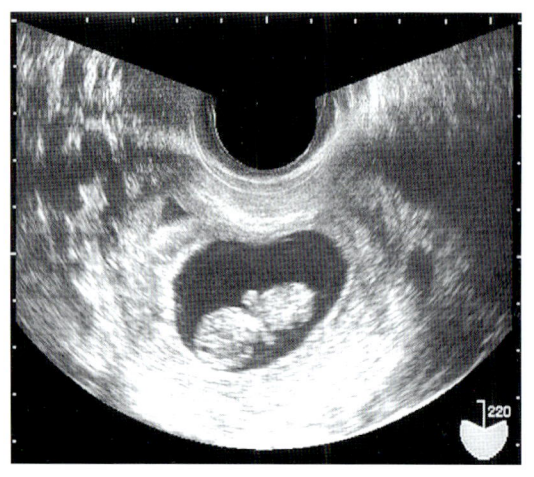

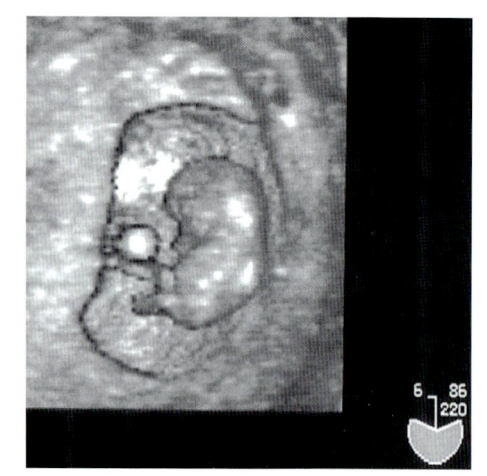

4）妊娠週数の評価

一般臨床において，無月経を主訴に来院する患者さんの多くは月経周期が整でも排卵日が不明であり，妊娠週数の評価はその後の産科管理上重要な作業である．胎嚢の直径により算出する方法（妊娠週数＝GS径×1.3＋2.8）もあるが，最終的には胎児頭殿長で行う．とくに妊娠8週から10週で頭臀長が2.0〜3.0cm程度の時期に行うのが最も正確である．どの程度まで修正すべきかの規定はないが，われわれの施設では妊娠週数とのずれが3〜4日までであればあえて修正していない．気になるようであれば2週間後に再評価を行って最終決定する．

2．妊娠初期の異常を診断する

1）子宮外妊娠

経腟走査法の普及により，子宮外妊娠の診断はかなり正確にできるようになった．本症は子宮外に胎嚢が存在することで確定診断が可能であり，典型例を示す（図3-6）．

まず経腟超音波検査を活用した本症の基本的な診断手順と注意点を解説する．

① **子宮腔内を詳細に観察し，胎嚢の有無を検索する．**
   ○このとき子宮腔内の分泌物貯留を反映した偽胎嚢像に注意する．

② **胎嚢が見つからない場合には内膜像も評価する．**

本症では，子宮出血の有無にかかわらず，さまざまな子宮内膜像を呈する（図3-7）．
   ○薄い場合には流産または子宮外妊娠を疑う．
   ○厚く均一高輝度であれば，胎嚢出現前であることが多く経過観察とする．
   ○厚くとも不均一であれば，流産初期か子宮外妊娠での脱落膜変化を疑う．
   ○その他子宮留血腫の所見を呈する場合も子宮外妊娠を疑ってみる．

③ **①②の所見から本症が疑診されれば，まずダグラス窩を観察する．**
   ○ダグラス窩に液体貯留を示すエコーフリースペースをみたら，子宮内妊娠の流産による卵管を経由した逆流血か，または子宮外妊娠による腹腔内出血を考慮する．
   ○エコーフリースペースがダグラス窩に限局すれば出血量は100ml以下であり，これが膀胱子宮窩に達していれば300ml，子宮が完全に浮遊していれば500ml以上の出血が予想される．
   ○エコーフリースペースがなければ，ダグラス窩穿刺の必要はない．

④ **プローブを左右に広く走査して卵巣を観察する．**
   ○卵巣の全体像を描写して卵巣妊娠が否定できたら，できれば左右のどちらに黄体があるかを同定する．

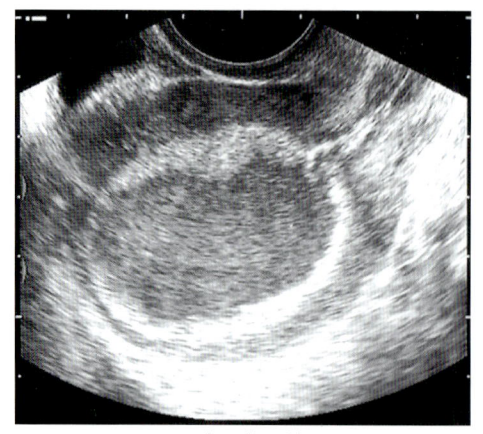

a. 子宮正中縦断面像
子宮内膜は不規則に肥厚し，内腔にはやや高輝度な液体が貯留している．妊娠反応陽性であるが胎嚢像を認めず，子宮外妊娠が疑われる．

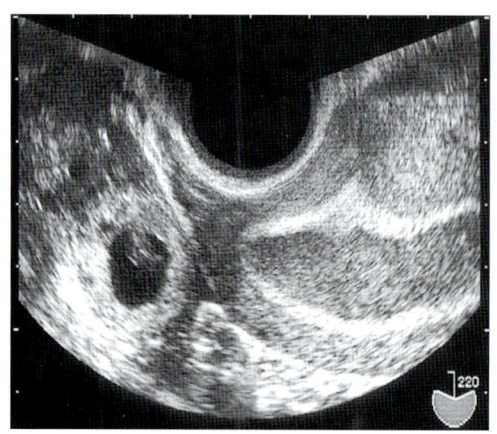

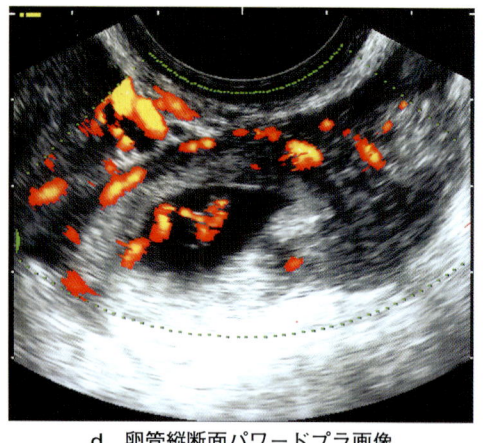

d. 卵管縦断面パワードプラ画像
ⓒの領域をパワードプラ法で観察すると，絨毛膜周囲の血流の一部と臍帯から胎芽への一連の血流像が描写できる．

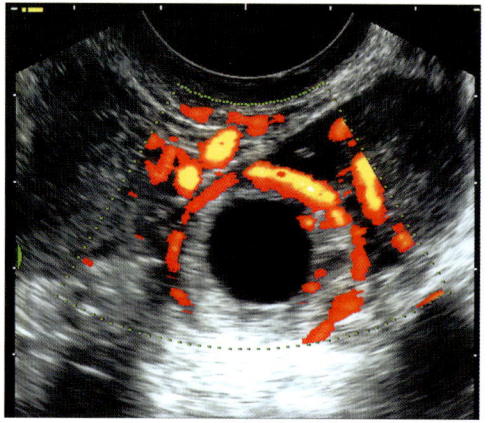

b. 小骨盤腔の前額断面像
子宮左側壁近傍に類円形のエコーフリースペースを認め，周囲にはコロナ状の高輝度領域を伴っていることから，子宮外胎嚢像と考えられた．

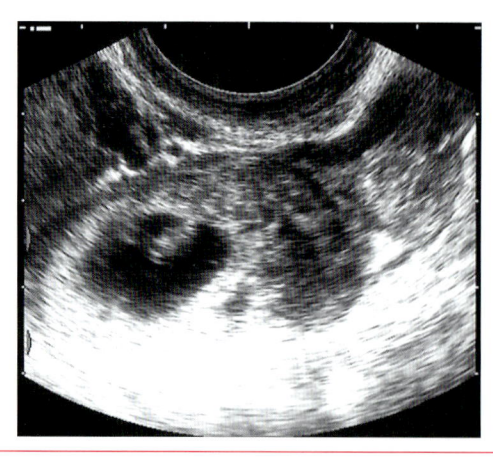

e. 卵管横断面パワードプラ画像
横断面で卵管を観察すると，胎嚢を取り囲むようなリング状の活発な血流像を認め，診断に有用である．

c. 卵管縦断面像
子宮外胎嚢像を拡大している．コロナ状の高輝度領域として描写される絨毛と，その内部には心拍を伴う胎芽像と卵黄嚢を認め，本症と確診した．さらに胎嚢像の右側方には，筆先のような部分とその遠位に低輝度な液体が存在する領域を認めたことから，卵管膨大部妊娠であり，かつ腹腔内出血を伴っていると診断された．

図3-6　典型的な子宮外妊娠（妊娠6週5日）
症例：21歳未婚．未経産．無月経，少量の性器出血，軽度下腹痛を主訴に来院した．妊娠反応陽性．

A. 妊娠初期　143

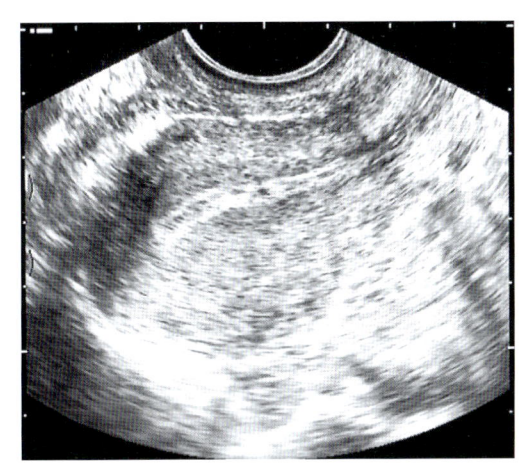

a．薄い子宮内膜像を呈するタイプ
〔25歳，妊娠7週2日，卵管峡部妊娠〕

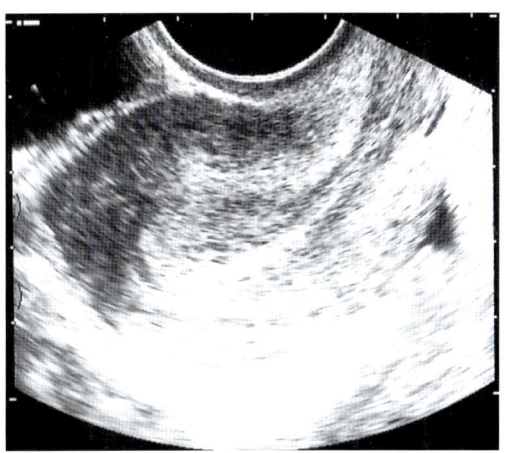

b．厚い子宮内膜像を呈するタイプ
〔30歳，妊娠7週1日，卵管膨大部妊娠〕

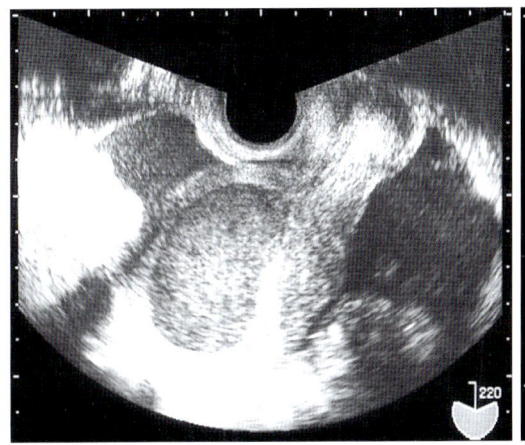

c．子宮留血症を呈するタイプ
〔22歳，妊娠5週6日，卵管膨大部妊娠→卵管流産〕

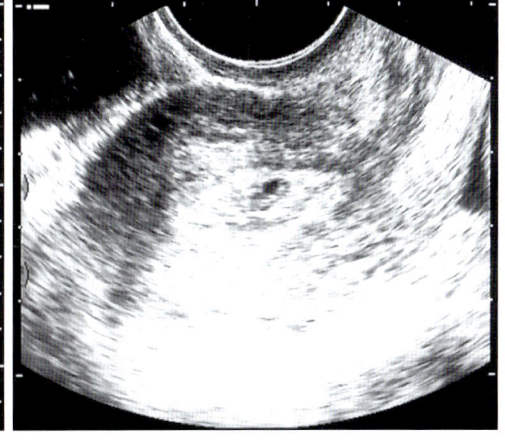

d．偽胎嚢像（pseudo GS）を有するタイプ
〔30歳，妊娠7週1日，卵管膨大部妊娠〕

図3-7　子宮外妊娠の子宮内膜像（子宮縦断面像）

⑤　④同様に小骨盤腔内を詳細に観察し，とくに妊娠黄体の存在する側の卵管を中心に子宮外胎嚢像を探索する．
　　○円形または類円形のエコーフリースペースを見つけたら，これが胎嚢であることを確認する．心拍を伴う胎芽像が存在すれば確定的であるが，その他の所見（胎嚢周囲の高輝度なリング状を呈する絨毛膜像，胎嚢内の卵黄嚢像，プローブでの圧迫による圧痛）も参考とする．
　　○超音波ドプラ検査を併用して絨毛膜およびその周囲の活発な血流像が検出できれば，さらに有力な根拠となる．
　一般にはこのように診断を行うが，香川の報告によれば実際に子宮外妊娠で

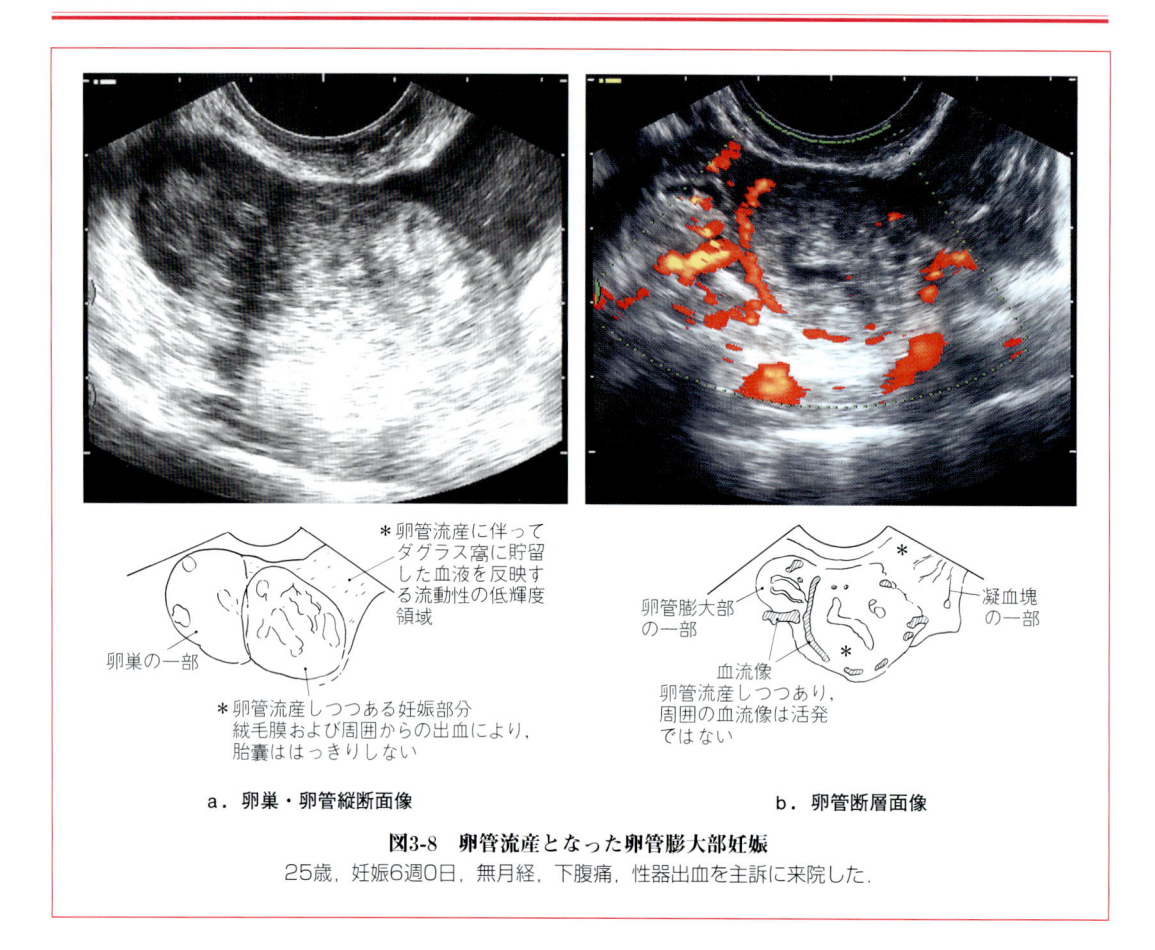

図3-8 卵管流産となった卵管膨大部妊娠
25歳，妊娠6週0日，無月経，下腹痛，性器出血を主訴に来院した．

a．卵巣・卵管縦断面像
* 卵管流産に伴ってダグラス窩に貯留した血液を反映する流動性の低輝度領域
卵巣の一部
* 卵管流産しつつある妊娠部分 絨毛膜および周囲からの出血により，胎嚢ははっきりしない

b．卵管断層面像
卵管膨大部の一部
血流像 卵管流産しつつあり，周囲の血流像は活発ではない
凝血塊の一部

あった症例のうち子宮外に胎嚢や胎芽が検出できるのは，それぞれ54％と31％にすぎない[4]．著者らの経験でもその病態は多岐にわたり，早期診断をあせるあまりに超音波画像所見や臨床所見の判断を誤る場合もある．とくに卵管妊娠のうち最も頻度が高いとされる卵管膨大部妊娠では，卵管流産となり，卵管内の胎嚢が変型したり，胎嚢像によるエコーフリースペースが認められない例が存在し，診断が困難となる場合がある(図3-8)．こうした場合には単に子宮外の胎嚢像を探すだけでなく，子宮内膜像を含めて超音波検査による詳細な骨盤腔内の検索を行うべきである．

それでも画像および臨床所見が乏しく，多少でも診断に疑問を感じる場合には，無用の腹腔鏡や開腹手術を避けるためにも，経過観察のうえ尿中 hCG 値や内膜掻爬術による総合的評価を行うべきである．まして子宮外妊娠であっても卵管流産例では，症状が軽度であれば経過観察のみで自然治癒する場合があり，慎重な対応が望ましい．超音波検査を用いた子宮外妊娠の診断のストラテジーを示す(図3-9)[5]．

A. 妊娠初期　145

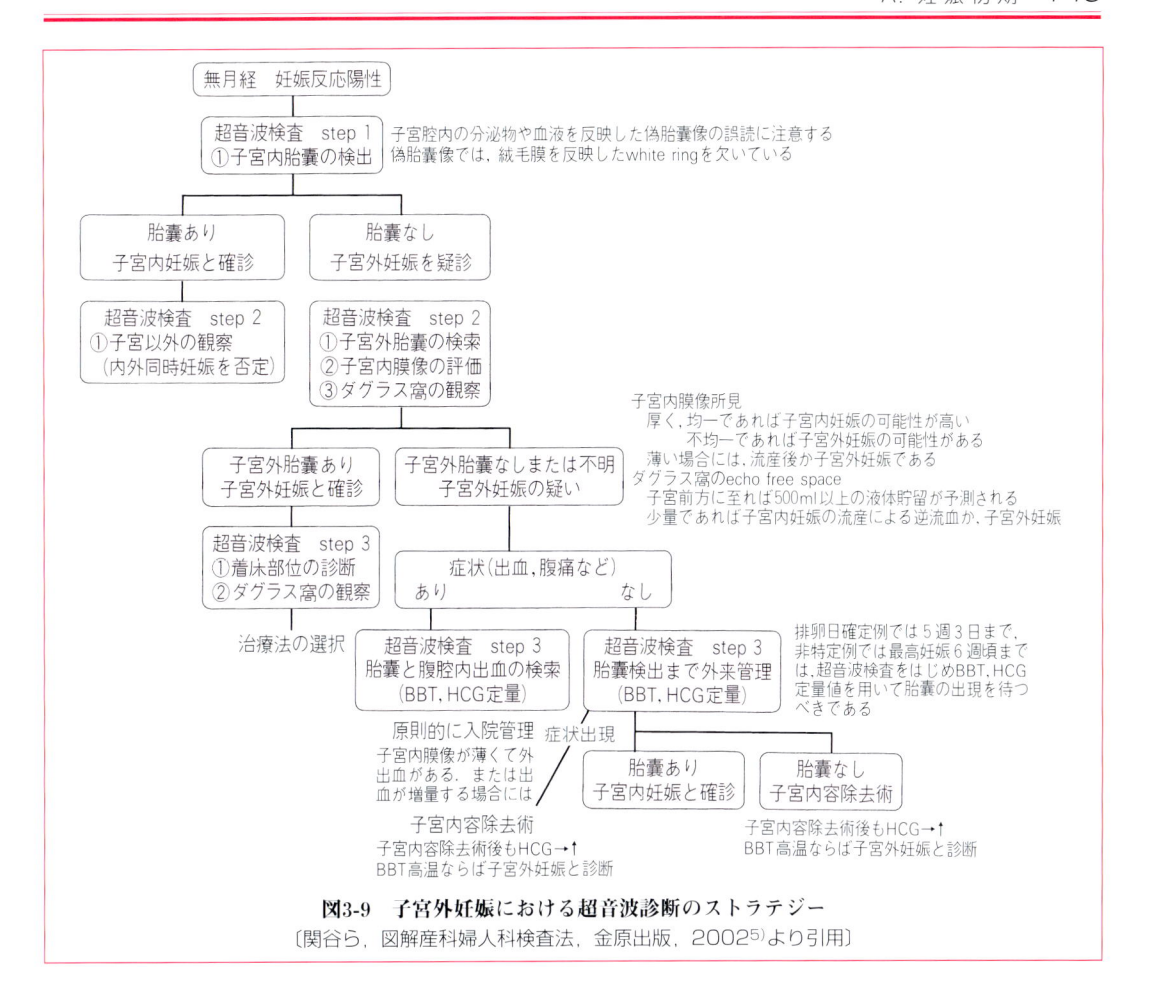

```
┌──────────────────┐
│ 無月経　妊娠反応陽性 │
└─────────┬────────┘
          ↓
┌──────────────────┐
│ 超音波検査　step 1 │　子宮腔内の分泌物や血液を反映した偽胎嚢像の誤読に注意する
│ ①子宮内胎嚢の検出 │　偽胎嚢像では，絨毛膜を反映したwhite ringを欠いている
└─────────┬────────┘
     ┌────┴────┐
     ↓         ↓
┌─────────┐ ┌─────────┐
│ 胎嚢あり │ │ 胎嚢なし │
│子宮内妊娠 │ │子宮外妊娠 │
│と確診    │ │を疑診    │
└────┬────┘ └────┬────┘
     ↓              ↓
┌──────────────┐ ┌──────────────────┐
│超音波検査 step 2│ │ 超音波検査　step 2 │
│①子宮以外の観察 │ │①子宮外胎嚢の検索  │
│(内外同時妊娠を │ │②子宮内膜像の評価  │
│ 否定)         │ │③ダグラス窩の観察  │
└──────────────┘ └──────────────────┘
```

子宮内膜像所見
　厚く，均一であれば子宮内妊娠の可能性が高い
　　　　不均一であれば子宮外妊娠の可能性がある
　薄い場合には，流産後か子宮外妊娠である
ダグラス窩のecho free space
　子宮前方に至れば500ml以上の液体貯留が予測される
　少量であれば子宮内妊娠の流産による逆流血か，子宮外妊娠

排卵日確定例では5週3日まで，非特定例では最高妊娠6週頃までは，超音波検査をはじめBBT，HCG定量値を用いて胎嚢の出現を待つべきである

原則的に入院管理　症状出現
子宮内膜像が薄くて外出血がある．または出血が増量する場合には
　子宮内容除去術
子宮内容除去後もHCG→↑
BBT高温ならば子宮外妊娠と診断

子宮内容除去術後もHCG→↑
BBT高温ならば子宮外妊娠と診断

図3-9　子宮外妊娠における超音波診断のストラテジー
〔関谷ら，図解産科婦人科検査法，金原出版，2002[5])より引用〕

ポイント　子宮外妊娠（卵管妊娠）の画像診断のコツ

☆外妊でも子宮外GSが確認ができない例がしばしば存在する．

☆子宮内の偽胎嚢像（子宮腔内分泌物貯留像）や，卵巣（妊娠黄体，黄体嚢胞）および卵管（留水症）を真のGSと見間違えない．

☆子宮外GSの同定には内部の卵黄嚢と周囲の絨毛膜像の存在を目安にする．

☆子宮内膜エコー像も参考にする．

☆超音波ドプラ法による胎嚢周囲の血流像も診断に有用である．

また，子宮外妊娠の特殊な例として子宮間質部妊娠と頸管妊娠があり，とくに後者は頸管流産との鑑別がポイントで，安易に搔爬術を行えば大出血をきたして危険である．当科の治療法を含め，それぞれの症例を示す(図3-10)[6]．

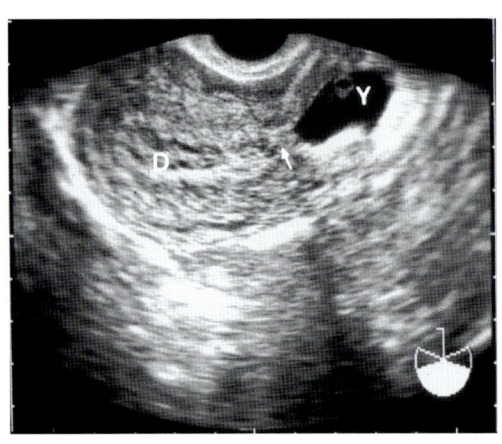

a．頸管妊娠

妊娠6週3日．他院より子宮外妊娠の疑いで来院．軽度の腹痛と性器出血を認める．体部内膜は厚いが，輝度は一定でない．内子宮口より下方の頸管部には心拍を伴う胎芽と卵黄嚢を有する胎嚢が検出され，頸部はやや腫大している．内子宮口(↑)は閉鎖し，胎嚢はこれを越えて体部には侵入していないことから頸管妊娠と診断した．胎嚢内エタノール混入およびMTX療法を行い，治癒に至った

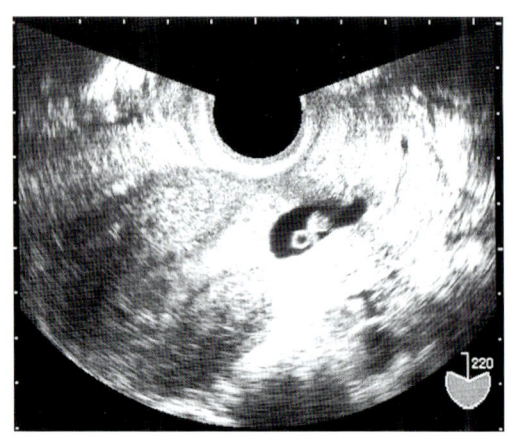

b．頸管流産

妊娠6週3日．無月経，軽度腹痛，性器出血を主訴に来院．体部内膜は不規則に肥厚し，胎嚢像を認めない．心拍を伴う胎芽像を含む胎嚢は，子宮峡部～頸管内に検出され，頸管妊娠も否定できない．しかし，①子宮頸部の腫大はない．②絨毛膜を反映する胎嚢周囲の高輝度領域に乏しく，③子宮体部内膜は頸管妊娠で認めるような高度の肥厚を認めない．④体部筋層には収縮を伴うことなどから頸管流産と診断し，子宮内容除去術を行った．

図3-10　頸管妊娠と頸管流産（子宮縦断面像）

ポイント　頸管妊娠と頸管流産を鑑別しよう

鑑別点	子宮全体の形態	内膜像	発育形態	胎嚢の形態
頸管妊娠	雪だるま型	厚く不規則（脱落膜変化）	頸部実質に浸潤性発育（着床側の頸部実質は薄い）	周囲に絨毛膜のリング状高輝度領域を伴う
頸管流産	変化に乏しい	比較的薄い（脱落膜剥離による）	頸管腔に挟まれる（頸部実質の厚さは同一）	絨毛膜を反映した高輝度領域が不明瞭

2）流産の評価

本症の評価を行うには，枯死卵または稽留流産の評価，心拍を含めた胎芽（児）の評価，および切迫流産，特に絨毛膜下出血による子宮内血腫像の検出がある．

（1）枯死卵と稽留流産の評価

枯死卵とは，胎囊の発育が不良であるか，卵黄囊が検出されても胎芽を認められない場合を指し，本症の超音波所見には胎囊周囲のコロナ状エコー輝度の低下や形態変化がある．しかし，この時期では出血などの症状に乏しいうえに，所見のvariationも多く，その後正常に発育する例も存在する．こうした場合には，7～10日後に再検査を行い，所見に変化が認められなければ本症と診断するのが無難であろう（図3-11a）．

一方，稽留流産は妊娠22週未満に胎児が子宮内で死亡後，未だ子宮内に停留した状態を指すが，現在の機器では頭臀長が3～5 mmあれば心拍動の有無で診断可能である（図3-11b）．しかし，心拍動が確認されても胎児に対して胎囊径が著しく小さい例では，その後流産に至ることが多い（図3-12）[7]．

また，胎囊や胎芽（児）と母体尿中 hCG 値との関連も流産の評価に有用である．正常例で母体尿中 hCG 値が1,000～2,000iu/ml 以上あれば全例に胎囊が検出でき，さらに10,000iu/ml を越えると心拍も確認されはじめ，20,000iu/ml 以上であれば全例に検出できると報告されている．したがって，これを逸脱する例では注意が必要となる[8]．

（2）胎芽（児）心拍の異常と流産

正常例では，妊娠4週末に原始心臓と脈管系が形成されたのちに心拍動が開始する．前述の通り，現在の経腟走査法では妊娠6週前半になるとほぼ全例で胎芽の心拍動が確認できることから，頭臀長が3～5 mm程度あって心拍が確認できなければ，胎芽（児）死亡とする．

一方，胎芽（児）確認後心拍が確認されても，後に胎芽（児）死亡に至る例も存在し，これに先だって発生する胎芽心拍異常は日常臨床でしばしば経験される．一般には，85～90bpm 未満の徐脈が認められれば児の予後が悪いとする報告が多いが，竹村らは，胎芽（児）死亡に先立つ心拍異常として，徐脈を終始呈する例，頻脈を呈した後に徐脈に至る例，さらにA-V blockを呈する例なども存在すると指摘している[9]．

（3）切迫流産の評価

本症は，胎児の生存にもかかわらず流産の可能性のある状態を指すが，そのなかには単に下腹痛，腰痛，性器出血などの症状を呈するのみで，その後正常に経過する例や，絨毛膜下出血を伴う例までさまざまで，こうした所見の意義については曖昧な点が多い．

一般臨床においては，頸管無力症や児の先天異常がなく，胎囊や胎芽が発育して心拍動が認められれば，多少の出血があっても予後は良好である．とくに

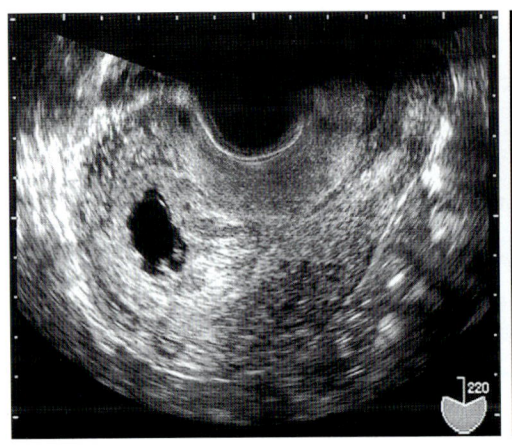

a．妊娠 7 週 0 日，枯死卵

無月経を主訴に来院．妊娠反応陽性で，子宮内に胎嚢を認めるが，週数に比して胎嚢径は小さく形も崩れ，周囲の絨毛膜のコロナ状エコーも不明瞭である．羊膜腔内は空虚で，枯死卵と診断した．

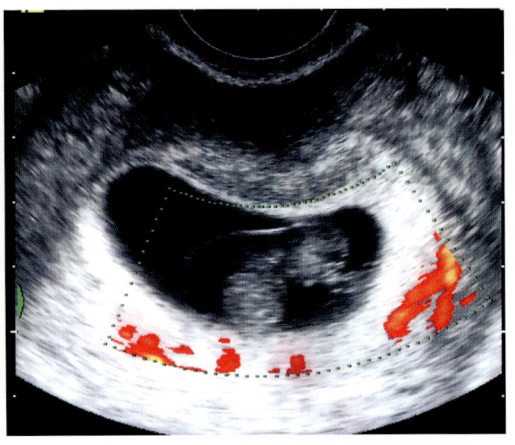

b．妊娠 10 週 3 日，子宮内胎児死亡（稽留流産）

妊娠と診断後，胎嚢も確認できて外来フォローしていた．定期健診時に胎児を認めたが，すでに心拍は認めなかった．胎児死亡による浮腫のため胎児像の輝度が低下している．

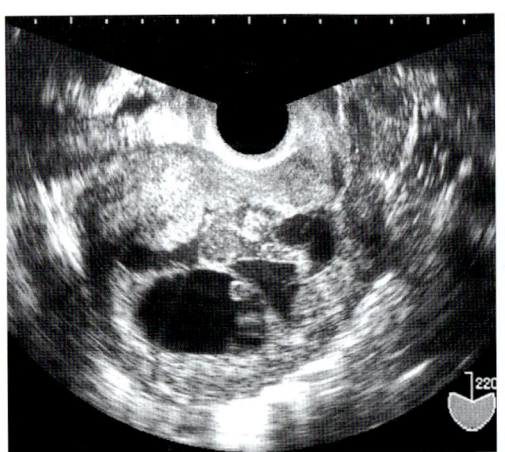

c．妊娠 8 週 2 日，切迫流産

無月経後の性器出血にて来院．胎児心拍および卵黄嚢も認めるが，絨毛膜の剥離に伴う出血像を認める．

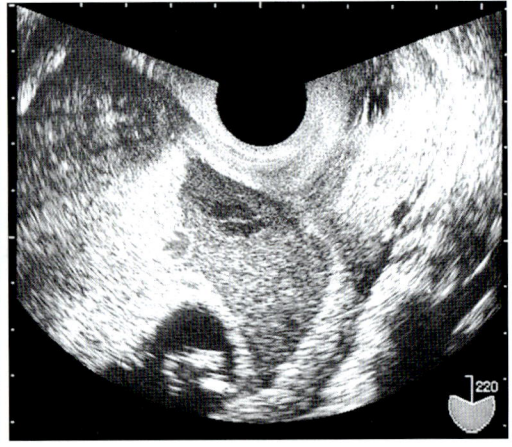

d．妊娠 11 週 5 日，切迫流産（絨毛膜下血腫）

妊婦健診時に偶然見つかった絨毛膜下血腫の症例である．内子宮口の奥に血腫像を認める．頸管長は約 40mm で，すでに解剖学的内子宮口は開大しており，生理的な峡部開大に伴う出血と考えられる．

図3-11　しばしば見られる流産の超音波画像（子宮縦断面像）

> **ポイント**　流産の予測には胎芽の状態に注意する
>
> ☆ CRL が正常であっても GS 径が小さい場合や，徐脈など胎芽心拍異常を認めた場合には流産に至るリスクが高い．

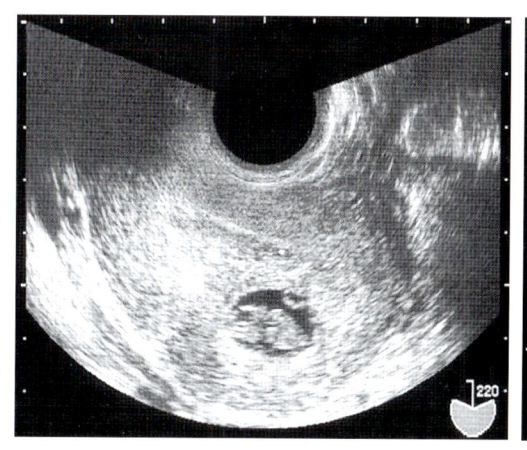

A. 妊娠初期　149

a．26歳，妊娠7週2日
無月経を主訴に来院．妊娠反応陽性．頭殿長13mm，胎芽心拍陽性であったが，胎嚢径は14mmと小さい．

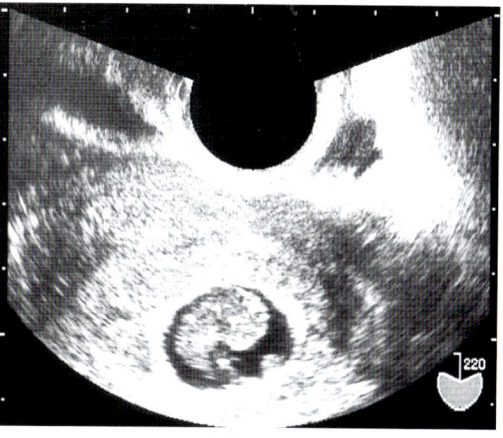

b．妊娠8週3日
頭殿長17mm，胎児心拍は陽性なるも胎嚢径は20mmと小さいままである．

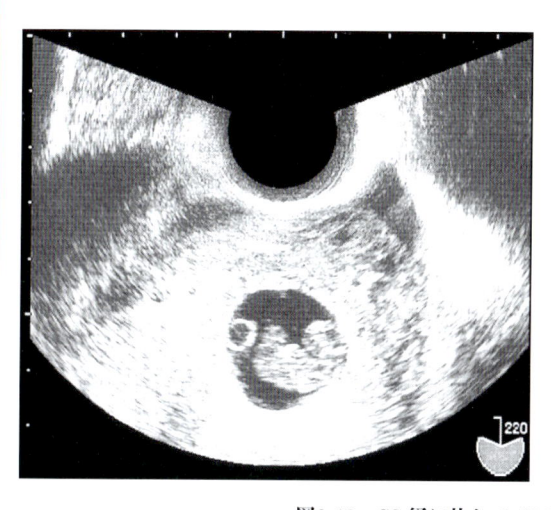

c．妊娠9週3日
頭殿長18mmと1週間前と変化なく，胎児心拍も停止しており，子宮内胎児死亡と診断された．

図3-12　GS径に比してCRLの著しく小さい症例

　妊娠11～20週頃に発生する性器出血の多くは，解剖学的内子宮口が生理的に開大し，子宮峡部が子宮腔に取り込まれる過程での一時的な卵膜剥離が原因とも考えられており，患者さんへのムンテラはともかく，妊娠初期の子宮出血イコール流産の徴候というような意識は臨床上あまり持たないほうがよい．しかし，子宮内に絨毛膜下出血による血腫像が存在する場合は，ときにこれが妊娠20週以降まで残存し，卵膜剥離や局所の感染から子宮収縮を誘発して流早産に至る例もあることから，こうした場合には十分な説明をしたうえで安静を指示し，血腫像が消失するまで注意して管理を行うべきであろう（図3-11c, d）[10]．

> **ポイント** 胎嚢以外に子宮腔内のエコーフリースペースがあったら
>
> ☆妊娠4〜5週では壁脱落膜と被包脱落膜間の真の子宮腔であることが多い．
> ☆妊娠6週以降は絨毛膜下血腫であり，切迫流産と診断する．
> ☆妊娠12〜20週で内子宮口付近に発生する絨毛膜下血腫は，子宮峡部が開大し子宮腔に取り込まれる生理的現象のときに発生することが多い．本症のほとんどの例では安静のみで予後は良好である．

> **ポイント** 経時的に変化する絨毛膜下血腫像を見逃すな
>
> ☆新鮮な血腫は均一高輝度で絨毛の輝度と類似するため，見逃したり前置絨毛と誤読することがある．しかし，その後は低輝度から無エコーとなる血腫独特の経時的変化が発生することを知っておく．

3）多胎妊娠の評価

近年，不妊治療の発達により多胎妊娠が増加し，全分娩の約0.7％を占めるようになったが，そのほとんどが双胎である．そこで本項では主に双胎について述べる．本症は単胎妊娠に比して流早産，胎児奇形，妊娠中毒症などの産科異常のリスクや，周産期死亡率が高く厳重な管理を要する．同じ双胎でも2絨毛膜性に比して1絨毛膜性が，また1絨毛膜性でも2羊膜性に比して1羊膜性の方が予後が悪い．したがって，本症の管理には妊娠初期における正確な膜性診断が重要である．画像診断上のポイントを表に示す（表3-3）．

（1）1卵性か2卵性か？

一般に1卵性は2卵性に比して頻度が高く，1.6倍の発生率である．2卵性であると断定するには，妊娠早期に2つの胎嚢が互いに離れた位置に存在することを確認しなければならない（図3-13a）．また，いったん2卵性双胎と診断しても，一方が枯死卵となり（vanishing twin），結果的に単胎妊娠となることがある（図3-13b）．こうした画像による卵性診断は，妊娠初期に両者を鑑別できた場合にのみ可能で，当初から2つの受精卵が非常に近い位置に着床するか，胎嚢が発育して互いに接するようになると，2絨毛膜性であってもそれが1卵性か2卵性かを画像診断することは不可能である．

表3-3 妊娠初期双胎の膜性診断のポイント

	胎嚢の数	卵黄嚢の数	羊膜腔の数	絨毛膜腔あたりの胎芽数	卵性	1卵性双胎のなかの頻度	双胎全体のなかの頻度
1絨毛膜1羊膜性	1	1	1	2	1卵性	1％未満	1％未満
1絨毛膜2羊膜性	1	2	2	2	1卵性	約75％	約45％
2絨毛膜2羊膜性	2	2	2	1	1卵性	約25％	15％
2絨毛膜2羊膜性	2	2	2	1	2卵性	------	約40％

A. 妊娠初期

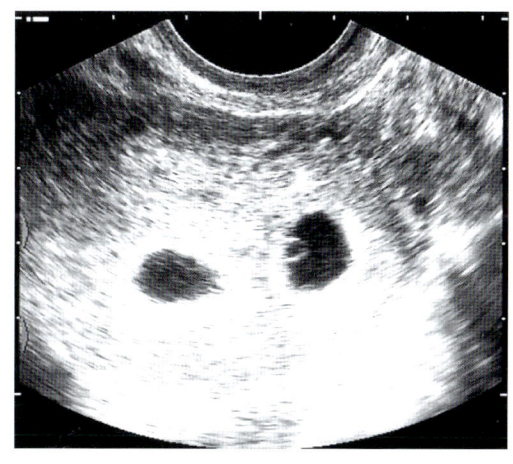

a. 2卵性と診断できる2絨毛膜2羊膜性双胎
25歳，妊娠5週6日．無月経を主訴に来院した．妊娠反応陽性．子宮腔内にコロナ状の高輝度エコーを伴う胎囊像が離れた位置に2つ存在し，2卵性の2絨毛膜2羊膜性双胎と診断した．

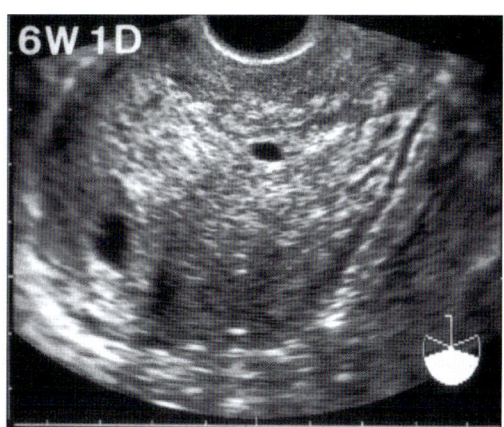

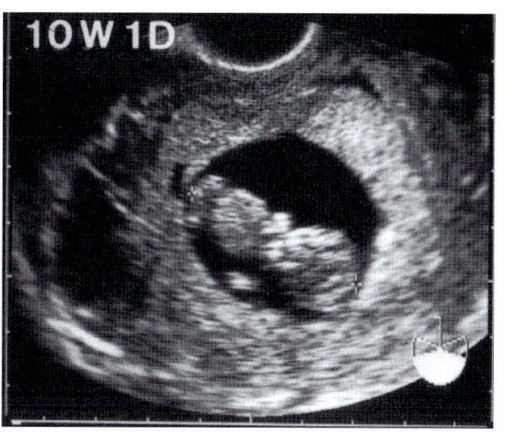

b. 2卵性双胎における vanishing twin
28歳，妊娠6週1日．無月経にて来院．子宮底と内子宮口の近くにそれぞれ一つずつ胎囊像を認め，双胎と診断した．その後，下位の胎囊像は自然に消失し，妊娠10週1日には単胎妊娠となった．

図3-13　2卵性双胎と vanishing twin

> **ポイント　多胎の診断**
>
> ☆妊娠初期の膜性診断には，胎芽数以外に卵黄嚢と羊膜の数に着目する（表3-3参照）．

(2) 1絨毛膜性か2絨毛膜性か？

　しかし，臨床的には膜性診断ができれば問題はなく，その実際について述べる．膜性診断の第1段階は，まず胎嚢の数を確認することである．ある程度の厚みをもった高輝度な絨毛膜を伴う胎囊像が2個あるか，繁生絨毛膜が離れて存在すれば2絨毛膜2羊膜性双胎と診断できる（図3-14）．一方，胎嚢像が1個であればその内部を観察し，両胎芽がそれぞれの羊膜を有する，1つの絨毛膜

152　第3章　産科超音波診断の実際

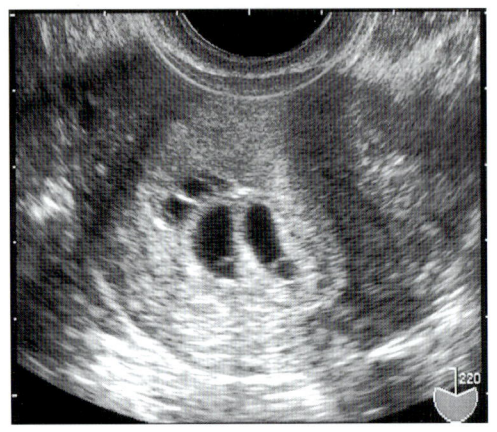

2次元画像　　　　　　　　　　3次元画像

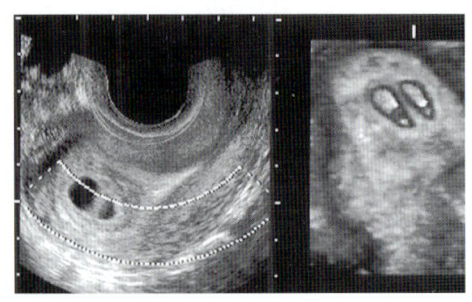

25歳，妊娠6週1日
無月経を主訴に来院した．高輝度なコロナ状エコーを伴う2個の胎嚢像を認めた．胎嚢像の間には厚い高輝度領域が存在し，2絨毛膜2羊膜双胎と診断した．

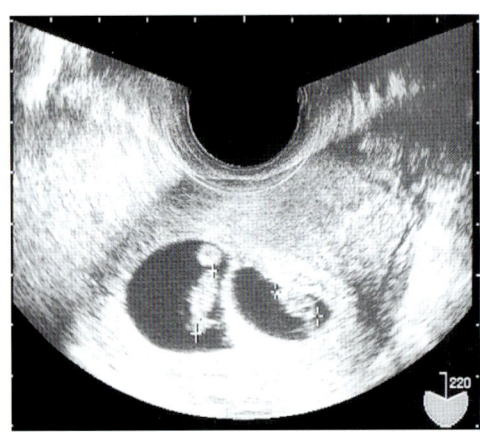

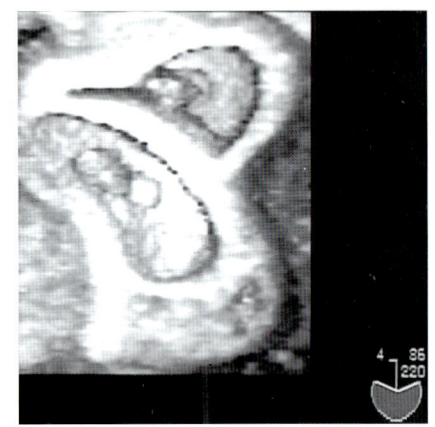

妊娠7週4日．各胎嚢内にはそれぞれ心拍陽性の胎芽と卵黄嚢が確認された．三次元像では各絨毛膜腔内の胎芽像がはっきり確認できる．

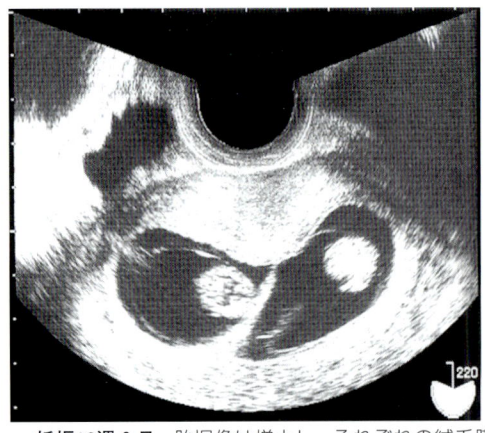

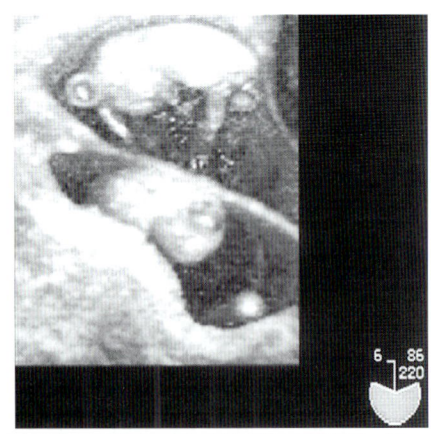

妊娠10週0日．胎児像は増大し，それぞれの絨毛膜腔には羊膜も確認できる．3次元像では胎児，臍帯，卵黄嚢および羊膜の一部が描写され，子宮内の立体的位置関係が再現性の高い画像で示されている．

図3-14　2絨毛膜2羊膜性双胎の診断

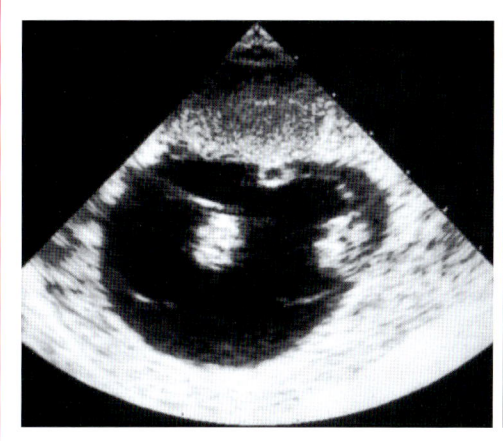

妊娠9週0日
1つの絨毛膜腔の中に2つの羊膜腔を認め、それぞれに胎児を認める。

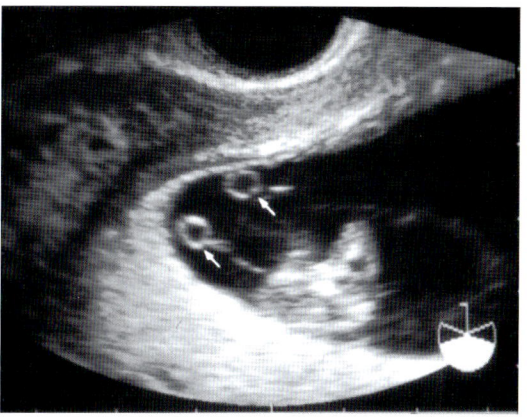

妊娠10週4日
1つの絨毛膜腔の中に2つの卵黄嚢を認める。

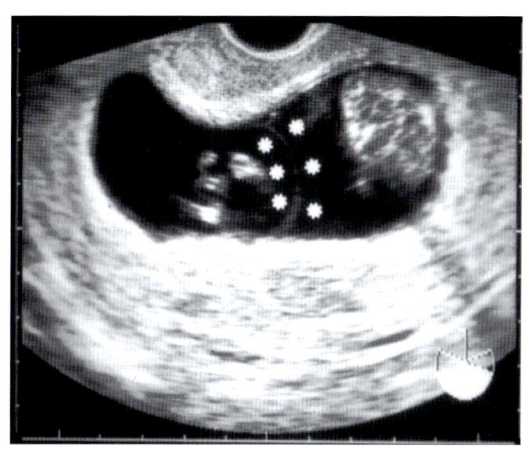

妊娠12週0日
2つの胎児間を隔てる膜は非常に薄く、2枚の羊膜のみが重なったものであることがわかる。

図3-15　1絨毛膜2羊膜性双胎の診断

腔の中に2つの卵黄嚢を認める、胎芽間に非常に薄い羊膜のみの隔壁を認める、などの所見が得られれば1絨毛膜性2羊膜性双胎とする(図3-15)．また、一方、胎児間に羊膜が確認できない場合には1絨毛膜性1羊膜性双胎と診断する．1絨毛膜性双胎は2絨毛膜性に比して周産期死亡率が約3倍であり、そのなかでも1羊膜性双胎は双胎全体の約1％と非常に稀であるが、接合体や相互の臍帯の巻絡など致死的異常を発生することが多く注意が必要である[11]．

(3) その他の多胎

その他、3胎(品胎)、4胎(要胎)、5胎(周胎)なども同様に診断するが、自然妊娠では非常に稀である(図3-16)．

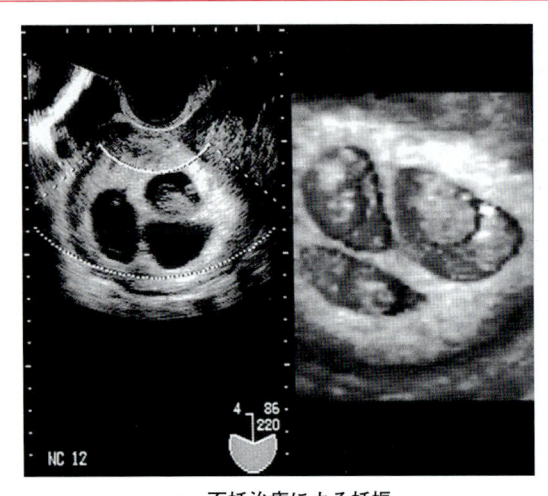

a．不妊治療による妊娠
9週5日．hMG-hCG療法後に発生した品胎である．各胎嚢間の隔壁は厚く，3絨毛膜3羊膜性品胎である．

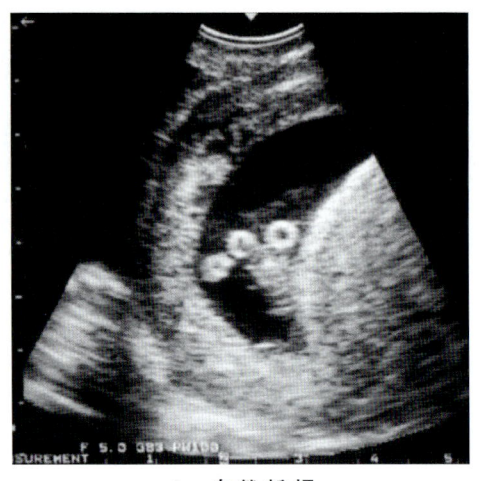

b．自然妊娠
自然妊娠により発生した品胎である．1つの絨毛膜腔の中に3つの卵黄嚢を認める．

図3-16　品胎妊娠

4）胎芽（児）異常

現在，妊娠初期における胎児異常のスクリーニングは妊娠10～14週で行われている．とくに無脳症をはじめとした神経管欠損はもとより，4腔断面による心臓奇形の一部や，泌尿器を含めた腹部奇形の多くがある程度診断できるようになった[8]．また近年では，胎児後頸部の肥厚所見（Nuchal translucency）の検出による胎児心奇形や染色体異常のスクリーニングが注目されている[9]．

しかし，これらのなかでも妊娠初期での診断が最も求められるのが，中枢神経系異常を中心とした頭頸部異常である．本症は，出生前はもとより，出生後の身体的，精神神経的発育に深く関与する．疾患によっては致死性奇形や，出生後早期から厳重な管理を必要とする例も多く，母体への負担の軽減や胎児に対する対策を講ずるためにも，非侵襲的な超音波検査による早期診断の意義は高い．実際に分娩に至った致死性奇形の頻度は，1980年に10,000分娩あたり10.0前後であったが，超音波スクリーニングが行われるようになった1990年には1.0前後まで減少した[1]．

(1) 胎児中枢神経系の発生を理解する

胎児中枢神経系の奇形は，各発生段階におけるメカニズムの破綻によって起きる．ヒトでは妊娠4週（胎生2週）の胚芽期から中枢神経の器官形成期が始まり，妊娠5週で神経板が形成され，その側縁が隆起して神経管を形成して頭方部と尾方部に別れ，最終的に一本の閉鎖腔を形成する．妊娠6週にはこの頭方部が3つの脳胞（前脳，中脳，菱脳＝3脳胞期）を形成し，妊娠7週には前脳が終脳と間脳に，また菱脳が後脳と髄脳に別れる（5脳胞期）（図3-17）[13]．この時期にはすでに神経管の腹側誘導や神経細胞の増殖や遊走も開始しており，こう

7週4日　　　　　　　　　　　　　8週3日　　　　胎児背側

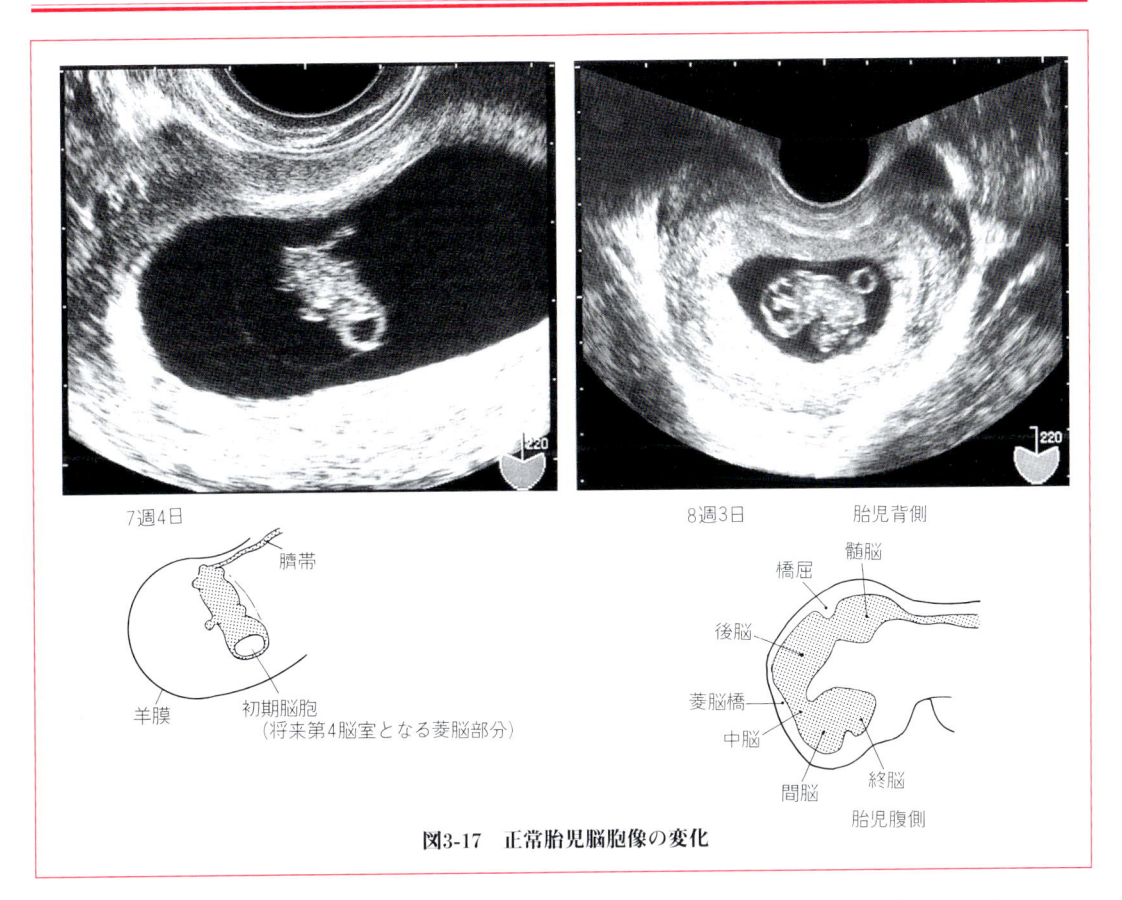

臍帯　　　　　　　　　　　　　　　　　　　髄脳
　　　　　　　　　　　　　　　　　橋屈
　　　　　　　　　　　　　　後脳
羊膜　　初期脳胞　　　　　　菱脳橋
　　（将来第4脳室となる菱脳部分）　中脳　　　終脳
　　　　　　　　　　　　　　　　間脳　　胎児腹側

図3-17　正常胎児脳胞像の変化

した全体の流れのなかで奇形が発生する．本項では超音波診断を行ううえで必要な妊娠初期胎児の発生と奇形の臨界期を示す(表3-4)[14)15)]．

(2) 適当な診断時期はいつか

経腟走査法で妊娠初期胎芽(児)を観察すると，妊娠7週には頭尾部の区別が，妊娠9週には頭蓋骨も描写されることから，無脳症などの大奇形の評価は妊娠9週前後から可能となり，軽症例を除いて妊娠12週頃までにはその多くが診断される[16)17)]．このように生育不可能な胎児の場合，母体の妊娠中絶の負担を軽減するにはできる限り早期からの診断が望ましいが，胎児の生死にかかわる判断であり，診断には慎重を期すべきである．

一方，各種水頭症を伴う疾患については，脈絡叢が形成され髄液分泌が開始するのが妊娠9週で，第4脳室下端部が穿孔してクモ膜下腔が形成され，髄液循環が始まるのが妊娠10〜12週頃であることから，これらの診断時期はそれ以降となる[18)19)20)]．また，脳の細胞増殖は妊娠20週まで続き，神経細胞の移動と脳溝の形成は妊娠中はもとより出生後も継続するため，頭頸部異常の診断には発生学的知識に基づく連続的な観察が必要である．

ここではしばしば認められる頭頸部異常の基本的事項を中心に，診断の要点および実際の症例を示す(表3-5，図3-18〜21)[17)21)-36)]．

表 3-4　胎児中枢神経系の発生と奇形の臨界期

妊娠週数	正常発生	奇形および異常
4週	①神経板 (neural plate)の形成 中胚葉が上層の外胚葉を誘導して神経板を形成する.	
5週	②背側誘導 (dorsal induction) 神経板の側縁が神経襞となって神経溝を形成し、これが背側側で第7体節の胸椎付近から上下方向に癒合して神経管ができる. 5週半ばに頭側神経孔が、さらに2日遅れて尾側が閉鎖し、引き続き頭側にニ次脳胞が形成される.	無脳症 (anencephaly) 神経管閉鎖不全症 (dysraphism) 頭蓋裂 (cranioschisis) 脊椎裂 (rachischisis) 二分脊椎 (spina bifida) Chiari奇形
6週	3脳胞 前脳 (prosencephalon) 中脳 (mesencephalon) 菱脳 (rhombencephalon)	
7週	③神経細胞の増殖開始 (proliferation) (20週まで)	小頭症 (microcephaly) 巨脳症 (macroencephaly)
	④腹側誘導 (ventral induction) 中胚葉の誘導により胎芽前腹側に起こる. 顔面形成と前脳の発生により全5脳胞となる. 前脳→終脳 (telencephalon) 　　　　側方に拡大して原始大脳半球を作る間脳 (diencephalon)	全前脳胞症 (holoprosencephaly) 顔面/鰓弓奇形 頸部リンパ嚢胞
8週	交連板形成 終脳から内方に形成される脳梁の原器	
9週	⑤神経芽細胞の遊走 (neuronal migration) 皮質板 (cortical plate) 外套帯 (mantle zone) 辺縁帯 (marginal zone) 脈絡叢 (choroid plexus) 形成	水無脳症 (hydroanencephaly) 裂脳症 (schizencephaly) 孔脳症 (porencephaly) 多小脳回症 (polymicrogyria) 無脳回症 (lissencephaly) 異所性灰白質 (heterotopia) クモ膜嚢胞 (arachnoid cyst)
10週	第4脳室穿孔　正中孔(Magendie孔) 　　　　　　　外側孔(Lushuka孔)	水頭症 (hydrocephalus) 交通性、非交通性
15週	交連質形成	脳梁欠損 (agenesis of corpus collosum)
22週	第1次脳溝 (primary sulci) 形成	
6ヵ月以降	⑥組織化 (organization) ⑦髄鞘化 (myelination)	

(関合ら, 産婦実際, 2002[37]より)

表 3-5 妊娠初期の胎児頭頸部異常

1. 器官形成期の異常

無　脳　症(anencephaly)〔頭蓋円蓋部(−)，大脳(−)〕
　疾患の概念　妊娠5〜6週での神経管頭方端の閉鎖不全によって頭蓋底より上方の発生が阻害され，頭蓋円蓋部，硬膜，脳実質が欠損する．頻度は日母産婦人科医会の統計で0.71/1000と稀で散発例が多いが，反復例も存在し，再発危険率は2.7%とされる．生産しても発育は不可能で，出生前診断の意義が高い疾患である．
　超音波画像　頭尾部の区別が明瞭となる妊娠7〜8週頃に頭部が逆三角形に観察される所見から疑診されるが，この時期に確定診断することは危険である．しかし妊娠10週頃には頭蓋底は羊膜腔に露出し，脳底部にわずかな神経細胞，グリア細胞，脈絡叢の混在する血管に富む組織が隆起した所見が得られ，多くの例で診断が可能となる(図3-18a)．

水頭無脳症(hydroanencephaly)〔頭蓋円蓋部(+)，大脳(−)〕
　疾患の概念　妊娠早期の感染や内頸動脈の閉塞によって，大脳組織が広範囲に壊死に至り発生する．頭蓋は存在するが大脳半球は欠如し，同部分に脳脊髄液が貯留する．しかし，側頭葉と後頭葉側方部，脳幹は存在する．
　超音波画像　超音波画像では拡大した頭蓋が存在し，その大部分が嚢胞状で大脳半球が欠如していることを確認する．

無頭蓋症(acrania)〔頭蓋円蓋部(−)，大脳(+)〕
　疾患の概念　頭部神経管の両側に存在する体節が分化した椎板細胞が，妊娠6週末に間葉(mesenchyma)という疎性組織を形成する．次にこれが遊走(migration)して骨形成細胞に分化し，頭蓋冠を形成する．本症はこうした間葉組織の遊走(mesenchymal migration)が阻害され，頭蓋冠全体が欠損する疾患である．
　超音波画像　頭蓋骨のエコーは欠如し無脳症と類似する．しかし，脳実質は薄い被膜に被われて完全または不完全に存在することから鑑別が可能となる．また，硬膜と筋組織が欠如しており，兎唇や口蓋裂などの顔面奇形を合併する点にも注意する(図3-18b)．

頭　蓋　裂(cranioschisis)/二分頭蓋(cranium bifidum)
　疾患の概念　頭部神経管の閉鎖不全に分類されるが，一義的には頭蓋骨の骨化の部分的欠陥であり，脳実質はほぼ完全に存在する．体軸正中線上の後頭骨欠損が多く，骨欠損のみで膨隆のない例(潜在性)や，頭蓋内容が様々な程度に開孔部から膨隆する脳瘤(encephalocele)といわれる例(嚢胞性)があり，その程度と内容物によって分類される．とくに脳瘤に腎腫大と多指症を合併する場合にはMeckel-Gruber症候群といわれている．さらに，頭蓋裂では羊膜索症候群(amniotic band syndrome)を有する場合がある[10)11)]．頻度は非常に稀で，後述する脊椎裂の1/5〜1/10程度である．
　超音波画像　超音波画像では，欠損部において頭蓋骨の高輝度エコーが欠如し，薄い皮膚に被われた頭蓋内容が突出していることから診断できる(図3-18c，図3-19)．

脊　椎　裂(rachischisis)/二分脊椎(spina bifida)
　疾患の概念　頭蓋裂と同様の機序で発生する背-尾部神経管の閉鎖不全で，椎骨背側部構造物の不完全融合が起きたもの．融合の程度により様々な形態をとるが，分類にはやや混乱がある．本邦での頻度は0.2/1000と欧米の1/5である．誘因として遺伝的背景(多因子遺伝)や環境要因(抗けいれん薬，葉酸欠乏など)が挙げられ，再発危険率は5%とされる．
　超音波画像　欠損部における脊椎骨の高輝度エコーが欠如し，その部分から髄膜瘤では薄い被膜(皮膚または皮膚様構造物とクモ膜)に被われた低輝度な嚢胞が後方に突出して観察される．また，脊髄髄膜瘤や脊椎裂では髄膜瘤同様に脊椎の欠損と嚢胞像を認めるが，その中に高輝度な索状または腫瘤状の脊髄像が確認できる(図3-18d，図3-20)．

Chiari奇形
　疾患の概念　従来Arnold-Chiari奇形といわれてきたが，現在ではChiari奇形と呼称される複雑脳奇形である．後頭蓋窩の脳組織の一部(小脳，延髄)が偏位して大後頭孔を通って頸椎管まで下降する疾患で，程度と形態により4型に分類される．頻度は1/1000で，常染色体劣性遺伝とも考えられている．
　超音波画像　胎児正中縦断像で，頸椎管上方がやや拡大し，脳組織の一部が下降へ引きつれた所見が得られる．とくにChiari II型では，脊柱管内への小脳ヘルニアのため大槽が消失して，小脳がバナナの形のように変型したり(banana sign)，また前頭部の左右が対称性に窪んで，頭蓋骨がレモン型を呈する(lemon sign)が，妊娠初期では診断が困難な場合がある．

全前脳胞症(holoprosencephaly)
　疾患の概念　形態的には左右の大脳半球が合一した単脳質となり，顔面正中部の異常(単眼，眼間狭小，象鼻，鼻中隔欠如，唇裂，口蓋裂)を伴う致死性奇形である．発生過程において，前脳が終脳と間脳に別れる過程で，その癒合がうまくいかない，終脳の縦裂が形成されない，などの異常が起きると，間脳の形成や眼盃の分割，さらに神経堤の腹側誘導の異常を伴って本症が発生する．孤発例が多いが，家族例も存在し，染色体異常(13trisomy，18P monosomy)に伴うこともある．

超音波画像 頭蓋が正常に比して小さく，単脳室で内部に大量の脳脊髄液を包含している．大脳皮質の形態は様々であるが，脳梁や大脳鎌は欠如し，左右の視床は融合して1つになり，頭蓋底から拡大した単脳室に向かって突出して観察される．前述の通り顔面正中部の奇形を伴うため，顔面走査を行っておく必要がある（図3-18e）．
Dandy - Walker syndrome
疾患の概念 発生機序は明らかでないが，Magandie孔やLuschka孔の閉鎖または小脳形成異常が一因と考えられる複雑脳奇形である．第4脳室と交通する後頭蓋窩の囊胞状拡大，小脳虫部の低形成または欠損を特徴とし，そのほか水頭症，脳回転異常，大脳皮質形成異常，小脳小葉形成障害もしばしば合併する．
超音波画像 胎児頭部水平断面像で後頭蓋窩の囊胞状拡大と小脳の形態異常を認めれば，診断は容易である．

2．神経細胞の生成・移動・分化異常

本領域では，神経細胞増殖異常として小頭症（microencephaly）と巨脳症（macroencephaly）が，また神経細胞移動の異常として裂脳症（Schizencephaly），無脳回症（Lissencephaly），多小脳回症（Polymicrogyria）などが挙げられるが，妊娠初期からの診断は困難な場合が多く，本項では解説しない．

3．その他胎児頸部の異常

正中頸囊胞（midline cervical cyst）
疾患の概念 甲状舌管の遺残により，頸部正中線上に発生する囊胞である．甲状腺原基は妊娠4～5週に咽頭囊から形成され，妊娠9週後半に第2気管軟骨前方に達した後に2葉に分割して甲状腺となる．この過程で，舌盲孔から甲状腺に至る索状物（甲状舌管）に液体が貯留して発生する．
超音波画像 前頸部正中線上に薄い被膜を有する囊胞像として描写され，内容物は漿液または粘液であり，おおむね無エコーとなる．
側頸囊胞（lateral cervical cyst）
疾患の概念 鰓溝の遺残により発生する側頸部の囊胞である．妊娠4～6週に左右各5対の鰓弓と4対の鰓溝が出現し，互いに癒合して顔面と頸部を形成する．本症はこうした癒合が不完全となり，鰓溝（第2鰓溝が多い）が遺残して囊胞が発生する．
超音波画像 側頸部の薄い被膜を有する単房性囊胞像として描写され，内容はリンパ液であり無エコーとなる（図3-21a）．
囊胞状リンパ管腫（cystic hygroma）
疾患の概念 原始リンパ囊の遺残により発生する側頸部の囊胞である．原始リンパ囊は静脈系から発生し，妊娠10週頃に頸部腰部に各1対と後腹膜に1個の合計5個のリンパ囊が形成され，その後，正常のリンパ系組織となるが，こうした原始リンパ囊が遺残して囊胞となる．自然消失する場合があることと，Turner症候群のほか13，18，21trisomyにも合併する点に注意すべきである．
超音波画像 側頸部の被膜を有する囊胞像として描写され，囊胞内容はリンパ液で無エコーとなる．しばしば隔壁を有し，こうした場合にはまず本症を疑う（図3-21b）．
奇 形 腫（teratoma）
疾患の概念 頸部に奇形腫が発生する場合がある．
超音波画像 囊胞性腫瘤のなかにsolid componentを含む所見が得られる．内部エコーが特異的なことから鑑別が可能である．
頸部透明帯（Nuchal translucency）
疾患の概念 超音波検査で胎児後頸部から上背部の皮下にリンパ液が貯留して，隔壁のない無エコー領域として観察される所見で，ときに正常胎児においても検出される．厚さが3mmを超える例や，徐々に拡大する例では21，13，18 trisomy，Turner症候群など染色体異常に合併するため，こうしたマーカーとして注目されているが，cut off値の設定や厚さの変化にはいまだ議論がある．自験例でもcut off値を3mmとすると，17例中3例（17.7％）に染色体異常（21trisomy 2例，Turner症候群 1例）が存在し，本邦における深田らの記述と近似している．また，そのほか心血管系異常などの先天異常との関連も示唆されている（表3-6a，b）．
超音波画像 超音波画像は胎児後頸部から上背部の皮下にリンパ液が貯留して，隔壁のない無エコー領域として観察される．単純なnuchal thickningや，胎児に接して存在する羊膜を本所見と誤読するpseudo nuchal translucencyに注意する必要がある（図3-21c）．

A. 妊娠初期　159

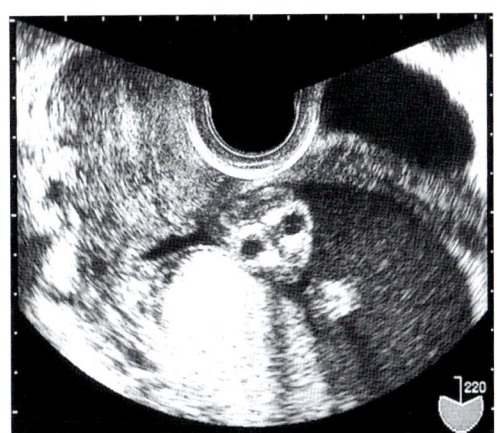

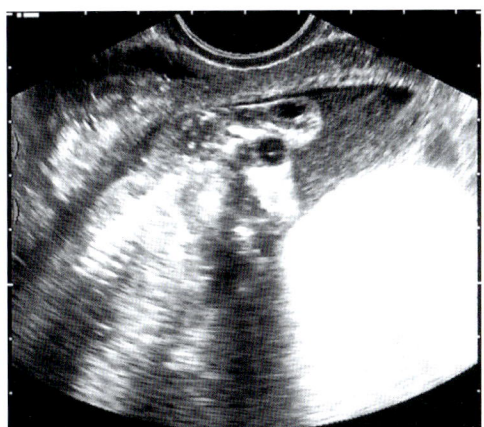

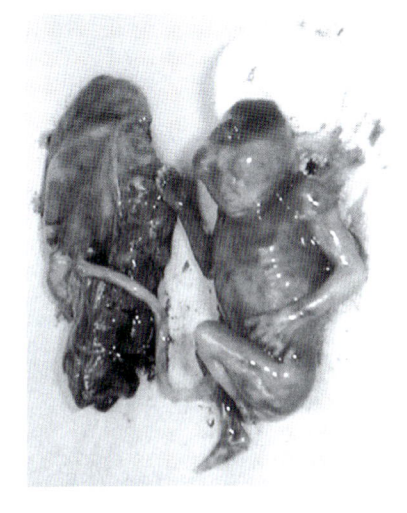

図3-18 a　無　脳　症

左上：妊娠15週2日．胎児頭部異常の疑いにて紹介された．頭部前額断面像で眼窩以下は完全に存在するものの，頭蓋冠と脳組織の大部分が欠損している．

右上：頭部矢状断面像で，特有な顔貌 (frog like appearance) を呈する．妊娠初期のため羊水量はおおむね正常である．

左下：娩出した胎児およびその付属物を示す．頭蓋冠と脳組織の大部分を欠く．脳底部に膨隆した組織は少量のグリア細胞と血管のみであった．

ポイント　妊娠初期胎芽（児）形態異常の診断のコツ

☆正常胎芽（児）発育の形態的知識をある程度理解し，これを逸脱するものを異常所見として着目する．

☆頭部を中心に，各部位ごとの系統的なチェックを行うことを習慣とする．

☆スクリーニングの時期と観察部位は，妊娠10週前後では頭部，頸部，腹部，四肢，妊娠14週頃では顔面を含む頭部，頸部，背部，膀胱を含む腹部，四肢末端である．

☆染色体異常や致死的異常に伴う異常所見を見逃さない．

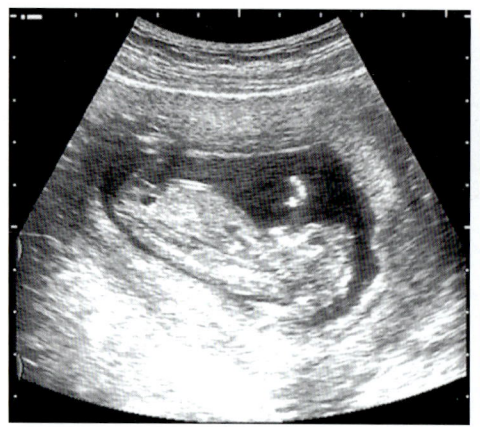

160　第3章　産科超音波診断の実際

妊娠14週0日．胎児頭部異常の疑いにて紹介された．胎児正中縦断面像で頭蓋冠を欠き，脳底部より表面が不規則な組織が膨隆している．

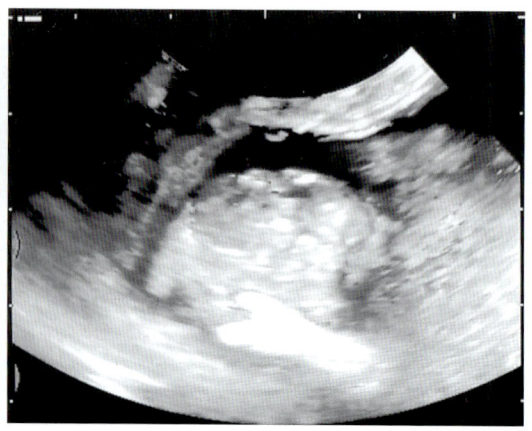

胎児頭部3D画像：頭部を右上方から観察した画像である．左右が膨隆し，正中部分は陥凹しており，2D画像所見と一致する．

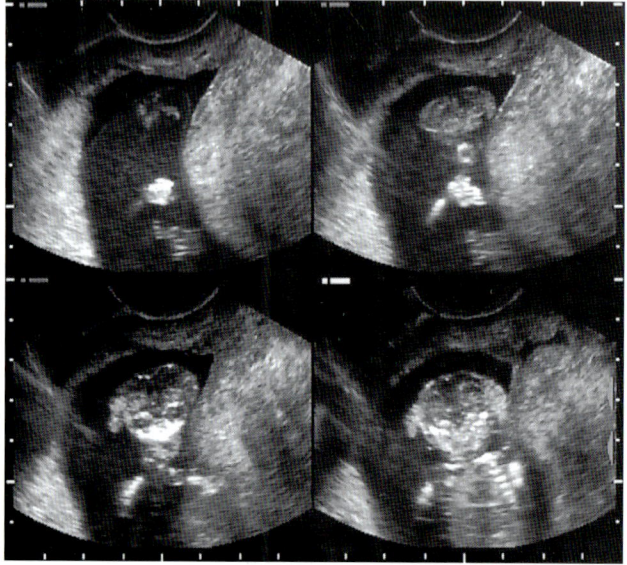

頭部前額断面の連続断面像である．前頭から後頭にかけて脳底部より膨隆し，左右に垂れ下がった大脳組織を認める．

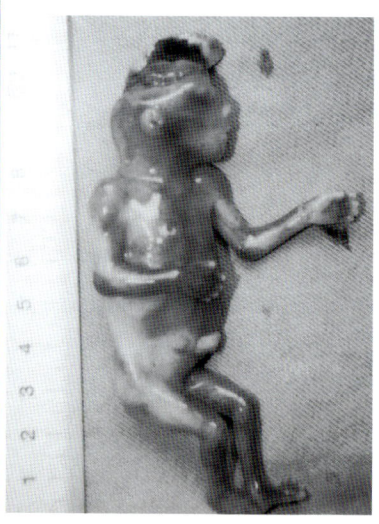

娩出した胎児を示す．頭蓋冠を欠き，無脳症と似るが，不完全な大脳組織を認める．

図3-18 b　無頭蓋症

A. 妊娠初期　161

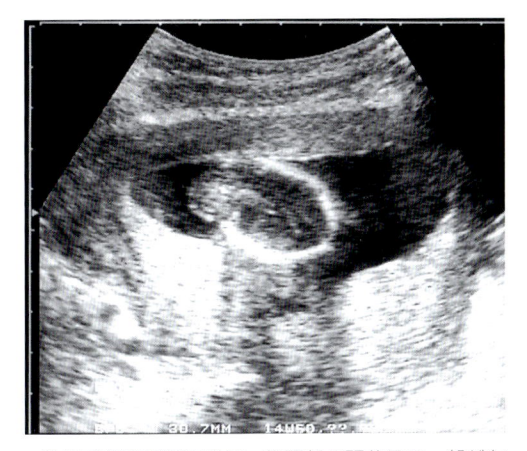

胎児頭部環状断面像で，後頭部の頭蓋骨の一部が欠損し，大脳が突出している．

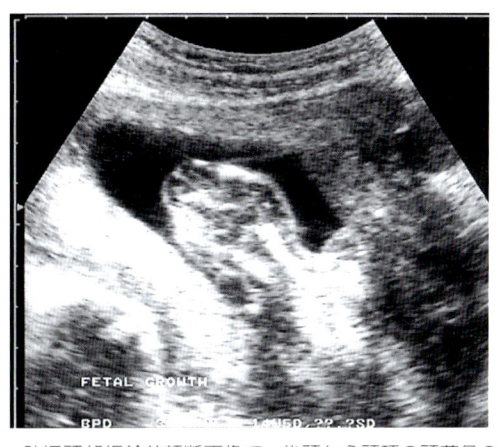

胎児頭部躯幹前額断面像で，後頭から頭頂の頭蓋骨の欠損部から大脳が突出する状態が明瞭に描写されている．

図3-18 c　頭蓋裂(二分頭蓋)

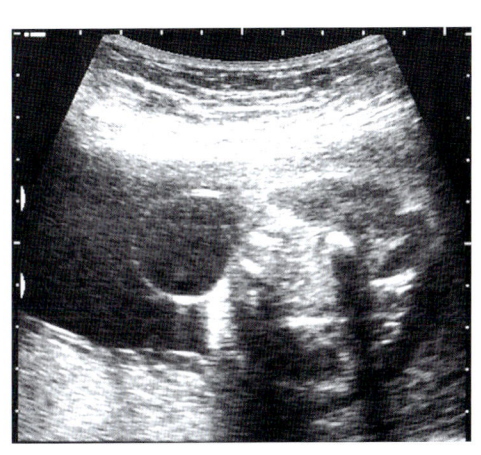

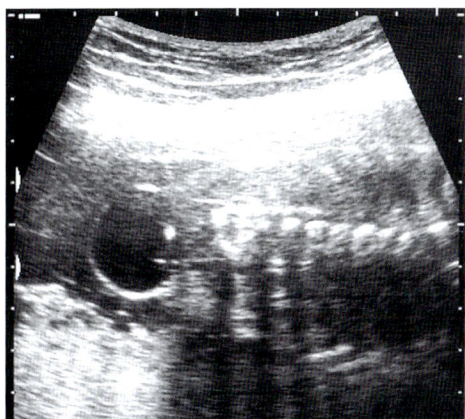

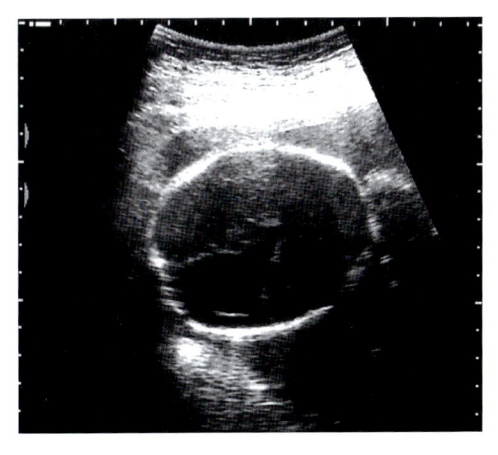

図3-18 d　脊椎裂(二分脊椎)のうち髄膜瘤
左上：胎児腰部環状断面像で，腰仙部脊椎の中央〜右寄りに薄い被膜を有する囊胞を認める．
右上：腹部〜腰部前額断面像でも同様の囊胞を認める．内容は無エコーで脊髄などの構造物はなく，本症であることがわかる．
左下：頭部環状断面像で，右後頭に無エコーの領域を認め，水頭症を合併していることがわかる．

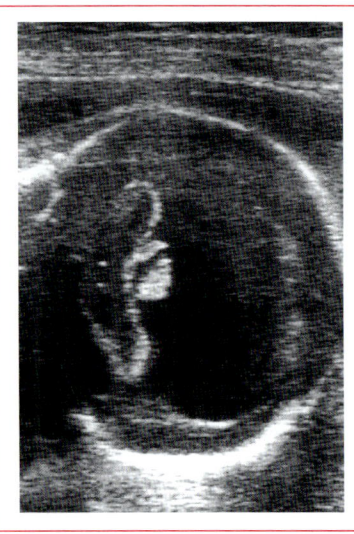

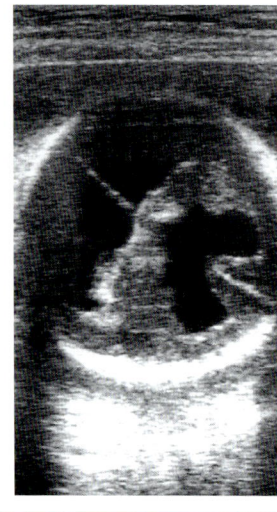

妊娠26週4日

左図：胎児頭部前額断面像で，頭蓋内は嚢胞状を呈し水頭症となっている．左右の視床が癒合し，頭蓋底から単脳室内へ突出している．

右図：頭部環状断面像でも左右視床の癒合と水頭症を認める．

図3-18 e　全前脳胞症

潜在性二分頭蓋（cranium bifidum occulta）
　頭蓋骨の閉鎖不全であり，骨欠損のみで硬膜，クモ膜，脊髄は正常位置で存在する．多くは後頭部に発生し，患部は皮膚に被われるのみで，出生後に気づかれることもある．(a)

嚢胞性二分頭蓋（cranium bifidum cystica）
　髄膜瘤（meningocele）
　　頭蓋骨と硬膜の閉鎖不全により，皮膚または薄い皮膚様の構造物で被われたクモ膜腔が膨隆している．脳の脱出は伴わない．(b)
　脳髄膜瘤（encephalomeningocele）
　　髄膜瘤同様，頭蓋骨と硬膜の閉鎖不全によりクモ膜腔が膨隆するが，頭蓋骨の欠損部分が比較的大きく，脳実質自体も変位して膨隆したクモ膜腔内に脱出する．(c)
　脳髄膜嚢瘤（encephalomeningocystcele）
　　髄膜瘤同様，頭蓋骨と硬膜の閉鎖不全によりクモ膜腔が膨隆するが，頭蓋骨の欠損部分が比較的大きく，脳実質に加えて脳室も変位して膨隆したクモ膜腔内に脱出する．(d)

　本領域における用語は英語による呼称を含めていまだ完全に統一されていない．頭蓋裂（二分頭蓋）に関して脳瘤(encephalocele)という用語があり，臨床的に広く用いられているが，これは大きく分けて二つの意味で表現されている．
　①頭蓋裂（二分頭蓋）の総称
　　　頭蓋裂（二分頭蓋）とは，広義には頭部発生異常に伴う頭蓋内構造物の頭蓋骨欠損部からの逸脱を指し，その逸脱部分が脳であることが多いために，脳瘤と総称する．
　②頭蓋裂（二分頭蓋）のうち逸脱部分が脳実質を含むものの総称
　　　脳髄膜瘤，脳髄膜脳瘤など，頭蓋骨欠損部からの逸脱部分の一部または大部分を脳実質が占める疾患群を総称する．

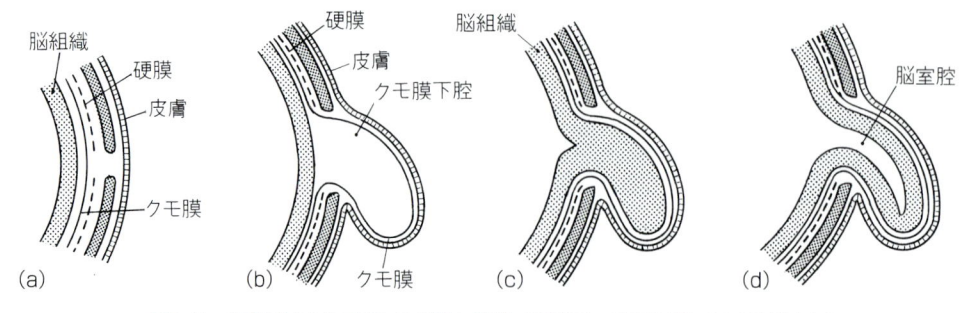

図3-19　頭蓋裂（二分頭蓋）の分類と形態〔関谷ら，産婦実際，2002[37]より〕

潜在性二分脊椎(spina bifida occulta)
　椎骨背側部の閉鎖不全であり，骨欠損のみで硬膜，クモ膜，脊髄は正常位置に存在する．多くは腰椎に発生し，患部は毛の生えた皮膚に被われるのみである．

嚢胞性二分脊椎(spina bifida cystica)
　脊髄の開裂がないもの
　　髄膜瘤(meningocele)
　　　椎骨背側部と硬膜の閉鎖不全により，皮膚または薄い皮膚様の構造物で被われたクモ膜腔が膨隆している．脊髄脱出は伴わない．
　　髄膜脊髄瘤(meningomyelocele)
　　　髄膜瘤同様，椎骨背側部と硬膜の閉鎖不全によりクモ膜腔が膨隆するが，脊椎の欠損部分が比較的大きく，脊髄自体も変位して膨隆したクモ膜腔内に脱出する．
　脊髄の開裂があるもの
　　脊髄裂(myeloschisis)または脊髄嚢瘤(myelocele/myelocystocele)
　　　神経溝の閉鎖不全により脊髄が正常の形態をとらず，神経組織が直接体表に露出する．最も頻度が高く，全体の50％以上を占める．

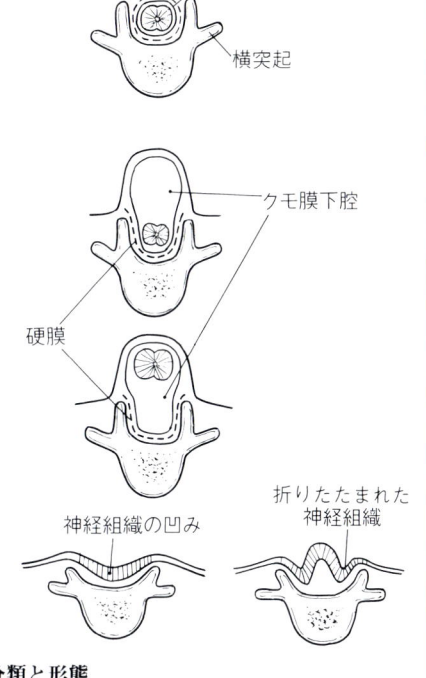

図3-20　脊椎裂(二分脊椎)の分類と形態
〔関谷ら，産婦実際，2002[37]より〕

ポイント　Nuchal translucency(NT)の意義を知っておく

☆初期胎児の後頸部皮下に発生する無エコー領域である．
☆多くは生理的なリンパ液の貯留で，自然消失する．
☆NTが3mm以上の場合には，染色体異常(10〜20％)や先天奇形(10％)のリスクが高い．
☆他の頸部異常（側頸嚢胞など）と混同しないようにする．

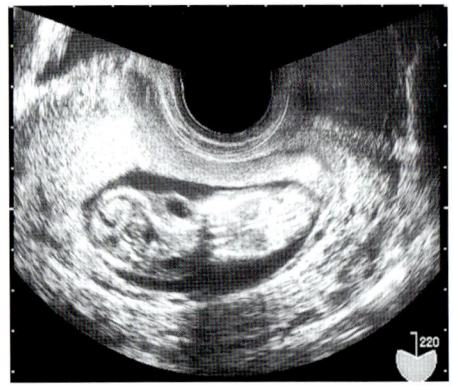

164　第3章　産科超音波診断の実際

妊娠14週1日．胎児奇形の疑いにて紹介された．胎児前額断面像にて頸部両側に囊胞像を認めた．内容は無エコーで，内面は平滑，左右の交通や囊胞の隔壁はなく本症と診断した．

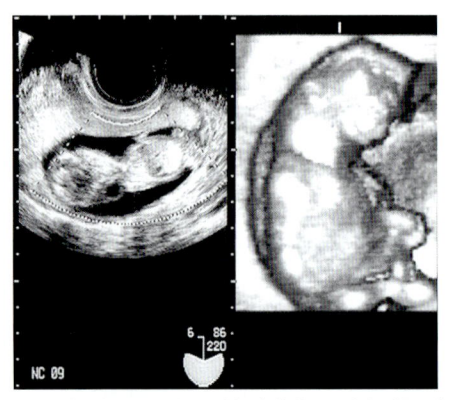

同時に行った3次元胎児全体像で，側頸部に囊胞による膨隆を認める．

図3-21 a　側頸囊胞

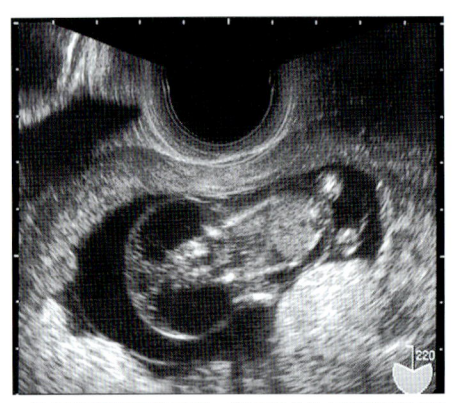

胎児前額断面像で側〜後頸部全体が囊胞状に腫脹した所見を認める．

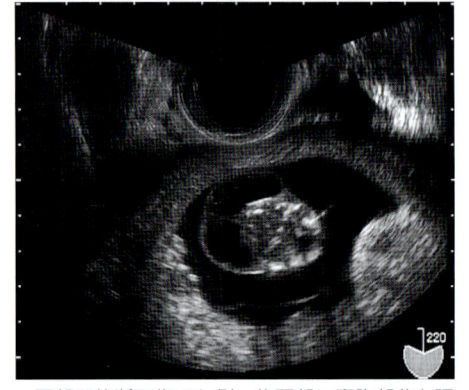

頸部環状断面像でも側〜後頸部に囊胞部分を認める．内容は大部分が無エコーで，一部に不規則な隔壁が存在するのが特徴である．

左図：胎児矢状断面相当3次元画像で，後頭部から後頸部にかけて内部に囊胞部分を含む膨隆を認める．

右図：胎児後方に視点をおいた前額断面相当3次元画像で観察すると，側頸部の囊胞像の位置関係はさらに明らかとなる．

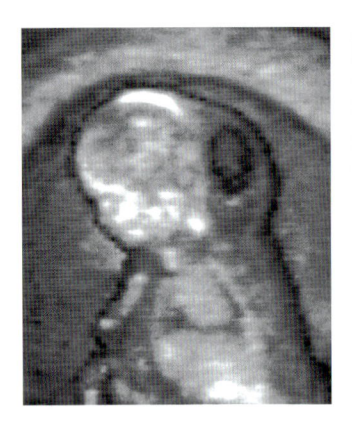

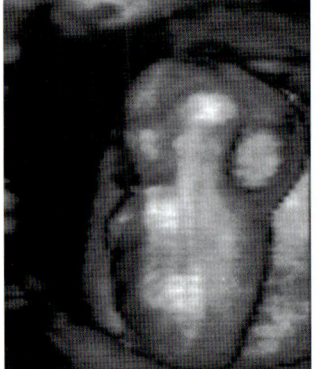

図3-21 b　囊胞性ヒグローマ

A. 妊娠初期　165

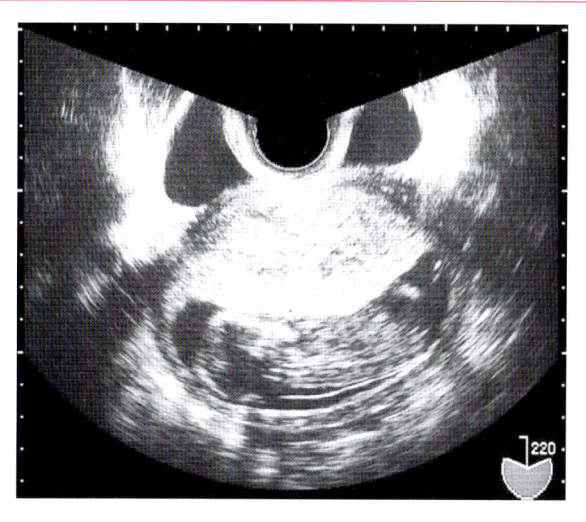

妊娠15週0日の単胎妊娠である．健診時の超音波検査で3.2mm頸部透明帯が検出された．羊水染色体検査を行ったところ21トリソミーであった．

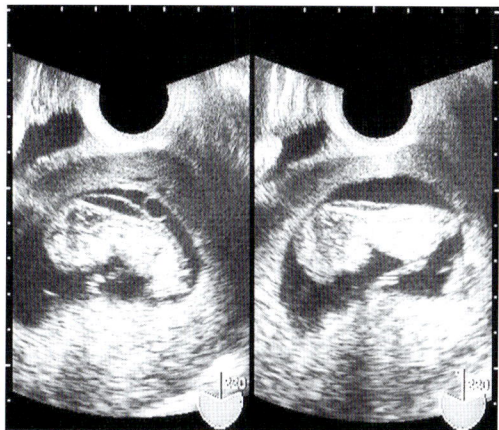

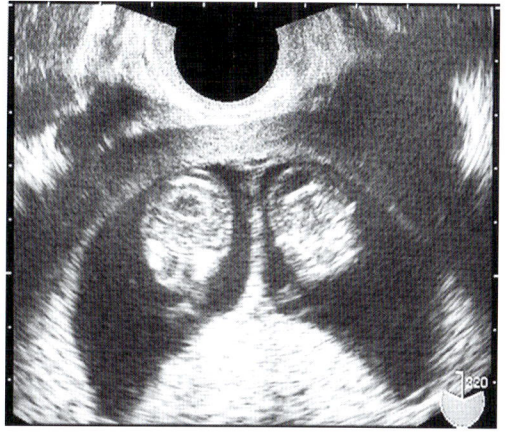

妊娠11週1日の双胎妊娠である．双胎児の両方に頸部透明帯を認めた症例である．染色体検査は行わなかったが，出生児は肉眼的に異常を認めなかった．

図3-21 c　頸部透明帯（NT）

表3-6a　頸部透明帯（NT）の厚さと胎児異常

－Trisomy 21－

NT thickness (mm)	Total (n=3212)	染色体正常 (n=3180)	Trisomy 21 (n=32)
<0.5	195	195	0 (0%)
0.5～1.4	1205	1199	6 (0.5%)
1.5～2.4	1583	1574	9 (0.6%)
2.5～3.4	204	199	5 (2.5%)
3.5～4.4	14	10	4 (28.6%)
4.5～5.4	6	1	5 (83.3%)
≧5.5	5	2	3 (60.0%)

〔Biagiotti Eら，1997[33]より〕

心臓大奇型

NT thickness (mm)	Total (n=1389)	Cardiac defects (n=24)
2.5～3.4	1102	6 (0.5%)
3.5～4.4	188	5 (2.7%)
4.5～5.4	56	3 (5.4%)
≧5.5	43	10 (23.3%)

〔Nicolaidesら，1994[35]より〕

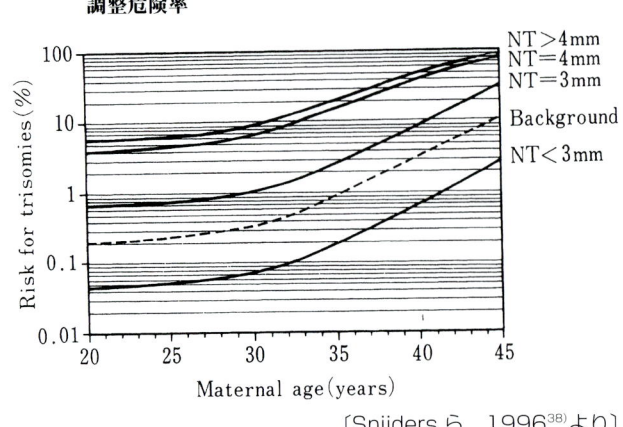

表3-6b 頸部透明帯(NT)の厚さと母体年齢による21トリソミーの調整危険率

〔Snijdersら, 1996[38]より〕

5)絨毛性疾患

従来,胞状奇胎の特徴的超音波所見はsnow storm patternとされてきた.しかし,腟式高周波探触子の出現により,絨毛が水腫化した囊胞像をvesicle patternとして直接描写することが可能となり,超音波検査のみでほぼ確診できるようになった(図3-22a).

本症には,雄核発生による多くは46XXの父親由来の染色体を有する全奇胎と,2精子受精による3倍体である部分奇胎があり,とくに後者の場合には胎芽が確認されても絨毛部分の囊胞像の有無を観察する.また,全奇胎のほうが予後が悪いことから,胎児部分と奇胎部分が共存している例では,単なる部分奇胎であるのか正常妊娠と全奇胎が同時に発生した双胎妊娠であるかを鑑別する必要があるが,現段階では画像診断を用いた鑑別は困難である.

6)子宮および付属器の評価

(1)子宮筋腫

本症は,流早産など産科異常のリスクを上昇させる因子として理解されている.当院における子宮筋腫合併妊娠の頻度は約3%であるが,近年妊婦の高年齢化に伴って,今後その頻度の増加が予想される.子宮筋腫の超音波画像は,やや高輝度で不均一な腫瘤で,音響陰影を伴うのが特徴的である(図3-22b).しかし,変性や存在する部位によって例外も多く定型的ではないことから,卵巣腫瘍や双角子宮,子宮外妊娠などとの鑑別が必要となる.

(2)子宮奇形

子宮の先天奇形にはさまざまな形態があるが,双角子宮や中隔子宮が多い.一般に妊娠中期以降では非妊娠側の子宮体部は観察困難となり,早期診断が望まれる.通常の二次元超音波検査における本症の診断のポイントは,腫瘤状に

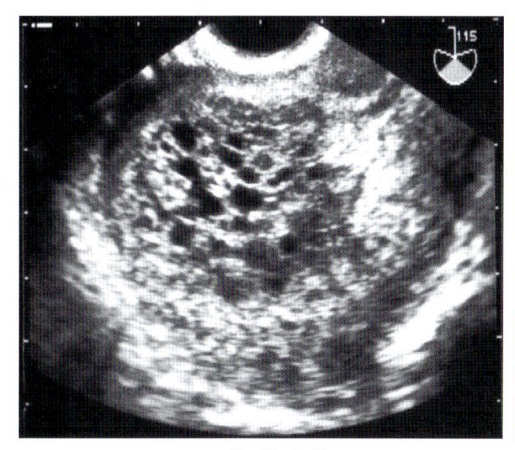

A. 妊娠初期　167

a. 胞状奇胎
30歳，無月経と少量の性器出血を主訴に来院した．妊娠8週0日，妊娠反応陽性．内診にて子宮は小手拳大．多発する嚢胞が画像上 vesicle pattern として描写されており，胞状奇胎と診断できる．

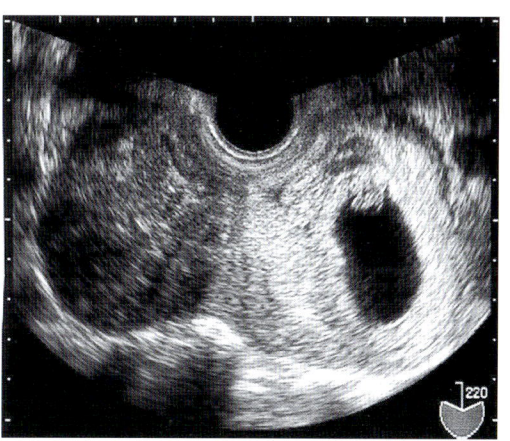

b. 子宮筋腫
26歳，無月経を主訴に来院した．妊娠7週1日．子宮内には心拍を伴う頭殿長10mmの胎芽を認める．左子宮壁から連続する輝度が一定しない腫瘤が存在し，子宮筋腫合併妊娠と診断した．

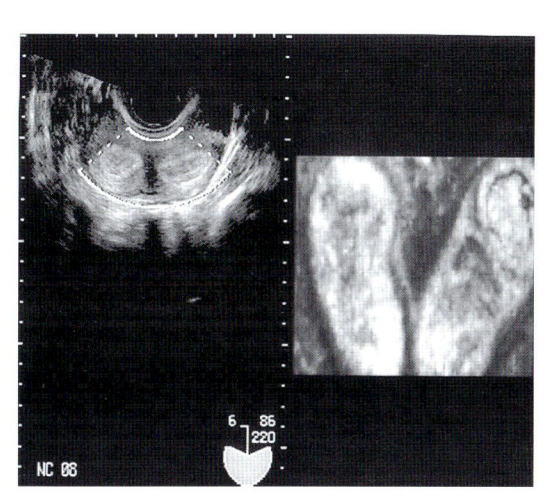

c. 子宮奇型
24歳，無月経を主訴に来院した．
左：妊娠6週2日．子宮冠状断面像にて子宮内膜像が左右に2つ存在し，左側の子宮腔に胎嚢像を認めた．
右：子宮前額断面相当3次元画像で観察すると，子宮腔の形態と胎嚢の位置が一目瞭然である．

図3-22　妊娠にかかわる子宮疾患

観察される対側の子宮体部中央に脱落膜化した比較的高輝度な子宮内膜像を確認することであるが，ときに間質部妊娠や子宮筋腫と誤認することがあり注意が必要である．しかし，3次元超音波検査を活用して前額断面相当画像で観察すると，子宮腔の形態評価を容易に行うことができる（図3-22c）．

（3）卵巣腫瘤

妊娠中の卵巣腫瘤の多くは生理的な黄体嚢胞であり，単胞性で低輝度の円形腫瘤として描写される．そのほか類皮嚢胞腫，内膜症性嚢胞，ときに悪性腫瘍なども合併する．黄体嚢胞で自然消失が望まれれば放置するが，充実部分が存

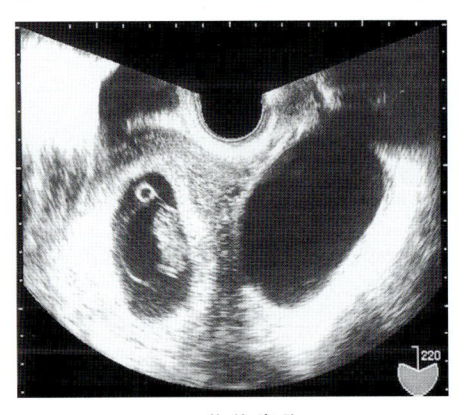

a．黄体嚢胞
28歳，妊娠9週5日．妊婦健診時，子宮右側方に接してanechoicな表面平滑な嚢胞像を認め，ルテイン嚢胞と診断した．

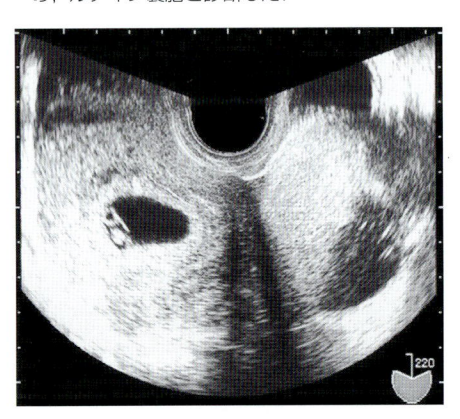

b．出血性卵巣嚢胞
30歳．妊娠と診断後，外来でフォローしていたところ，突然右下肢痛が出現し，まる一日がまんしていたが痛みが完全に消失せず来院した．妊娠8週0日，子宮右側方に全体が低輝度で網目状の高輝度部分を認め，出血性卵巣嚢腫と診断した．

c．類皮嚢胞腫
27歳，妊娠7週0日．無月経にて来院した．子宮内には頭殿長8mmの胎芽と卵黄嚢を認める．子宮後方のダグラス窩には不規則な高輝度部分と低輝度部分が2層にわかれた直径5cmの腫瘤が存在した．右の卵巣は正常に描写されたため，左皮様嚢腫と診断した．

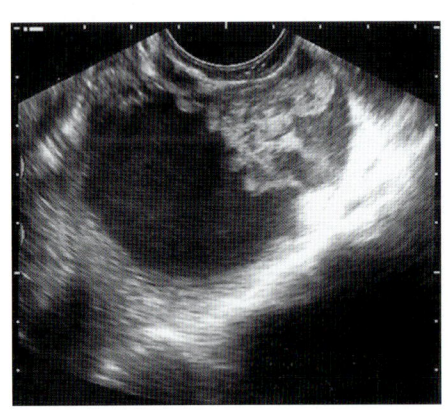

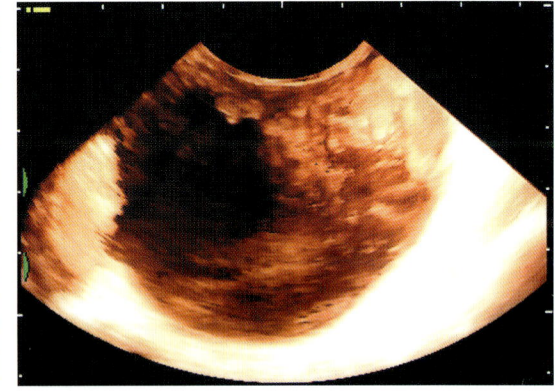

d．内膜症性嚢胞の嚢胞内出血
26歳．妊娠と同時に内膜症性嚢腫と診断され，外来フォローしていたが，妊娠13週4日，下腹痛が出現し来院した．ダグラス窩に60×37mmの大部分が嚢腫性で一部充実性の腫瘤を認めた．充実部分が存在し，乳頭状に見えるものの内部に血流像はなく，2週間で消失したことから，以前から存在した内膜症性嚢胞の出血と診断した．

図3-23　妊娠にかかわる卵巣疾患

在する場合には，診断を確定するためにも外科的処置が望ましい．現在では腫瘍内血流パターンを用いた検索も行われているが，精度に関する問題に未だ検討の余地がある．一方，出血性卵巣囊胞は，しばしば急性腹症で発症し，またその画像は多彩で海綿状および網目状またはそれらの混合した例などもある．本症の疼痛は，ほとんどが一時的で，激痛はあっても数時間で軽快し，経過観察のみで1ヵ月以内に消失する．しかし，こうした所見は卵巣囊腫や悪性腫瘍に類似することから注意が必要である．筆者の石原，根本らは，多数の出血性卵巣囊胞を検討し，このうち20％程度が妊娠中に発症すると報告している(図3-23a～d)[38]．

ま と め

超音波断層法の普及により，産科診療の形態は大きく様変わりし，従来のBLACK BOXが開かれた印象を持つ．超音波医学の進歩に，医師や技師の創意があったことはもちろんであるが，常に超音波機器の技術的進化がそれをリードしてきたことは衆知の事実である．近年，超音波血流計測や3次元超音波断層法の普及により，産科領域でも妊娠初期から胎児およびその付属物のさらに詳細な観察がなされるようになった．実際の臨床的意義については未だ検討の余地があるが，臨床医にとって診断の視野が広がることの意義は高い．

■文　献■

1) 木下叫一：超音波画像における早期胎囊像の検出時期と検出部位の臨床的意義．日産婦誌 46：102-108，1992．
2) 穂垣正暢：胎児心拍．日本超音波医学会編「超音波医学」，pp643-645，医学書院，東京，1988．
3) 竹内久彌：胎芽・胎児の臓器評価．周産期超音波医学ABC，pp104-113，メジカルビュー社，東京，1999．
4) 香川秀之：子宮外妊娠を疑ったとき．産科外来診療New Epock，pp21-23，医学書院，東京，1999．
5) 関谷隆夫：子宮外妊娠の超音波診断．図解産科婦人科検査法，pp90-93，金原出版，東京，2002．
6) 石原楷輔ほか：胎囊内エタノール注入法が有用であった頸管妊娠の1例．日産婦誌 44：1579-1582，1992．
7) 平野和雄ほか：CRL/GS解離と流産．日超医講論集 44：751-752，1984．
8) Howe RS, et al：Embrionic heart rate in human pregnancy. J Ultrasound Med 10：367-371, 1991.
9) 竹村秀夫ほか：妊娠初期の胎児心拍数測定とその意義．周産期医学 25：35-42，1984．
10) 石原楷輔ほか：妊娠初期の異常像．経腟エコーの基本と読み方，pp83-88，メジカルビュー社，東京，1984．
11) 荒木　勤ほか：多胎妊娠序論．双胎，pp3-13，金原出版，東京，1993．
12) 小林秀樹：4．妊娠中後期　1．健常胎児と形態の異常．日本超音波医学会編「新超音波医学」，pp62-65，医学書院，東京，2000．
13) TW Sadler：ラングマン人体発生学　第6版，pp62-65，医歯薬出版，東京，1994．
14) Volpe JJ：Neurology of the newborn. 2nd ed, WB Saunders, Philadelphia, 1987.
15) 髙嶋幸男：先天奇形．周産期医学 24：1481-1485，1994．
16) 竹内久彌：妊娠初期における3次元超音波．竹内久彌，馬場一憲編「マスター3次元超音波」，pp42-51，メジカルビュー社，東京，2001．
17) 関谷隆夫：妊娠初期の超音波検査．臨床放射線 43：1611-1619，1998．
18) Snell RS：第19章　中枢神経系の発生．スネル臨床発生学，pp243-266，メディカルサイエンスインターナショナル，東京，1985．
19) 常石秀一，中村　肇：新女性医学大系　第31巻，pp11-18，中山書店，東京，2000．

20) 上津原甲一，友杉哲三，新女性医学大系第31巻，pp251-263，中山書店，東京，2000．
21) 佐久本薫，金澤浩二：胎児奇形の診断－頭部，胸部，腹部－．周産期医学 30(増刊)：97-106，2000．
22) Cunningham FG, MacDonald PC, Norman FG, et al(eds)：Williams Obstetrics 20th ed, pp1023-1043, Appleton & Lange, Stamford, 1997.
23) 横田　晃，山田治行：Cephalocele．脳神経外科 24：1067-1077，1996．
24) 新井　一，佐藤　潔：神経管形成異常（総論）．胎児新生児の神経学，pp1067-1077，メディカ出版，大阪，1996．
25) Bonaiti PC, Smith C：Risk tables for genetic counselling in some common congenital malformations. J Med Genet 11：374-377．1974．
26) MRC Vitamine Study Research Group：Prevention of neural tube defect. Lancet 338：131-137, 1991.
27) 夫　律子：胎児中枢神経系異常の診断－経腟超音波を用いた診断のコツと実際．産婦実際 49：1809-1818，2000．
28) 片桐信之：胎児形態異常スクリーニングの実際－頭頸部－．臨婦産 55：580-585，2001．
29) 標準外科学，第9版，各論23　小児外科　各論　A．顔面頸部，pp716-718，医学書院，東京，2001．
30) Pandya PP, Goldberg H, Walton B, et al：The implementation of first trimester scanning at 10-13 weeks, gastation and the measurement of fetal nuchal translucency thickness in two maternity units. Ultrasound Obstet Gynecol 5：20-25, 1995.
31) Hafner E, Schuchter K, Philipp K：Screening for chromosomal abnormalities in an unselected population by fetal nuchal translucency. Ultrasound Obstet Gynecol 6：330-333, 1995.
32) Taipale P, Hjilesmaa V, Salonen R, et al：Increased nuchal translucency as a marker for fetal chromosomal defects. N Engl J Med 337：1654-1658, 1997.
33) Biagiotti E, Periti E, Brizzi L, et al：Comparison between two methods of standardization for gestational age differences in fetal nuchal translucency measurement in first-trimester screening for trisomy 21. Ultrasound Obstet Gynecol 9：248-252, 1997.
34) 深田幸仁，星　和彦：Nuchal translucency．産婦実際 49：1801-1807，2000．
35) Nicolaides KH, Brizot ML, Snijders RJM：Fetal nuchal translucency；ultrasound screening for fetal trisomy in the first trimester of pregnancy. Br J Obstet Gynecol 101：782-785, 1994.
36) Sauka AP, Nicolaides KH：Diagnosis of fetal abnormalities at the 10-14 week scan. Ultrasound Obstet Gynecol 10：429-442, 1997.
37) 関谷隆夫，山口陽子，丹羽邦明ほか：妊婦初期の胎児中枢神経系異常の超音波診断．産婦実際　51：329-340，2002．
38) Snijders J, et al：Ultrasound Obstet Gynecol 7：216-226，1996．
39) 石原楷輔ほか：急性腹症における出血性卵巣嚢胞の超音波画像診断．産婦実際　43：205-209，1997．

B. 妊娠中・末期

はじめに

　産科領域では，妊娠中・末期においても従来からの母体や胎児の形態的観察に加えて，ドプラ法を用いた血流所見から様々な情報が得られるようになった．また，最近では3次元超音波断層装置を用いた3次元立体画像による診断も取り入れられている．ここでは，妊婦スクリーニングをはじめとして，周産期疾患の診断における超音波検査の意義と実際について解説する．

1. 妊娠中・末期超音波検査の時期と目的

1）検査の時期

　妊娠中期以降の超音波スクリーニング検査は，できれば各妊婦健診の度(妊娠20週以降3週間ごと，28週以降2週間ごと，36週以降毎週)に行うのが理想的であり，われわれの施設では毎回施行している．しかし，時間的社会的制約により不可能である場合には，少なくとも中期(16〜28週未満)と末期(妊娠28週以降)に各1回は行うべきであろう．

　一方，精査目的の超音波検査は，各妊婦健診項目での異常(血圧や体重および腹部計測値の変化，尿検査の異常値)や超音波スクリーニングで何らかの異常所見が得られる場合はもとより，母体が腹痛や出血などの症状を訴えたり，または妊娠中毒症などの異常が発生した場合に随時行うことになる．

2）検査の目的

　各時期の超音波スクリーニング検査の内容は，米国超音波学会が提唱した妊娠中期超音波検査ガイドラインが参考となり，われわれはこれを活用して行っている(表3-7)[1]．

　妊娠中期の超音波検査の目的は，初期のスクリーニングでは発見しえない胎児および付属物の異常，さらに切迫流早産や頸管無力症の頸管所見などの検出にあり，この時期の超音波検査は少なくとも妊娠24週前後で1回行うのが適当であろう．その理由として，羊水量の増加と胎児の発育により胎児の詳細な観察が可能となり，また胎児発育を評価するうえでも，子宮内胎児発育遅延が発生する時期に相当する点があげられる．一方，胎児付属物に関しても，多くの羊水異常がこの時期に発現するし，また胎盤と産科的内子宮口との位置関係が明瞭となり前置胎盤の診断を確定し得る点などがある．

表3-7　妊娠中期以降の超音波スクリーニング検査

1. 胎児生存，数，位置の確認
2. 羊水量(正常，過多，過少)の検討
3. 胎盤の位置および内子宮口との関係
4. 妊娠週数の確認，判定は大横径(または頭囲周囲長)と大腿骨長の組み合わせで行う．
   a．大横径は透明中隔腔および視床(または大脳脚)を含む断面(基準計測断面)で計測する．
   b．頭蓋周囲長は大横径計測面で計測する．
   c．大腿骨長の計測は妊娠14週以降ルーチンとする．
   d．腹囲長は臍静脈と門脈洞の接合部の断面で計測する．
5. 子宮と付属器の形態の観察
6. 胎児の観察は脳室，脊椎，胃，膀胱，腹壁の臍帯付着部位周辺，腎臓などとする．しかし，これらに限定するものではない．

〔米国超音波学会，Leopold GR，1996より引用〕

　妊娠末期の超音波検査の目的は，胎児においては妊娠末期になるまで形態異常が検出されない例や，末期に初めて発育異常が現れるIUGRの診断などがあげられる．また胎児付属物では臍帯や胎盤の異常が対象となる．こうしたことから，妊娠末期の超音波検査は妊娠34週前後で行うのが望ましい．

　しかし実際には，妊娠中毒症でのIUGRや，胎盤位置異常を疑われた症例，さらに切迫早産や頸管無力症における頸管所見では継続的観察が必要で，24週と34週というのはあくまでスクリーニングの目安と考えるべきである．

2．妊娠中・末期超音波検査の実際

1）胎児を観察する

　超音波検査は胎児の詳細な観察を可能とし，発育や奇形などの形態，排尿や呼吸様運動などの胎児運動，さらに心機能を含めた血流状態からも胎児well beingの評価が行われている．

(1) 胎児発育を評価する

　胎児計測法は，胎児発育の評価法として有用であり，一般には児頭大横径(BPD)，腹部前後径(APTD)と横径(TTD)または腹部周囲長(AC)や腹部断面積(FTA)，大腿骨長(FL)などの各胎児部分の計測値から推定体重を求める方法が用いられている．実際には，超音波断層装置に内蔵された計算式(東大式，阪大式など)を活用して自動的に推定することになる．日本超音波医学会からの会告に従って各胎児部分の計測法を示す(図3-24)[2]．正確な計測断面を描写し，正しい計測位置にカーソルを設定することが5～10％の誤差で児体重を推定するコツである[3]．そのほか、IUGRのタイプ別分類には，頭囲腹囲比(HC/AC；妊娠末期に1.0以上であればasymmetrical IUGR)が用いられるが，人種による胎児体型の違いによる問題点も指摘されている[4,5]．また，在胎週数の不明な例では，発育異常の有無にかかわらず妊娠経過に伴ってほぼ直線的に増加する小脳横径(TCD)を参考にする(図3-25)[6,7]．

B. 妊娠中・末期   173

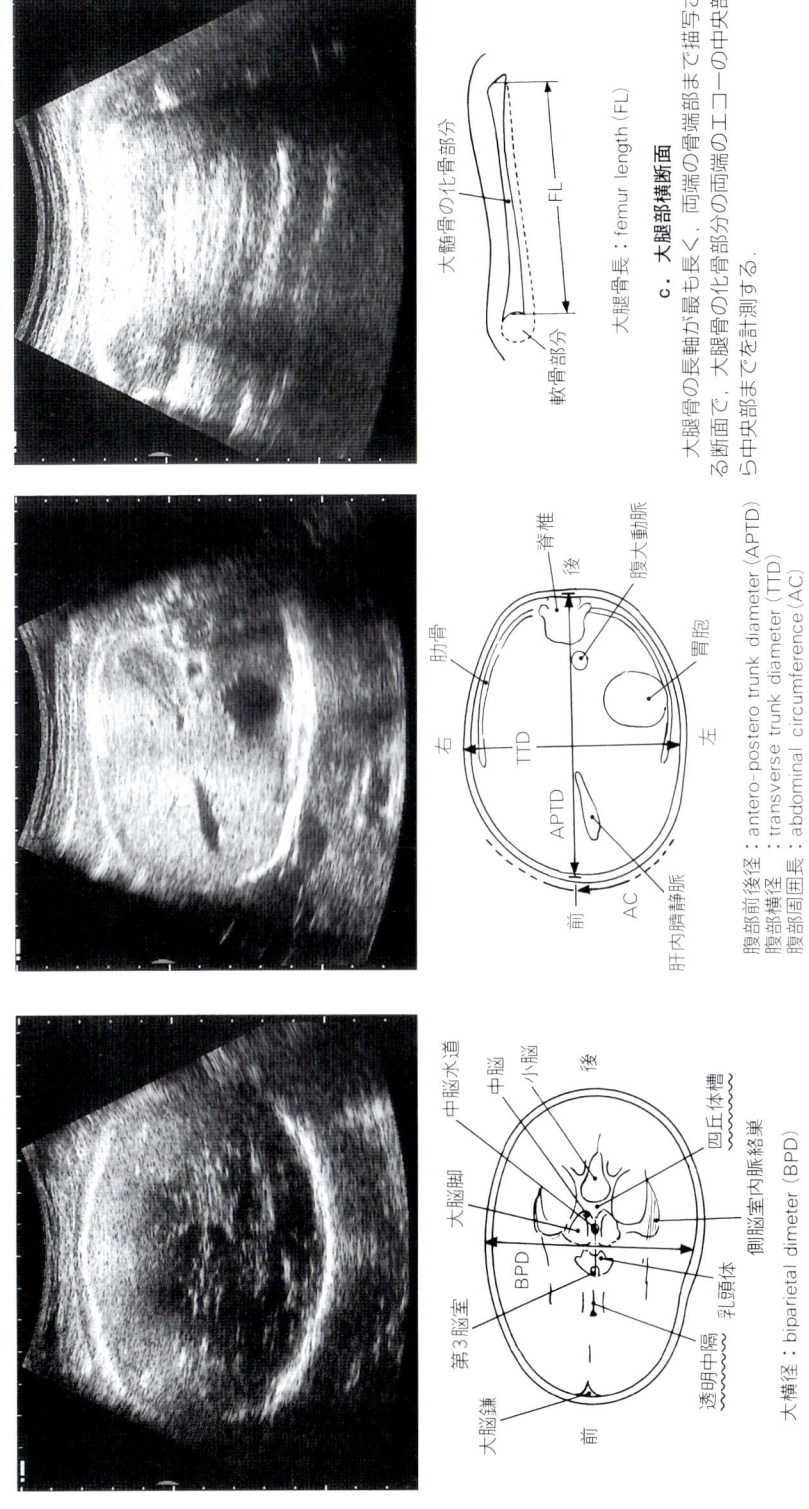

a. 頭部横断面

大横径：biparietal dimeter (BPD)

BPDは頭部正中線エコーが中央部に描出され，透明中隔腔(septum pellucidum)と四丘体槽(cisterna corpora quadrigermina)が描出される断面で，探触子に近い頭蓋骨外側から対側の頭蓋骨内側までを計測する。

b. 腹部横断面

腹部前後径：antero-postero trunk diameter (APTD)
腹部横径：transverse trunk diameter (TTD)
腹部周囲長：abdominal circumference (AC)

腹部大動脈に直交する断面で，腹壁から脊椎までの前方1/3〜1/4の部位に肝内臍静脈と胃胞を描出される断面で，エリプス法による腹部断面外周長をACとして計測する。APTD，TTDも同様であるが，日超医の勧告によりAC法による計測法に統一された。

c. 大腿部横断面

大腿骨長：femur length (FL)

大腿骨の長軸が最も長く，両端の骨端部まで描写される断面で，大腿骨の化骨部分の両端のエコーの中央部から中央部までを計測する。

推定胎児体重：estimated fetal weight (EFW)
 ＝1.07×BPD³＋3.42×APTD×TTD×FL
 （現在使用されている篠塚の式）
 ＝1.07×BPD³＋0.30×AC²×FL
 （日超医公示による新しい式）

注：ACの計測はエリプス（近似楕円）機能を用いて行う。

図3-24 各胎児部分の計測法（日超医 平成12・13年度用語 診断基準委員会による公示，2001）

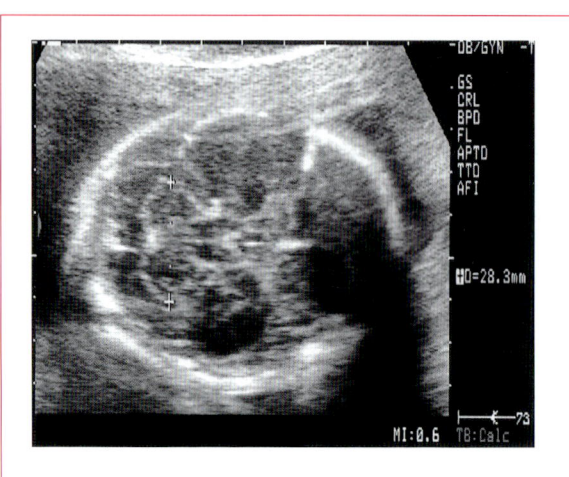

a．小脳横径計測の実際
妊娠26週3日の胎児の頭部横断面である．小脳の最大横径は28.3mm（＋→＋間）と週数相当であることがわかる．

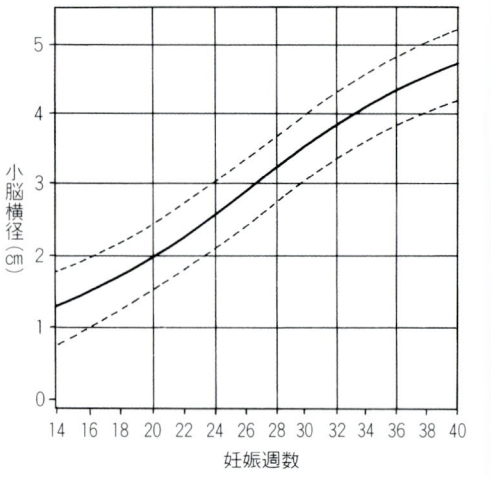

b．小脳横径の変化
妊娠20週で2cm，妊娠30週で3.5cmと覚えておく．〔金子ら，周産期医学，1996⁶⁾より引用〕

図3-25　小脳横径
　小脳の大きさは，子宮内胎児発育遅延においても障害されないため，妊娠週数の推定に有用である．小脳の最大横断面は，まず大横径計測断面(図3-24a)を描写した後にプローブを胎児後頭部でやや尾方に振れば得ることができる．

ポイント　推定体重を正確に測定するには（図3-24参照）

☆目的とする計測断面を正しく描出しよう．
☆決められた計測位置にカーソルを正しく設定する．
☆妊娠週数が本当に正しいかを再確認する．

（2）胎児血流（臍帯血流を含む）の評価方法

　ドプラ超音波診断装置を活用して胎児や臍帯の血流を観察し，妊娠中毒症，IUGR，胎児仮死，双胎，胎児不整脈などの母体／胎児／胎盤機能の評価が行われるようになった．こうした血流の評価には多くの場合血流速度や速度波形が用いられるが，前者は超音波ビームと血管の角度により誤差が発生するため，臨床の場においては角度補正の必要がなく測定誤差の少ない速度波形を用いたPulsatility Index(PI)やResistance Index(RI)などの各種血流インデックスを利用することが多い(図3-26)[8)-11)]．これらの値の上昇は，計測部位より末梢側の血管抵抗の上昇を反映すると理解してよい．
　現在，産科領域においてドプラ血流計測が最も有用とされるのは，胎児血管や臍帯血管の血流所見による胎児循環動態や胎児well beingの評価である．とくに臍帯動脈血流を用いた方法が一般的であり，臨床的には血管抵抗が上昇す

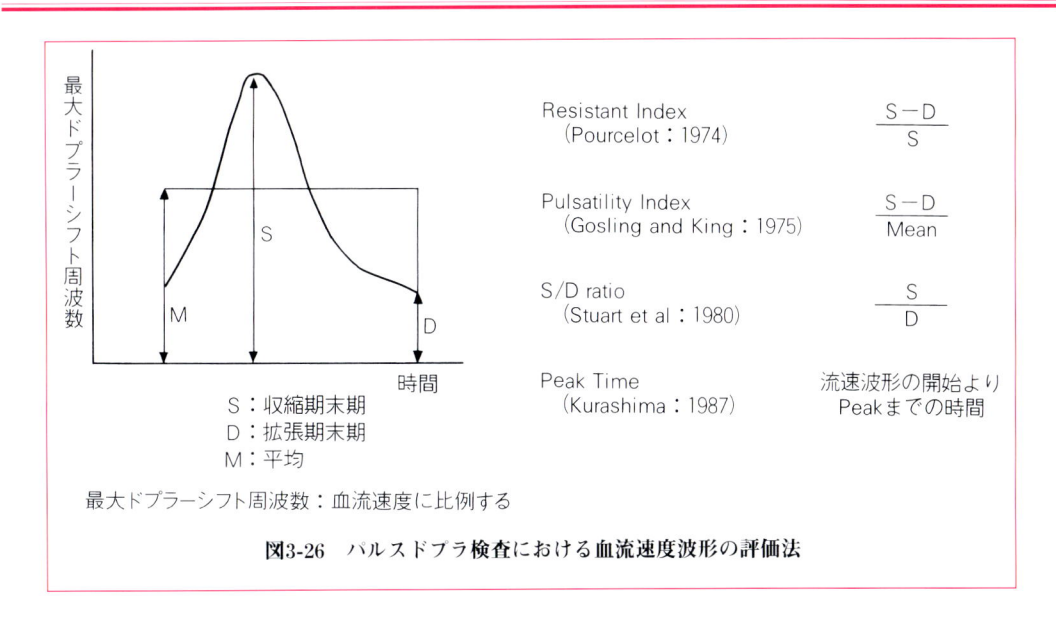

図3-26 パルスドプラ検査における血流速度波形の評価法

ると，まず拡張期における最高血流速度が低下して臍帯動脈血流インデックスが上昇する．これが進行すると代償性に中大脳動脈血流インデックスが低下するblood sparering effectが観察されることがあり，本現象は胎児低酸素症に対して脳をはじめとした重要臓器へ優先的に血流を確保しようとする血流再分配(blood redistribution)を反映する所見として知られている．長田らは，IUGR例を対象として脳保持効果の出現と，その後に発生する胎児仮死との関連について後方視的に検討し，最終的に胎児仮死の適応で緊急帝王切開となった例では，すでにその3〜4週間前から脳保持効果が出現していたと報告した[12]．また，佐藤らは，ハイリスク妊娠に限定して血流計測による脳保持効果の意義をCTGによる異常心拍パターンと合わせて検討し，本効果の出現が新生児アシドーシスの予測にも有用であることを示した[13]．

こうした状態が続きさらに末梢血管抵抗が上昇すると，まず拡張期血流が途絶し，続いて逆流するようになり，胎児仮死の重症化の指標となる(図3-27)[14][15]．しかし，これらはあくまで胎児循環動態の変化に伴うものであって，現在のところ本所見だけで胎児well beingを評価するのは危険であり，臨床的には脳保持効果が出現すれば，2〜4週間後に起こりうる胎児仮死に備えてBPSやNSTによる監視を厳重に行っていくのが常識的であろう．

産科領域において理解しておきたい一般的な血流測定の意義を示す(表3-8)[12][13][16]−[23]．

a. IUGR症例の重症度からみた胎児血液ガス，血流インデックス，CTG所見の変化

①軽度低酸素血症では，まずMCAPIが低下しはじめる．
②これが中等度低酸素血症となると血流再配分の状態となり，MCAPIが低下，UAPIが上昇する．
③さらに高度低酸素血症となると，アシドーシスを伴って脳の血流を保つことができなくなり，MCAPIは変化がなくなって全身の血管抵抗が上昇してくる．とくにこの頃になると，UAの血流速度波型には拡張期の途絶や逆流が出現する．

		血液ガス		pulsatility index(PI)		CTG所見
		低酸素血症	アシドーシス	中大脳動脈(MCA)	臍帯動脈(UA)	
SGA		(−)	(−)	正常	正常	reactive
IUGR	軽度	(−)		↓	正常	variability(→ or ↓) acceleration(+) late deceleration(±)
	中等度	(− or +)	↓	↑	loss of variability(+) late deceleration(+)
	高度	(+)	→	↑	loss of variability(+) late deceleration(+) bradycardia(+)

〔Wladimiroff JWら，1987[14] ／泰ら，2001[15]より〕

b. 臍帯動脈血流の途絶および逆流をきたした実際の症例

妊娠20週で双胎（2絨毛膜2羊膜性）1児死亡した後の生存児の臍帯血流波型である．

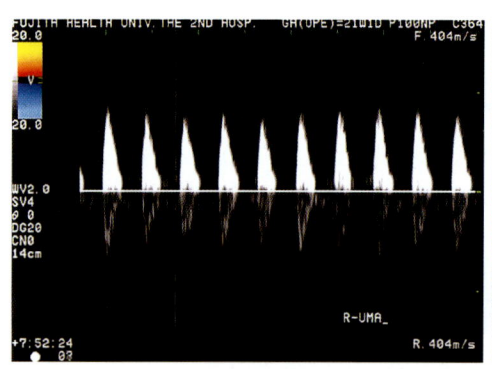

妊娠21週1日．生存児の臍帯動脈血流波型で，拡張期末期血流の途絶を認めた．

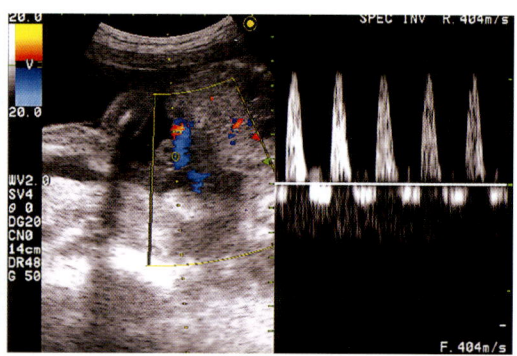

妊娠22週1日．生存児は全身に浮腫が出現し，胎児水腫傾向が現れた．同時に観察した臍帯動脈血流波型で，拡張期末期血流の逆流を認める．入院管理を行ったが，妊娠23週0日には子宮内胎児死亡となった．

図3-27　胎児血流インデックスと胎児 well being の評価

表3-8 産科超音波ドプラ検査の意義

	血流所見	臨床的意義
妊娠中毒症	母体子宮動脈　PI値　上昇 母児臍帯動脈　PI値　上昇 (IUGR合併例ではさらに顕著となる)	子宮および胎盤血流傾向の上昇により，各インデックスが上昇して重症化の指標となる．
IUGR	胎児臍帯動脈　　PI値　上昇 胎児中大脳動脈　PI値　低下 (母体高血圧では低下が顕著となる)	子宮および胎盤血流抵抗の上昇により，胎児臍帯動脈PI値は上昇し，防御反応として胎児血流再分布が起こり(脳保持効果)，胎児中大脳動脈血管抵抗が低下する．リスク評価の指標となる．
双胎	1絨毛膜双胎の胎児体重差と血流波形 ・胎児臍帯動脈 S/D値の 0.4以上で体重差が350g以上 ・TTTSを呈した例では胎児臍帯動脈PI値の差が0.5 以上 ・出生体重差が大きいほど，胎児臍帯動脈RI値の差がある ・臍帯卵膜付着例では，胎児臍帯動脈RI値が上昇する ・下降大動脈最高血流速度の差が出生時の予後を反映する	両児の体重差，TTTS，臍帯卵膜付着の存在が原因または結果となって各インデックスの差に現れる
胎児不整脈	下降大動脈や下大静脈血流波形のリズムおよびパターンの異常	期外収縮，徐脈，頻脈の診断や経過観察に有用
胎児仮死	胎児臍帯動脈　　PI, RI値　上昇 胎児中大脳動脈　PI, RI値　低下	胎児仮死が直接動脈血流に影響を与えるものではなく，仮死に至るような胎盤血管抵抗の上昇などにより，結果的に血流波形が変化すると理解すべきである．臍帯動脈RI/中大脳動脈RI値が脳保持効果を反映する指標となり，またハイリスク妊娠においては脳保持効果の検出が新生児アシドーシスの予測に有用である

〔文献12, 13, 16〜23より抜粋引用〕

> **ポイント** 胎児大血管や臍帯血流から情報を得よう
>
> ☆胎児 well being の評価をするのに臍帯動脈血流のドプラ検査を活用する．
> ☆評価のパラメータには角度補正の必要がないPIやRI値を利用するのが一般的(技術的には，まずカラードプラ画面で血流像にカーソルを合わせ，次にパルスドプラ画面に表示された血流速度波形を自動計測するだけである)．
> ☆PIやRI値の上昇は，物理的には測定部より末梢側への血液の流れにくさを反映する．
> 　　➡臨床的には胎児仮死の徴候となり得る
> ☆典型例においては，まず何らかの原因により臍帯末梢血管抵抗が上昇すると
> 　　➡臍帯血流における拡張末期血流速度の低下
> 　　➡臍帯血流 PI や RI 値など血流インデックスの上昇(仮死の前兆)
> 　　➡代償性の中大脳動脈血流インデックス低下(blood sparering effect)
> 　　➡臍帯臍帯血流における拡張末期血流低下／途絶／逆流(≒仮死徴候)

(3) 胎児形態異常を診断する

　妊娠中期には，器官形成期が終了して胎児がある程度の発育を示し羊水量が増加すると，多くの形態異常の診断が可能となる．先天異常のなかには，致死性の疾患で分娩方法の選択を迫られるケースや出生直後からの治療を要する疾患が含まれており，あらかじめこうした対策を講ずるために出生前診断が必要となる．

a．頭部中枢神経系

　胎児頭部の異常をスクリーニングするには，以下に示す断面像の解剖を知っておきたい(図3-24，図3-28)．

　①大横径計測断面(視床の高さで，正中には mid line を示す直線エコーがあり，その前方には透明中隔が描写される：視床，第三脳室，大脳鎌，側脳室前角，側脳室脈絡叢，四丘体槽などを観察する)

　②側脳室計測断面(大横径計測断面から頭頂方向へ水平移動した断面で，正中には mid line を示す直線エコーがあり，その左右に側脳室がほぼ平行に描写される：側脳室と大脳のバランスを評価するLVW/HW＜側脳室大脳半球比＞

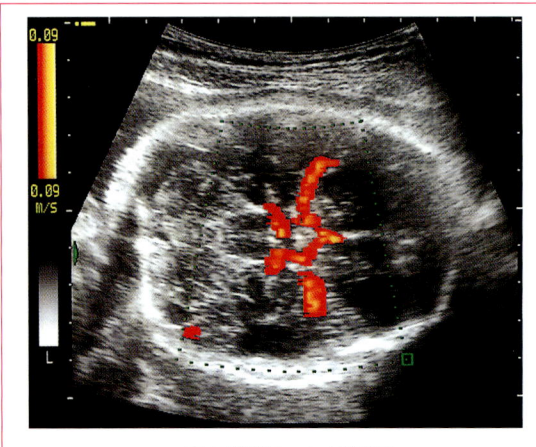

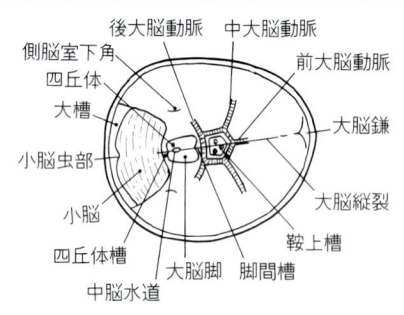

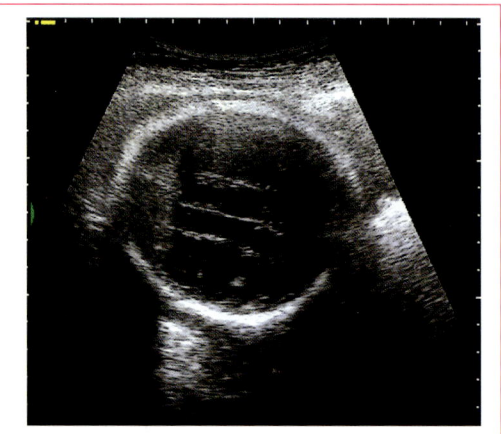

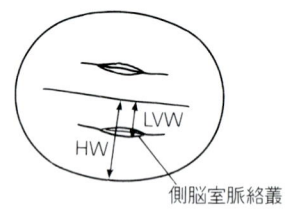

a．脳底部断面
(Willis 動脈輪の高さ)

大脳半球幅：hemispheric width (HW)
側脳室幅：lateral ventricular width (LVW)

b．LVW/HW 計測断面
側脳室の atrium 幅＞10mm，LVW/HW(妊娠20週以降)＞0.5の場合には水頭症を疑う．

図3-28　胎児頭部の断面像とその解剖
(BPD 計測断面は図3-24a 参照のこと)

③小脳通過断面(大横径計測断面を後頭部でやや尾方におろした断面：小脳の大きさと形態を評価する)

　必要に応じて経腟走査法を併用し，矢状断，傍矢状断，横断像でも観察すると，大脳や側脳室および脳梁の詳細な情報が得られる．夫は，妊娠初期同様に胎児発育の過程で経時的に何をどの断面で確認するか，それによって発見できる異常はなにかということを理解しておく必要があると指摘した(表3-9)[24]．さらに，この時期において注意すべき疾患として脈絡膜嚢胞と水頭症の診断の意義についても強調しており，まとめて示す(表3-10)[25]．

表3-9　妊娠時期による胎児脳の観察ポイントと断面および発見しうる異常

妊娠週数	観察のポイント	描出断面	発見しうる異常
9〜15	midline，頭蓋形態 左右対照の側脳室と脈絡叢	冠状断，水平断 冠状断，水平断	無頭蓋，脳瘤，外脳症 全前脳胞症
16〜20	脈絡叢内部の均一エコー 小脳形態，小脳横径， 後頭蓋窩	冠状断，水平断， 傍矢状断 水平断，冠状断	脈絡叢嚢胞(CPC)， 18トリソミー 小脳低形成，Chiari奇形 Dandy-Walker syndrome
18〜22	脳梁	冠状断，矢状断	脳梁欠損
18〜末期	脳室形態，大脳形態， くも膜下腔	傍矢状断，冠状断	水頭症，大脳低形成，脳萎縮 側脳室非対称，くも膜嚢胞
18〜26	頭蓋骨形態	水平断，冠状断	頭蓋骨早期癒合症
25〜末期	脳室周囲	傍矢状断，冠状断	上衣下嚢胞，脳室周囲高エコー
29〜36	脳回・脳溝	傍矢状断，冠状断	無脳回症

〈国立善通寺病院胎児超音波外来，1998〉
〔夫ら，1998[24]より引用〕

表3-10　脈絡膜嚢胞と水頭症の超音波診断の要点

脈絡膜嚢胞(choroid plexus cyst：CPC)
　疾患の概念　妊娠15〜20週でみられる側脳室内の脈絡叢の嚢胞である．6％以上の胎児で3mm以上のCPCを認めるが，ほかに特徴的な異常を合併する場合に限り，18 trisomyなどの染色体異常を疑う．
　超音波所見　側脳室内に高輝度なエコー像として描写される脈絡叢の中に，無エコーの嚢胞として観察される．片側性か両側性かは問わず，大きさも様々である．

水　頭　症
　疾患の概念　何らかの理由で脳脊髄液が過剰に貯留し，髄液腔が拡大し，頭囲が拡大したもの．髄液循環路の閉鎖が脳室外に存在し，脳室とクモ膜下腔との交通が存在するのが交通性水頭症，存在しないのが非交通性水頭症という．
　超音波所見　脳脊髄液の貯留に伴う①側脳室の拡大，②脈絡叢の圧縮，③クモ膜下腔の消失が特徴的．しかし，①があっても②③の所見がない場合には頭蓋内圧が上昇しておらず，大脳自体の低径形成や脳梁欠損，染色体異常を疑う．

〔Pooh RKら，in press[25]より〕

> **ポイント**　頭蓋骨ならびに頭蓋内構造の全体像を把握する
>
> ☆実際にはまず大横径計測断面，次に小脳通過断面で小脳の形態を観察し，再度大横径計測断面に戻って頭頂方向に走査面を移動して，大脳の全体像を評価する．
> ☆中・末期では，水頭症による側脳室の変化や致死性先天異常(13, 18 - trisomy)に伴う頭部異常，大脳および小脳の形態異常を念頭において観察する．

　頭蓋内の観察と同時に顔面もチェックする．通常の2次元超音波検査でも，前額断面にほぼ平行かまたは少しずらしてプローブを走査すれば，顔面の全体像を把握することは容易であり，比較的頻度の高い口唇裂などが診断できる．特に3次元超音波検査を活用すると，顔面の各部分の立体的な形態はもとより，全体のバランスも評価することができる(図3-29)．

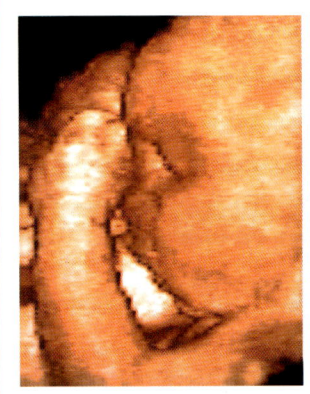

a．頭部顔面および上肢(正常例)
　左方からみた顔面と上肢の状態がわかる．

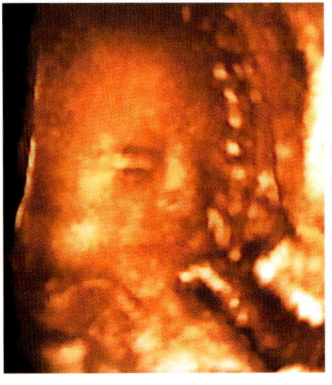

b．前頭部顔面(正常例)
　右前方からみた顔面の全体像がわかる．向かって右に存在する縦長の索状物は臍帯である．

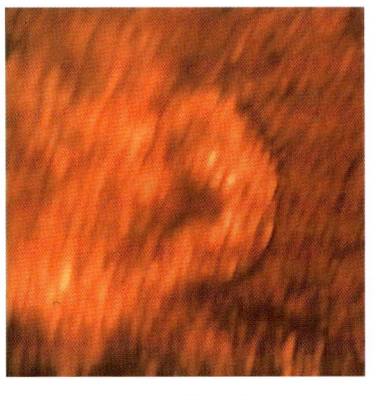

c．左耳(正常例)
　左方からみた耳である．詳細に形態が評価できる．

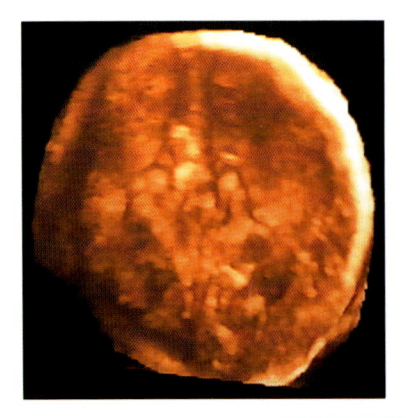

d．水頭無脳症
　頭蓋内を上方からみた画像である．大脳はほとんど欠損して水頭症をきたし，頭蓋底には脳底部の血管などわずかな組織しかないことがわかる．

図3-29　胎児頭部の3次元画像

b. 心臓血管系

　先天性心疾患(Congenital heart disease：CHD)の頻度は生産に至る症例の約1％であり，NICUに入院する約30％を占める先天異常児のなかでも循環器疾患が圧倒的に多い．しかし，本邦におけるCHDの出生前診断率は低く，とくに生後早期からPGE₁投与の必要な流出路異常を含む緊急度および重症度の高い症例でその傾向があると指摘されている[26]．実際に筆者も経験不足で，一般的な四腔断面で診断できる疾患以外は自信がない．新生児医療の進歩により重症CHDの根治率が向上した現在，胎児形態異常のスクリーニング体制を整備して，心血管系先天異常の出生前診断率を向上させることが直接的に児の予後を改善する最も良い方法と考えられる．胎児心臓観察の基準7断面を示すが，臨床的には3断面でスクリーニングを行う方法も有用である(図3-30)[26)27)]．

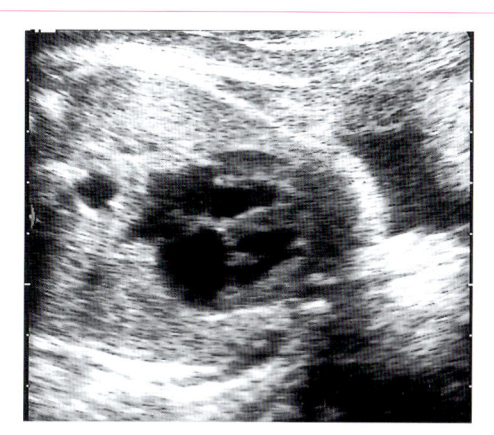

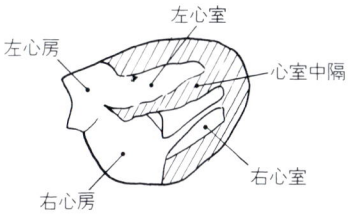

四腔断面(Four Chamber View；4CV)

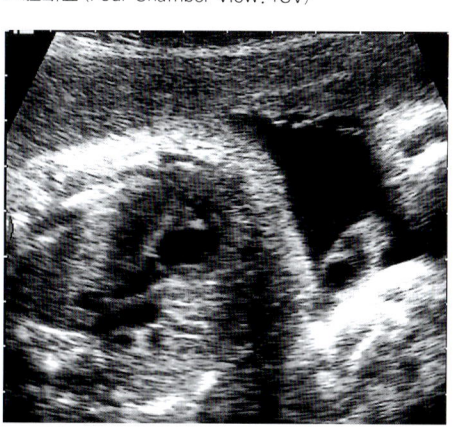

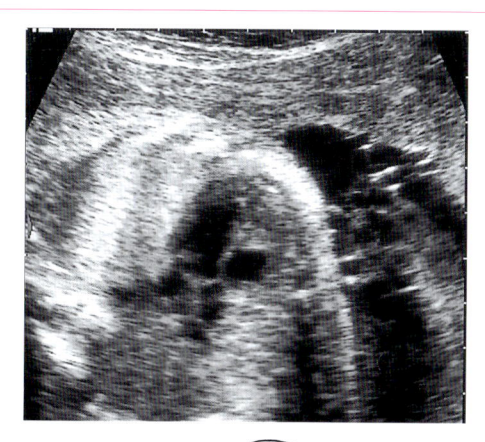

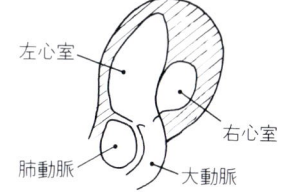

左室流出路断面(LV Out-flow View；LVO)

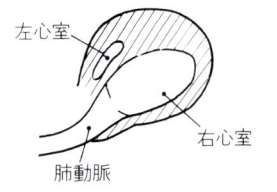

右室流出路断面(RV Out-flow View；RVO)

182　第3章　産科超音波診断の実際

長軸断面（Long Axis View: LAX）
左心室／右心室／僧帽弁／大動脈／左心房

短軸断面（Short Axis View: SAX）
右室流出路／大動脈／肺動脈／右心房／左心房

右房流入路断面（RA In-flow View: RAI）
下大静脈／上大静脈／右心房

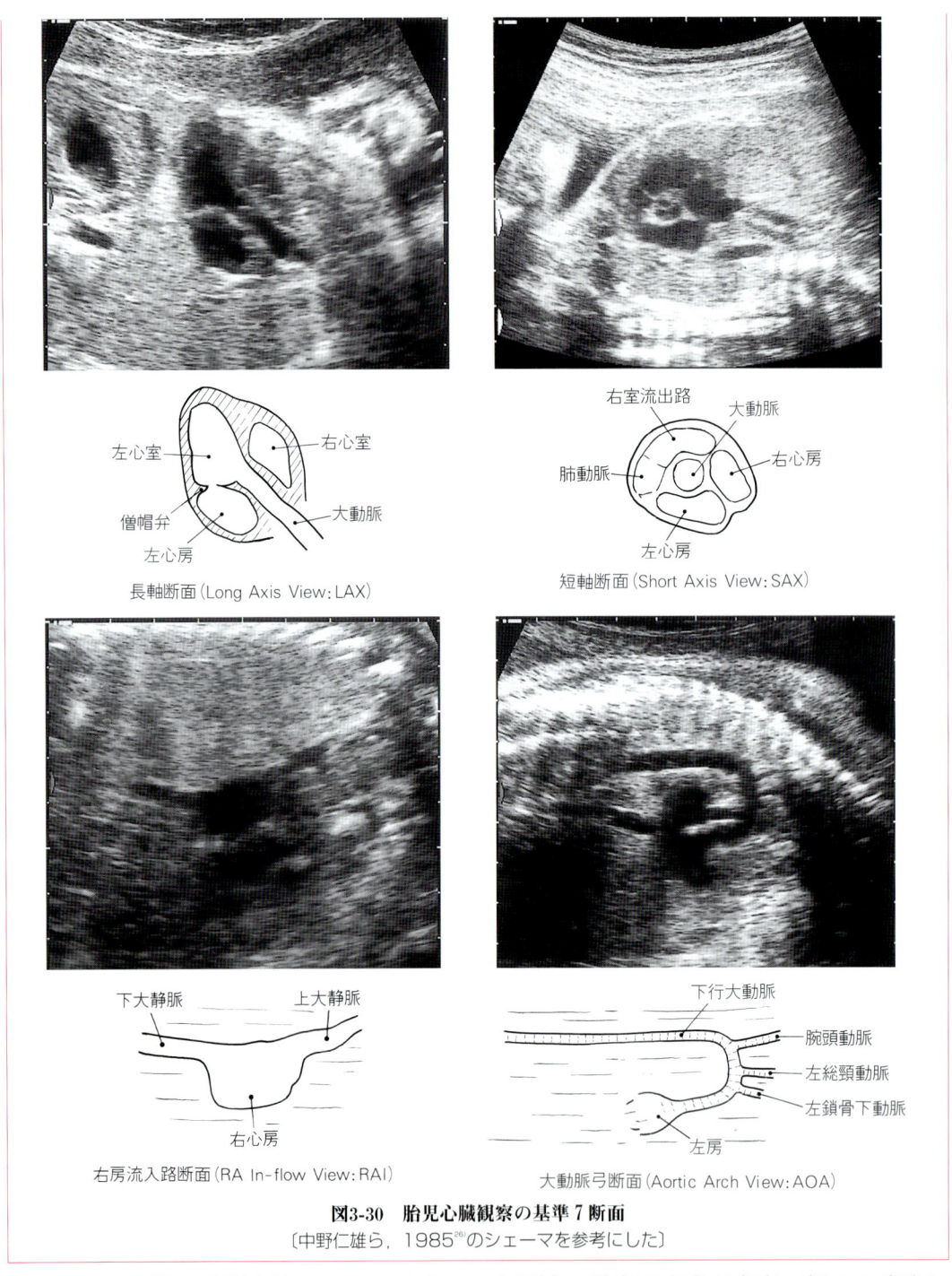

大動脈弓断面（Aortic Arch View: AOA）
下行大動脈／腕頭動脈／左総頸動脈／左鎖骨下動脈／左房

図3-30　胎児心臓観察の基準7断面
〔中野仁雄ら，1985[26]のシェーマを参考にした〕

　実際の診断方法について示すが，本領域の異常は疾患が多彩で個々の疾患について詳しく解説することは誌面の関係上困難であり，筆者がバイブルにしている川滝と神崎の記述などを参考にスクリーニングの要点(チェック項目とその診断の要点)の一部を示す(表3-11)．詳細は文献を参照して頂きたい[28]−[30]．

ポイント　CHDのスクリーニングを行うにあたって

☆ CHDの多くはlow lisk群から発生するため，全症例を基準7断面でスクリーニングするのが理想であるが，産科医にとって手技が簡単ではなく，時間的また経済的にも困難と考えられているのが問題点．

☆ 妊娠中期に少なくとも1回は四腔断面を中心に観察を行い，何らかの所見があれば専門医へコンサルトする．あとはハイリスク群について精査することになる．

☆ 母体および胎児の異常例(妊娠初期の母体高血糖，IUGR，Discordant twin，心臓以外の形態異常，胎児水腫，羊水異常など)では ➡ 10～20%にCHDが存在する．

☆ 妊娠初期 Nuchal Translucency ➡ NT=3.5～5.5mmで3～5%，NT＞5.5mmで10～20%にCHDが存在する．

表3-11　胎児心疾患スクリーニングの要点

チェック項目	診断の要点
内臓の位置異常	①胎児の胸部横断面で心臓の位置をチェックする． 　　胸腔内占拠性病変では極端に左右に偏移する． 　　　　➡横隔膜ヘルニア(CDH)，先天性嚢胞状腺腫様奇形(CCAM)，肺分画症 ②同じく心臓の向きをチェックする．(正常では心尖部への軸が正中より左45°±20) 　　左向き➡何らかの心奇形(CHDの44%は57°以上) 　　正中　➡修正大血管転換症 　　右向き➡内臓逆位，内臓錯位 ③胎児の腹部断面で大血管の位置をチェックする． 　　大動脈が右，大静脈が左➡内臓逆位 　　大動脈と大静脈が右➡無脾症候群 　　大動脈が右，大静脈が欠損して奇静脈が大動脈の右後方➡多脾症候群
心拡大	四腔断面で心拡大の程度をチェックする． 　　心横径(TCD)　　　：正常値はおおむね週数mm 　　心胸郭断面比(CTAR)：正常は35%以下 TCDが週数mmより大きい➡CTARが35%以上➡3次医療施設に紹介 　　(心奇形の精査，出生直後からの心不全治療と肺低形成の精査)
四腔断面	左右の心房および心室の関係に加えて，流出路(Ao，PA)についても観察する． ①正中部の中隔をチェックする． 　　心房，心室中隔がない➡単心房/単心室，左室低形成 　　心房中隔がない　　　➡単心房 　　心房中隔，心室中隔の一部がない➡心内膜床欠損 　　心室中隔一部欠損　　➡心室中隔欠損 　　　　流出路近傍のVSDではファロー四徴症や大動脈狭窄を疑う． 　　心房中隔の卵円孔が右向き➡高度の左心系狭窄疾患を疑う． ②左右差をチェックする． 　　(左右差の基準：右心系が左心系より1/3以上大きいか，左心系＞右心系) 　　心室の左右差があれば心奇形の可能性が高い． 　　　右心室が小さい➡右心系狭窄疾患(PS) 　　　左心室が小さい➡左心系狭窄疾患(MS，AS，HLHS) 　　心房に左右差があれば大きい心房側の房室弁逆流を考える． 　　　右心房が大きい➡三尖弁逆流(Ebstein奇形，三尖弁異形成) 　　　左心房が大きい➡僧帽弁逆流

(次ページへつづく)

チェック項目	診断の要点
大血管	PAはAoと同じかやや太く，それぞれ右と左の心室から空間的に交差してのびている． 　PAは右前方の右室から出て左後方へ向かって走行する． 　Aoは左後方の左室から出て右前方へ向かって走行する． AoやPAなどの流出路閉鎖の胎児診断は，出生直後の急変を予知するのに重要． ①大血管の太さをチェックする． 　　PAがAoより細い　　　　　➡肺動脈狭窄（PS） 　　AoがPAの2/3以下　　　　➡大動脈狭窄（AS） 　　Aoが太く，その真下にVSD　➡ファロー四徴症（TOF） 　　PAが太く，その真下にVSD　➡両大血管右室起始（DORV） 　　上大静脈が下大静脈より太い➡頭頸部血管奇形であるGalen大静脈瘤や動静脈奇形． 　特にPSの場合，診断が困難であり，肺動脈弁直上の最高血流速度（正常値50〜120cm/sec）の上昇，肺動脈弁の厚さと動きを含めて判断するが，妊娠中期発症重症TTTSの受血児に本症をしばしば認める（50%）との報告がある． ②大血管の走行をチェックする． 　　PAとAoが平行して走行する　　　　➡大血管転換症（TGA） 　　PAとAoが平行して走行する＋VSD➡両大血管右室起始（DORV） 　　PVが左心房に還流しない　　　　　➡総肺静脈還流異常（TAPVC） 　TAPVCの胎内診断は難しい（左房後方のEFS，右心系拡大，内臓錯位の合併で疑診）． ③大動脈弓の形態をチェックする 　　大動脈縮窄症（COA）や離断（IAA）などの大動脈弓異常の胎内診断は困難． 　　大動脈弓のどこかが狭いか，左心系の狭窄疾患の合併および低形成などから疑診．
不整脈	心房心室壁，房室弁，半月弁の動きをM modeでとらえる． 　心房壁運動は心電図のP波，心室壁，房室弁，半月弁運動は心電図のQRS波に相当． ①期外収縮 ほとんどが伝導系の未熟性が原因で，不整脈のみで心不全とはならない． 散発的ときに二段脈として出現するが，分娩または新生児期に消失することが多い． 　上室性➡心房収縮が予定より早く出現し，心室収縮がそれに伴う． 　　房室ブロックを伴う上室性期外収縮（blocked PAC）では心室収縮を欠き，一見徐脈を呈する． 　心室性➡心房収縮はうまく記録されず，心室収縮のみが不規則に早期に出現する． ②徐脈性不整脈 　洞性徐脈　　➡多くは内蔵逆位を伴う心疾患による．そのほかSSSやRomanoward 　　　　　　　　　　　　　　　　　　　　　　　　　　　　　　　　　syndrome． 　　　　　　　心房と心室収縮は規則的で，周期が長いだけ（心拍数≧90bpm） 　房室ブロック➡1度/M modeで診断不可能であるが，胎児期にはまず問題なし． 　　　　　　　2度/心房収縮は正常で，心室収縮は2〜3回に1度出現． 　　　　　　　3度/心房収縮は正常で，心室収縮は独立した規則的周期で出現． 　　　　　　　　（3度の完全房室ブロックでは心拍数≦70bpm） 　blocked PAC➡正常周期の心房収縮とそれよりやや早い心房の期外収縮が交互に出現． 　　　　　　　心室収縮は正常な心房収縮の後にのみ出現（心拍数80〜90bpm）． ③頻脈性不整脈 　上室性頻拍➡心房収縮と心室収縮が1対1対応で，心拍数は200bpm以上で固定． 　　　　　　出現する時は正常心拍から突然頻脈となる． 　　　　　　（洞性頻拍では200bpm以下で変動があり，徐々に頻拍となる） 　心房粗動　➡心房リズムが400〜460bpmと非常に早く，2対1の房室ブロックを伴う． 　心室性頻拍➡まれであり，心室リズムが心房リズムより少し早い程度で，診断は難しい．

スクリーニングで形態からの情報が得られたら，次に心機能の評価を行う．こうした評価を行うのは単にCHDだけではなく，他の疾患によって発生する続発性の場合もあるが，便宜上本項でまとめて示す(図3-31)[31)~33)]．

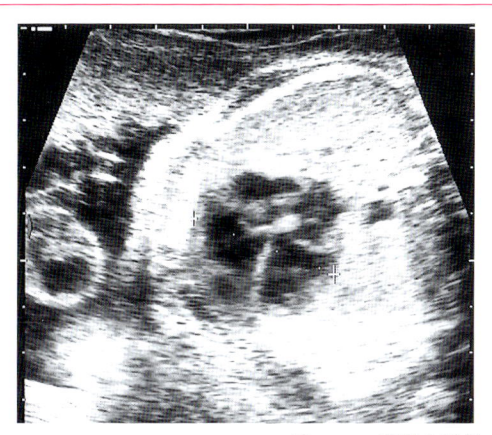

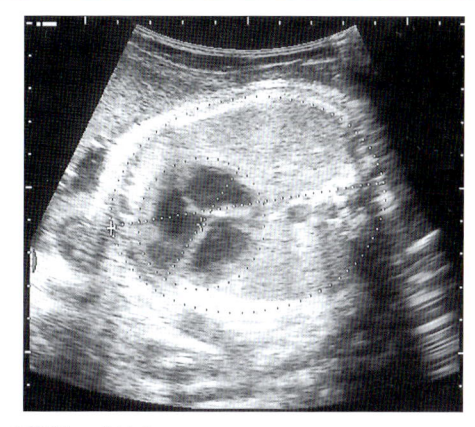

図3-31a　胎児心機能の評価法―心拡大―

(左図)心臓横径(transverse cardiac diameter：TCD)
　われわれは拡張期の心臓外側の最大径を測定している．正常値はおおむね週数mmと考えてよい．本症例は妊娠31週2日でTCD＝33.2mm．

(右図)心胸郭断面比(Cardiac Thoracic Area Ratio：CTAR)
　われわれは計測部位を心臓の外側，肋骨の外側としている．正常値は30±5％．胎児エコーでのCTARから出生直後のCTARが予測できる．35％を越える場合には出生早期からの心不全治療や肺低形成に伴う呼吸管理が必要となり，NICUのある分娩施設への母体搬送が望ましい．本症例は妊娠31週2日，CTAR＝8.7/25.6×100＝34.0％．

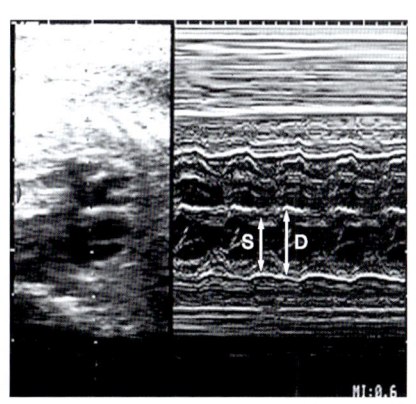

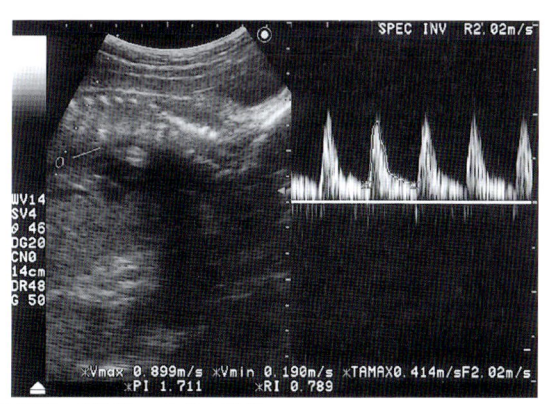

図3-31b　胎児心機能の評価法―心拍出機能―

(左図)心収縮率
　四腔断面で心室中隔に直交する位置でM modeを行い，心室の拡張期と収縮期での内径を計測して収縮率を求める．Ejection fraction ＝(D³－S³)/D³×100，Fractional shortning ＝(D－S)/D×100，D：拡張期径，S：収縮期径．EFの正常値は0.731±0.046，妊娠18～39週までほぼ一定．心不全で低下，完全房室ブロックで上昇．

(右図)下行大動脈最高血流速度(Maximum velocity in the descending aorta：Vmax)
　胎児下行大動脈と横隔膜とが交差する部位にパルスドプラのサンプリングポイントをおき，超音波入射角と血管との角度が少なくとも60度以内として計測する．心機能が徐脈に対して代償期にあると上昇するが，心不全に至ると低下する．

図3-31c 胎児心機能の評価法
―心臓の前負荷―

下大静脈血流(preload index：PLI)

胎児下大静脈と肝静脈の合流部より心臓寄りにパルスドプラのサンプリングポイントを置いて血流計測を行う．

preload index = R/Sf．

正常値は妊娠18週以降0.5以下でほぼ一定．

心不全では，心房収縮に伴う逆流波(flow R)が増加してPLIは上昇する．

〔Chiba, 1990[31]より引用〕

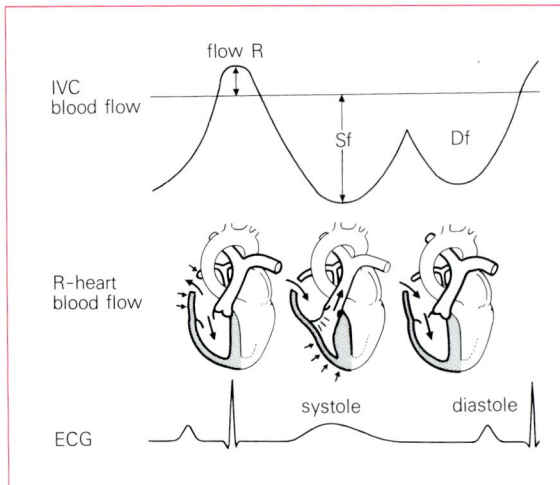

Flow A: 逆流波, Flow Sf: 収縮期流入波, Flow Df: 拡張期流入波

c．胸部系

胸郭内には中央から左前方にかけて心臓があり，それ以外の大部分は比較的高輝度な肺で占められる．この中にさらに輝度の高い部分や，囊胞部分を認めたら異常と考えてよい(表3-12，図3-32)[34]．

表3-12 胸部系の主な疾患の概念と超音波所見

先天性囊胞状腺腫様奇形(Congenital cystic adenomatoid malformation：CCAM)
 疾患の概念 組織的には，肺の過誤腫または異形成である．形態的には囊胞の大きさにより分類する．肺病変と合併奇形の程度により予後が決まる．
 超音波所見 肺の一部に囊胞像または高輝度領域を認める．
  type Ⅰ：囊胞が2～10cm．
   Ⅱ：囊胞が12mm以下．
   Ⅲ：画像上は囊胞をみない．

肺分画症(lung sequestration：LS)
 疾患の概念 正常肺組織と分離できる組織が肺実質内に存在する稀な奇形．正常の気管支との交通はなく，血流も大動脈系から受けている．食道気管奇形を伴うことが多い．
 超音波所見 肺の一部に高輝度な腫瘤様領域を認め，羊水過多を合併することが多い．CCAM typeⅠや奇形腫との鑑別は困難である．

先天性横隔膜ヘルニア(Congenital diaphragmatic hernia：CDH)
 疾患の概念 pleuroperitoneal canal(妊娠13週までに閉鎖する)の閉鎖不全により，胃が胸郭内へ侵入したヘルニア．Bochdalek(胸腹裂孔)herniaが90％で，ほとんどが左側で男児に多い．
 超音波所見 ①縦隔の偏位，②胸郭内に腹部臓器が存在する，③胃の囊胞状エコー像が正常位にない．

先天性食道閉鎖(Congenital esophageal atresia)
 疾患の概念 発生段階での異常であり，原因は不明である．A-E型まで様々な形態をとる．食道が完全閉鎖する例は予後が悪い．2～7％に染色体異常を合併(18＞21 trisomy)
 超音波所見 ①高度の羊水過多(60～70％)，②胃の囊胞状エコー像の欠如(気管食道瘻がないA，B型のみ)，③食道盲端の検出．

心臓脱出(ectopia cordis)
 疾患の概念 胸骨発育不全や，心囊膜ならびに横隔膜欠損により，心臓が胸郭外に脱出する．胸部型が60％で予後が悪いが，その他の腹部型は予後が期待できる．
 超音波所見 胸郭または臍ヘルニアから心臓が脱出している．

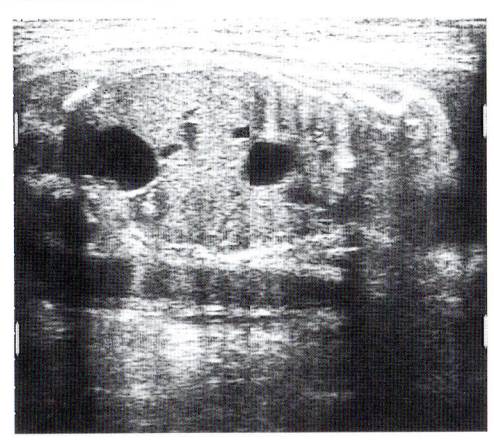

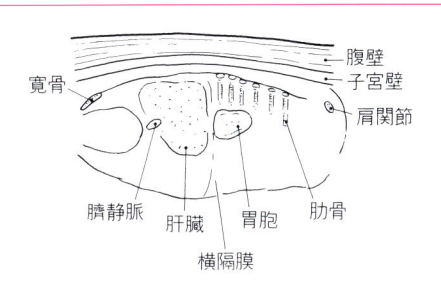

B．妊娠中・末期　187

a．胃胞高位
無エコーな嚢胞像として，胃胞が正常に比して頭側に偏って胸腔内に存在するのがわかる．

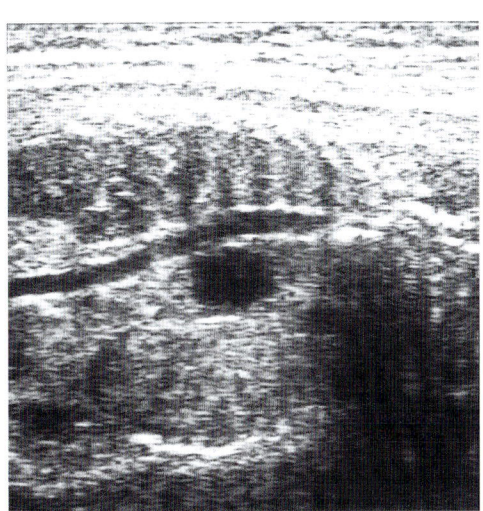

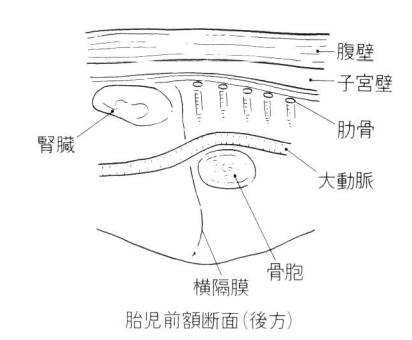

胎児前額断面（中央）

b．下行大動脈の右方偏位
胃胞が左方より胸腔内に侵入したために，心臓が右方に押しやられ，下行大動脈が胸胞内で右方に偏位している．

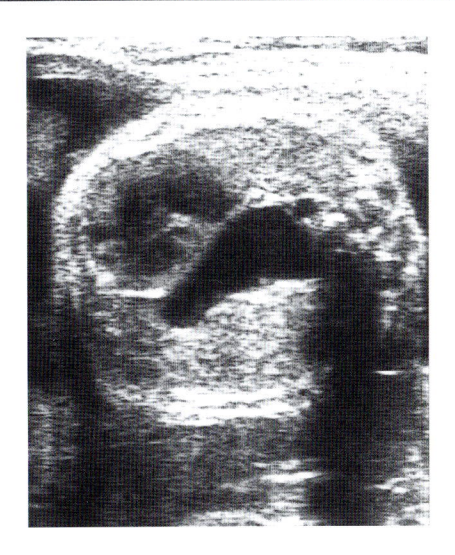

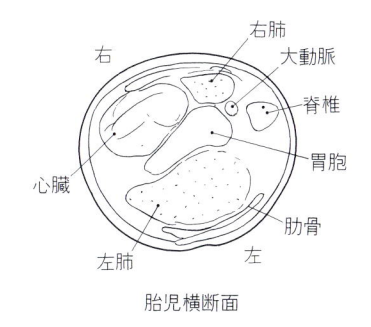

胎児前額断面（後方）

c．胃胞と心臓の隣接と心臓の右方偏位
心臓と大動脈が右方へ偏位し，心臓の左後方に接して胃胞が存在する．

胎児横断面

図3-32　先天性横隔膜ヘルニア（CDH）

> **ポイント** 出生時呼吸不全の原因となる胸部疾患は確実に出生前診断したい
>
> ☆胸腔内占拠性病変がある場合には，肺低形成と出生早期からの呼吸不全が新生児の予後を左右するため，NICU と小児外科を併設する施設へ母体搬送する
> ☆胎児スクリーニングで，少なくとも先天性横隔膜ヘルニアは絶対に見逃さない（放置すると1時間以内に40％以上が死亡する）．
> ☆CDH の90％を占める Bochdalek 型を出生前診断するには，
> ・心臓を見るときに，必ず左右を確認する（スクリーニングで四腔断面を見る際に）➡心臓が右に極端に偏移して存在し，かつ胃胞が中央から左に見える．
> ・脊椎を見るときに，大動脈の走行を確認する➡心臓の右方偏移に伴って下行大動脈が斜めに脊椎を横切る（頭側で右，尾側で左）．

d．腹部消化器系

本領域の異常には，消化管閉塞性疾患と腹壁欠損に伴う疾患がある．

a）消化管閉塞性疾患

消化管の閉鎖は食道から肛門までのどの部分でも発生するが，上部消化管閉鎖は発生段階での再疎通障害が原因であり，妊娠中期以降の羊水嚥下が阻害されて羊水過多をきたしやすく，また，その他の奇形や染色体異常を合併する率が高い．一方，下部消化管閉鎖で羊水過多となるのは空腸閉鎖でも30％程度と低く，合併異常（とくに消化管）はしばしば認めるが，染色体異常との関連は低い．いずれにしても本症を認めた場合には，約半数に何らかの異常を合併する点に注意する[35]．以上の点を考慮して超音波検査を行うが，その特徴的な所見を示す（表3-13，図3-33-1）．

表3-13 消化管閉塞性疾患の超音波所見

疾患名	羊水過多	超音波所見
食道閉鎖	60～70％	腹腔内左よりに存在するはずの胃胞が欠如し（10～30％），まれに食道の管腔途絶を認める．
十二指腸閉鎖	40～50％	胃と十二指腸の拡張像(double cysts sign)
空/回腸閉鎖	上部空腸で30％それ以下では10％程度	上部空腸閉鎖では胃，十二指腸，空腸の拡張像(triple cyst sign)．それ以下の場合には，多胞性拡張像(honey comb pattern)．
鎖肛	なし	骨盤内結腸拡張像などの所見があるとされるが，羊水量の異常もなく診断は困難である．

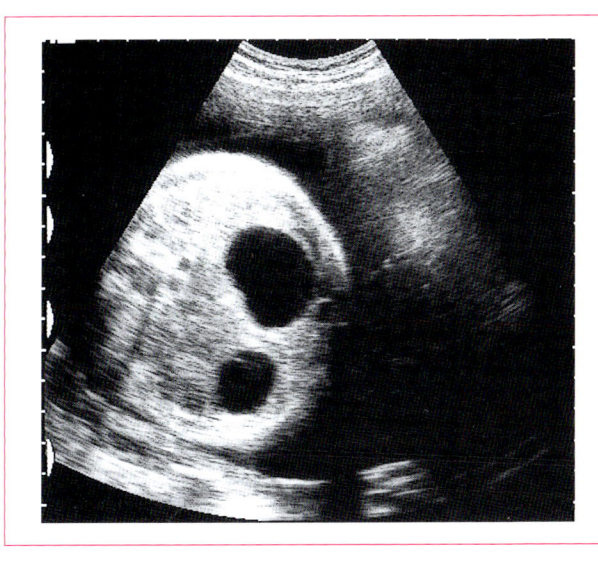

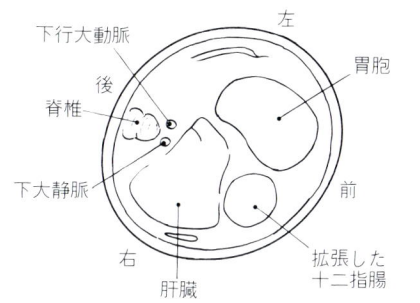

図3-33-1 胎児腹部消化器系疾患
－十二指腸閉鎖－

胎児腹部横断像
左側に楕円形に拡張した胃胞と右側に円形の十二指腸が描写されている。出生後の染色体検査で21トリソミーと診断された。

b）腹壁欠損に伴う疾患

臍帯ヘルニアと腹壁破裂の鑑別を行う必要がある（表3-14, 図3-33-2）。

c）そ の 他

消化器領域では，ほかに胎便性腹膜炎や囊胞性疾患がある（表3-15, 図3-33-3）。

表3-14 臍帯ヘルニアと腹壁破裂の鑑別の要点

臍帯ヘルニア
　疾患の概念 腹壁癒合過程の異常により，臍帯付着部から内臓が膨隆する．しばしば染色体異常を伴う（13 trisomyが多い）．
　超音波所見 腹壁欠損部は腹壁のほぼ正中線上にあり，突出部分にはヘルニア囊が存在して囊胞状となる．ヘルニア門が大きく肝臓の脱出や心臓などの合併奇形を伴うが，消化管閉鎖はまれ．

腹壁破裂
　疾患の概念 原因は不明であり，腹壁の一部が欠損して内臓が羊水腔内に脱出する．染色体異常はまれである．
　超音波所見 腹壁欠損部は臍帯の右側にあり，突出部分にはヘルニア囊が存在しない．脱出臓器はほとんどが腸管で，しばしば消化管閉鎖を伴うが，合併奇形はまれ．

表3-15 胎便性腹膜炎と囊胞性疾患の鑑別の要点

胎便性腹膜炎
　疾患の概念 何らかの原因で腸管が穿孔し，胎便が腹腔内に漏出して発生する腹膜炎．
　超音波所見 胎児腹水，腸管の拡張，偽囊胞，ときに羊水過多．

囊胞性疾患
　疾患の概念 肝臓，腸間膜，大網，総胆管などに発生した囊胞．
　超音波所見 無エコーの単房または多房性囊胞像を呈するが，しばしば鑑別が困難となる．

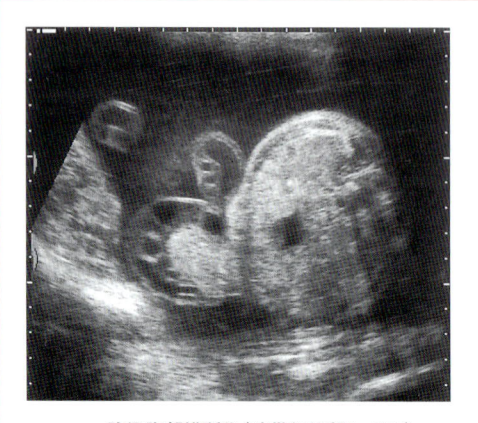

a．胎児腹部横断像（臍帯起始部レベル）
　臍帯起始部の腹壁が一部欠損し，高輝度な腸管が臍帯を押し上げるように腹腔内から突出している．

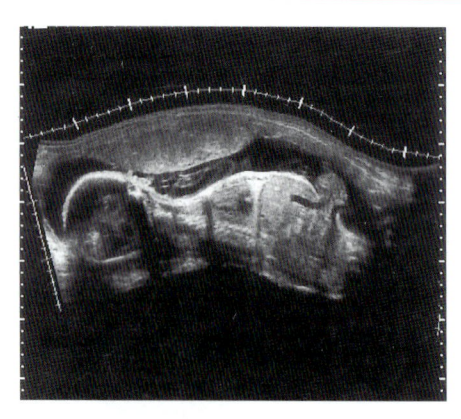

b．母体腹部縦断面（パノラマ表示画像）
　パノラマ表示により子宮内の胎児およびその付属物の全体像が描写されている．腹部の一部が臍静脈を引き上げるように腫瘤様に突出している．

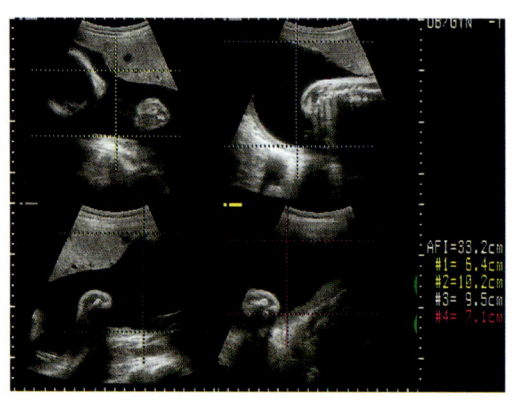

c．amniotic fluid index（AFI）
33.2cmと羊水過多を呈している．

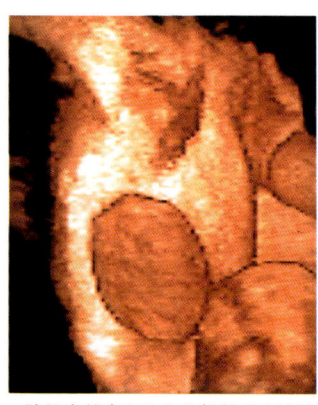

図3-33-2　胎児腹部消化器系疾患－臍帯ヘルニア－

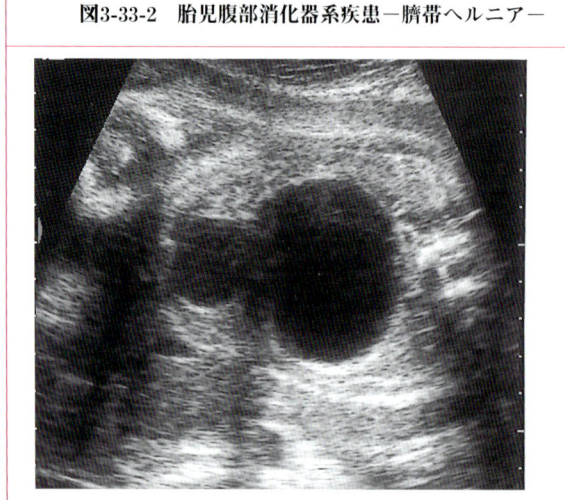

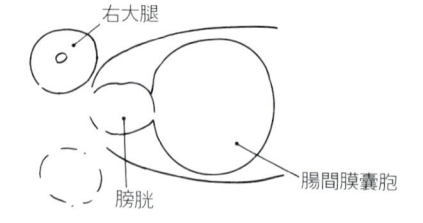

d．胎児右前方からみた躯幹の3次元画像
　躯幹と上肢の一部および左大腿部が描出されている．腹部中央に長球形のヘルニア部分と臍帯が一塊となった腫瘤を認める．

右大腿
膀胱
腸間膜嚢胞

**図3-33-3　胎児腹部消化器系疾患
－腸間膜嚢胞－**
胎児躯幹から下肢の一部の前額断面像
　尿が貯留し無エコーな膀胱とその頭方に接してやはり無エコーな嚢胞像を認める．出生前には診断に至らず，出生後の開腹手術にて腸間膜嚢胞と診断された．

e．泌尿生殖器系

　胎児腎は妊娠12週頃から観察され，大きさは妊娠20週における20×10mmから妊娠37週以降の40×20mmまで直線的に増大する．尿産生は妊娠13週頃より開始し，画像上は妊娠16週頃から観察されるようになる．胎児時間尿量は妊娠20週で8 ml，30週で8 ml，40週で30mlと徐々に増加し，排尿サイクルは40分である．正常泌尿生殖器の画像を示す(図3-34)．

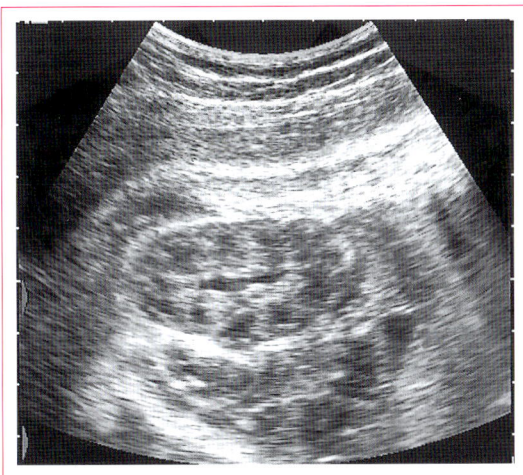

a．縦断面像
腰椎側方にそら豆状の腎臓を認める．中央に無エコーな腎盂を認め，その周囲の実質は斑紋状に描写される．

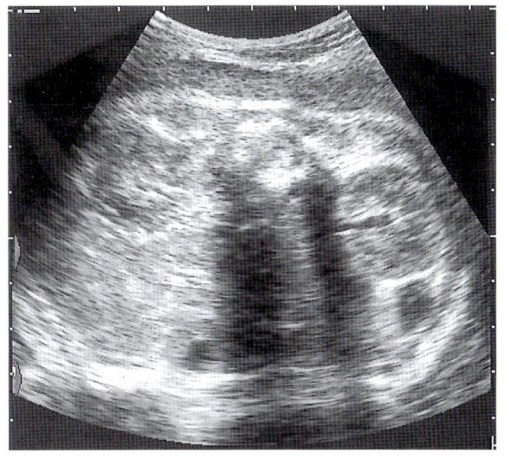

b．横断面像
腰椎前側方にほぼ左右対称性に2つの腎臓が描写されている．それぞれ中央部に腎盂も確認できる．

図3-34-1　正常胎児泌尿生殖器－腎臓－

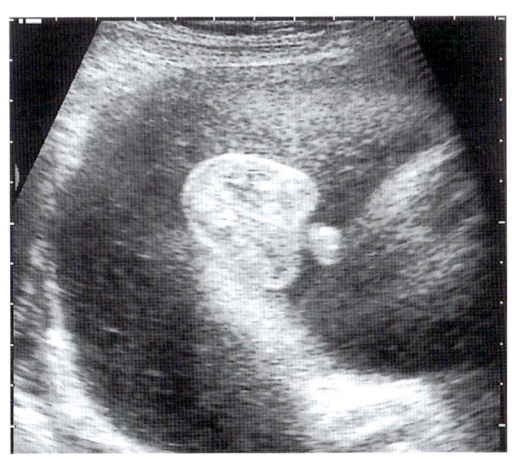

a．2次元画像
両大腿骨をほぼ平行に描出し，胎児尾方にプローブを平行移動させると，類円形の2つの精巣を内包する軍配様の陰嚢と陰茎先端を認める．

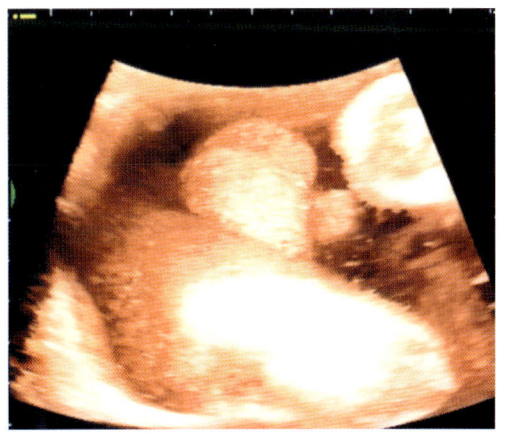

b．3次元画像
左大腿部～殿部の奥に，正中線上に陰嚢縫線を有する陰嚢と，その向かって右に陰茎が立体的に描写されている．

図3-34-2　正常胎児泌尿生殖器－男児外性器－

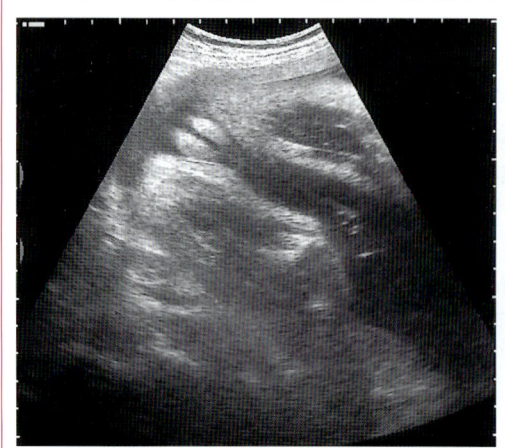

a．2次元画像
男児と同様にプローブを走査すると，左右の大陰唇が描写され，女児であることがわかる．

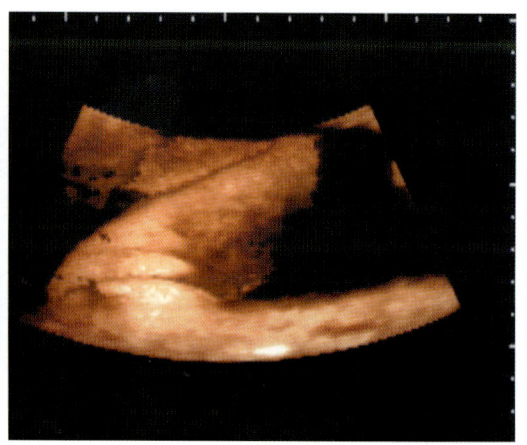

b．3次元画像
2次元画像より立体的に大陰唇の膨らみが描写されている

図3-34-3　正常胎児泌尿生殖器－女児外性器－

泌尿器系異常は比較的頻度が高く，重要代謝臓器である腎の先天異常は羊水の産生や出生後の生命予後に深くかかわり，超音波診断の意義は高い(図3-35a〜f，表3-16)[36),37)]．

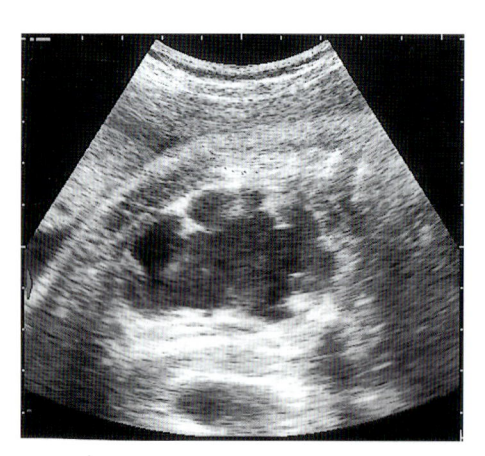

妊娠28週2日．腎縦断面像．腎臓全体が肥大し(60×48×39mm)，内部は高輝度で不連続な隔壁様部分に仕切られた囊胞部分で占められている．

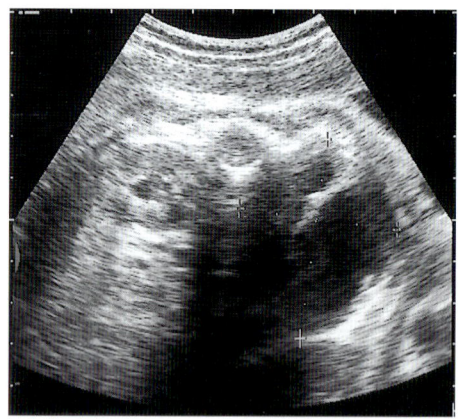

腎横断面像．左腎は肥大し，腹部断面の1/2を占めている．本症例では健側の右腎はおおむね正常で，代償性に機能しているため，羊水量は正常に保たれていると考えられた．

a．腎異形成(renal dysplasia)（＝多囊腎：multicystic kidney）

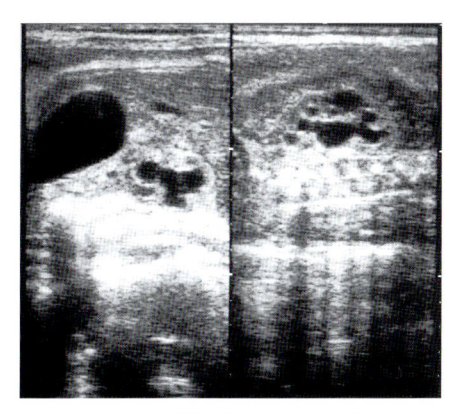

b. 下部尿道弁による水腎症

左図：左腎＋膀胱　右図：右腎

妊娠26週4日．両側の腎臓は腎盂の拡大に伴って軽度肥大している．膀胱は持続的に拡張したままであるが，羊水量はおおむね正常で，出生は下部尿路狭窄（後部尿道弁）と診断された．

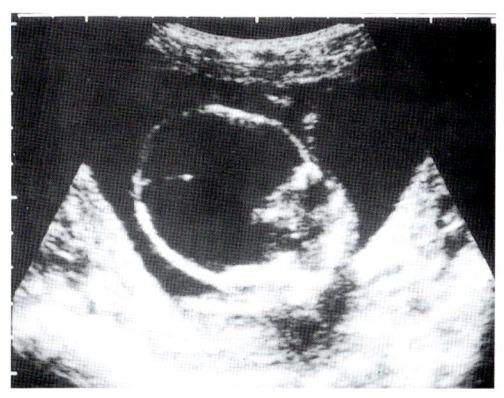

c．膀胱外反症

妊娠15週4日．下腹部横断面像．下腹部が囊胞状に腫大して，本断面では描写されていないが腹水も貯留している．

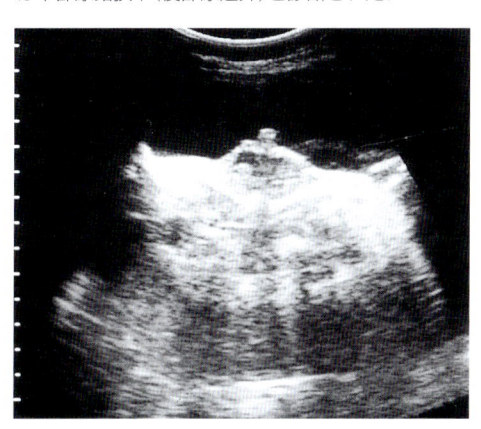

d．停留精巣＋短小陰茎

妊娠32週2日．致死性四肢短縮症のうち achondrogenesis の症例である．陰茎・陰囊ともに小型で，精巣はいまだ下降せず，軽度の陰囊水腫を伴っている．

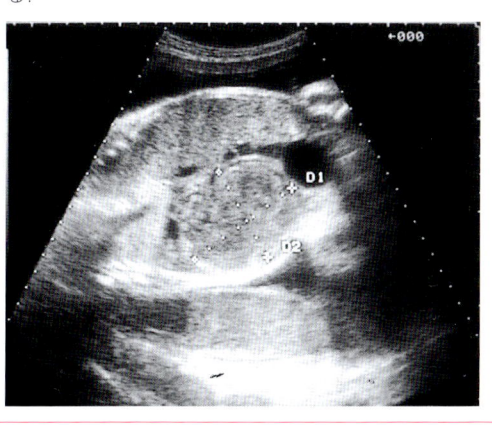

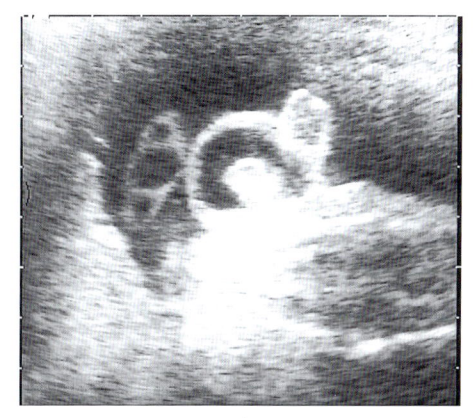

e．陰囊水腫

妊娠35週3日．腸間膜囊胞，鎖肛，軽度両側水腎症に合併した陰囊水腫である．拡張した陰囊内には高輝度で類円形の精巣が存在し，その向かって上方に接して陰茎を認める．

f．卵巣腫瘤（奇形腫）

妊娠32週2日．左側腹部に高輝度充実性の類円形腫瘤を認める．出生後開腹手術が施行され，卵巣奇形腫であることが確認された．

図3-35　胎児泌尿生殖器の異常

表3-16 泌尿生殖器系の主な疾患と超音波所見

無 腎 症〔腎無発生(renal agenesis)/腎無形成(renal aplasia)〕
　疾患の概念 発生段階で尿管芽が発生しないか，発生しても腎が形成されず，片側性または両側性に腎が欠損または痕跡状となる．両側性では40％が死産となり，生産児でもほとんどが肺低形成により死亡する．
　超音波所見 腎臓を認めない．片側性では羊水量はおおむね正常であるが，両側性では高度羊水過少を呈する．羊水過少はPotter症候群をきたし，IUGR，肺低形成，四肢の奇形を認める．

腎形成不全(renal hypoplasia)
　疾患の概念 尿管芽が造後腎組織に達して後腎が増殖する過程で障害が発生し，片側または両側性に腎が形成不全となる．腎自体は存在するが小型でネフロンの数が少ない．
　超音波所見 小型の腎を確認することで診断が可能．腎機能の程度により羊水過少の程度もさまざまである．羊水過少が高度となれば，Potter症候群を呈する．

腎異形成(renal dysplasia)
　疾患の概念 発生段階における構造変化やネフロンの分化異常を特徴とする発育異常．一般に多嚢腎(multicystic kidney)と称される．他の遺伝性奇形症候群や他の尿路奇形を伴う．片側性は予後良好であるが，両側性では腎不全のため致死性である．
　超音波所見 多嚢胞性の腎臓が肥大し，時に腹腔全体を占めることがある．嚢胞の大きさはさまざまで，大型の典型例では出生前診断が可能．嚢胞が小型の例ではやや大型の腎が検出されるのみで，診断は困難．両側性または尿路奇形を伴う場合には羊水過少となる

嚢 胞 腎(polycystic kidney)
　疾患の概念 常染色体劣性遺伝性嚢胞腎(AR‐PKD：従来の新生児型／予後が非常に悪い)と，常染色体優性遺伝性嚢胞腎(AD‐PKD：従来の成人型)に分類される．集合管内細胞の過形成と考えられ，導管が嚢状に拡大して嚢胞をつくる．
　超音波所見 胎児腎が肥大し，全体に高輝度に描写され，さらに妊娠中期以降で羊水過少を認めれば診断可能である．羊水過少が高度の場合にはPotter症候群による肺低形成に注意する．

尿路通過障害
　疾患の概念 腎盂尿管移行部以下に先天性通過障害が存在して，水腎症や水尿管を呈する．最も多いのは腎盂尿管移行部閉塞で，主に片側性(95％)である．次に尿管膀胱移行部閉塞が多い．そのほか巨大膀胱，膀胱憩室，前部／後部尿道弁，尿道閉鎖などがある．発生異常による偶発例が多いが，遺伝性疾患に合併することもある．羊水過少となるのは，両側性尿管閉鎖と下部尿路閉鎖のみである．
　超音波所見 尿路閉塞があれば，水腎症や水尿管および膀胱異常の出生前診断が可能である．とくに羊水過少を合併する例では，Potter症候群により呼吸不全を呈して生後早期に死亡するため，児の娩出時期の評価を含めた診断が必要であるが，超音波検査のみでは原因の詳細な把握は困難なことが多い．

膀胱外反症
　疾患の概念 総排泄腔膜の生殖結節融合障害に関連した下腹壁の発育異常．
　超音波所見 下腹壁が欠損して膀胱が不明であるか，薄い被膜状の巨大な膀胱を認めることで診断する．性器発育異常や，水腎症および水尿管を合併することがある．

停留精巣
　疾患の概念 妊娠8ヵ月になっても陰嚢内に下降しない精巣．2％の発生率で75％が片側性．しばしばトリソミー，真性半陰陽，睾丸性女性化症，三倍体，四倍体などの染色体異常に伴う．
　超音波所見 陰嚢が比較的小型で，その内部に明らかに精巣を認めないか，躯幹より一部突出した半円形腫瘤像として観察される．

陰嚢水腫
　疾患の概念 睾丸鞘状膜の形成過誤などによって起こる．
　超音波所見 陰嚢内に無エコーの液体が貯留し，高輝度円形の精巣が浮遊する．

短小陰茎
　疾患の概念 短小な陰茎で多発奇形症候群，真性半陰陽，睾丸性女性化症，XX男性などに合併することがある．
　超音波所見 妊娠末期でも1cm以下に観察される．

卵巣腫瘤
　疾患の概念 女児の腹部腫瘤で，腎腫瘤が否定された場合に疑う．
　超音波所見 無エコーの単純性嚢胞から高輝度な奇形腫までさまざまである．

f. 四肢骨格系

　頭部神経系異常に伴う頭蓋骨や脊椎の異常は前述したが，その他の骨格異常診断の対象は長管骨や手足の異常である．胎児の指趾を含む手足は妊娠初期では非常に小さく，長管骨の骨化は妊娠24週頃から始まることから正確な診断は妊娠中期を待って行うことになる．ここでは骨異形成と手足の異常，MD双胎における無心体について簡単に示す(図3-36a，b，表3-17)[38)39)]．

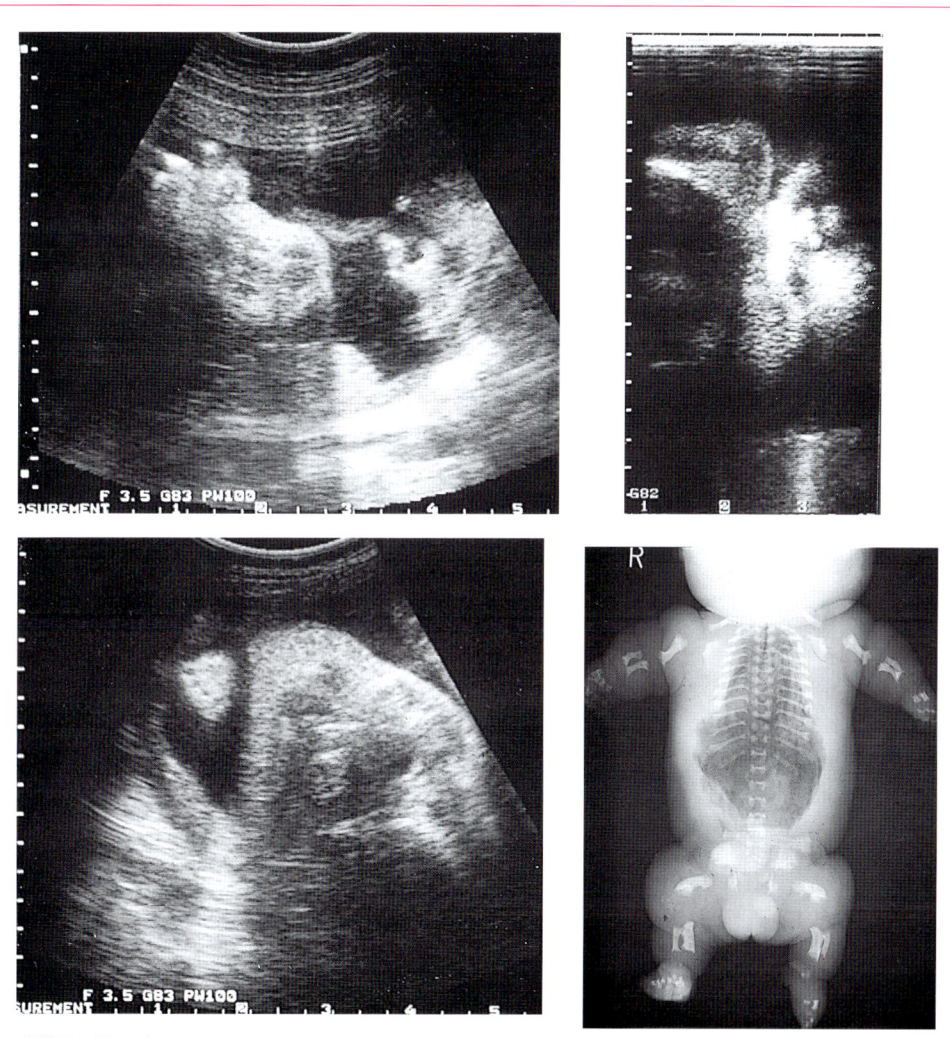

(妊娠34週3日)
左上図：上肢(縦断面像)　　画面中央から左上方にかけて，上肢の全体像が描写されている．正常に比して非常に短く，拘縮のため胎動に乏しい．
左下図：躯幹〜下肢(前額断面像)　　上肢同様，下肢も短く，拘縮と浮腫も強い．
右上図：顔面(前額断面像)　　躯幹に比して頭部が大きく，独特の顔貌を呈している．
右下図：出生後全身X線像　　全身が浮腫状で，四肢の長管骨は短く，とくに大腿骨が受話器様に変形しているのが特徴的である．

図3-36a　胎児四肢骨格系の異常-致死性四肢短縮症-

196　第3章　産科超音波診断の実際

（妊娠28週5日）

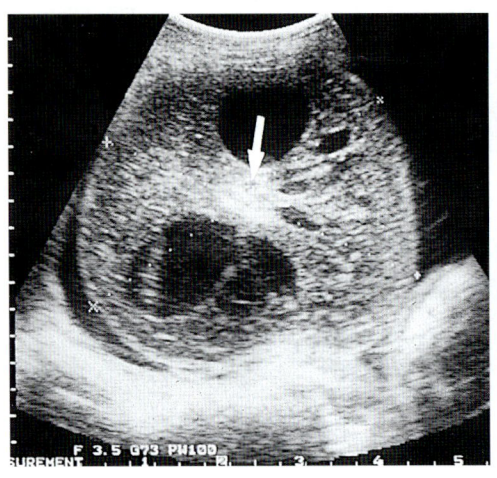

躯幹前額断面像（患児）
子宮底長32cm，1絨毛膜2羊膜．双胎の1児無心体躯幹は高度浮腫状で，中央部に発育不良の胸郭を認めるが，心臓や肺などの胸郭内臓器は欠損している．

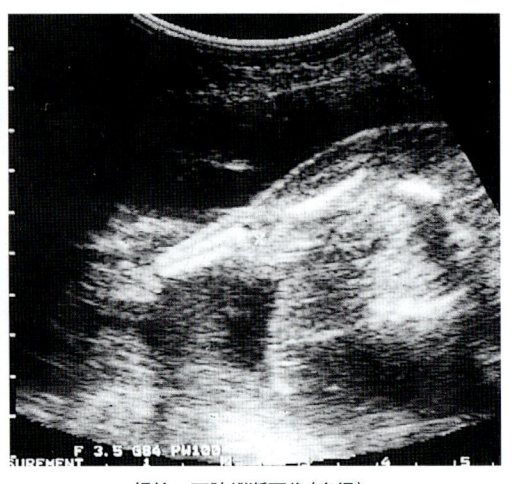

躯幹～下肢縦断像（患児）
頭部と上肢はまったく欠損しており，球形の躯幹から下肢のみが突出している．拘縮が強く，胎動はまったく認めない．

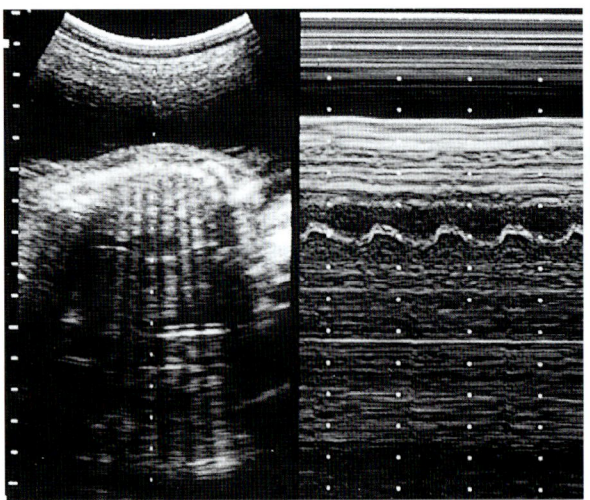

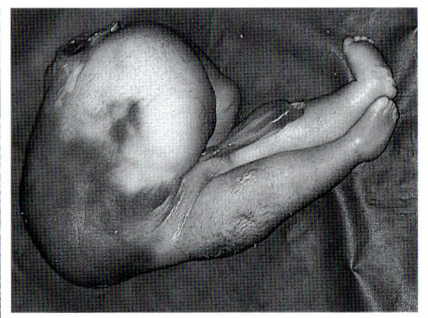

娩出した無頭無心体の全身像
超音波画像通り，球形の躯幹から拘縮した下肢のみが出ている．臍帯付着部付近の皮膚には毛が生えており，外陰部は発育の悪い女性型であった．

躯幹前額断面像（健児）
donerとなっている児が，妊娠32週で60bpmの徐脈を呈したため，帝王切開とした．出生後1ヵ月でCHDと診断され，開胸手術を行ったが，3ヵ月で予後不良となった．

図3-36b　胎児四肢骨格系の異常―無頭無心体―

表3-17 骨異形成，手足の異常，無心体の超音波所見

骨/軟骨異形成
　疾患の概念　骨の発達異常による骨形成不全であり，長管骨を中心とした四肢短縮症である．遺伝性，致死性の疾患を含む多くの病態が存在する．
　超音波所見　長管骨の短縮や変形により異常の存在を診断するのは容易であるが，致死性の有無を判断するのは困難であり，確定診断には慎重にならざるを得ない．

手足の異常
　疾患の概念　羊膜索症候群による切断や，単独または骨形成不全，染色体異常に伴う多指趾症，合指趾症，斜指趾症およびその他の変型がある．
　超音波所見　手を握った状態では診断がしばしば困難であるが，とくに他の異常を認めた場合に根気よく観察する．とくに18 trisomyにおけるover lapping fingerやrocking chair footに注意する．

無心体
　疾患の概念　MD双胎における一児が心臓/上肢/頭部を欠き，胸郭低形成を伴う状態．胎盤内血管吻合（動脈一動脈）による血流不均衡などの原因があげられる．
　超音波所見　双胎の一児の躯幹が球形で高度浮腫状に描写され，骨格は不完全に存在するが上半身を欠き，発育が悪く拘縮した下肢のみが存在することで診断は容易である．

g．その他

複合奇形や染色体異常に伴う所見も整理しておきたい（図3-36c，表3-18）[40]．

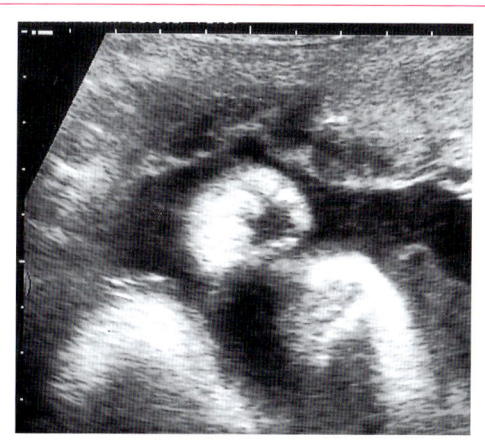

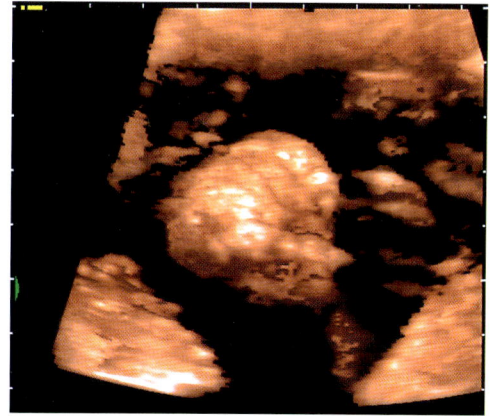

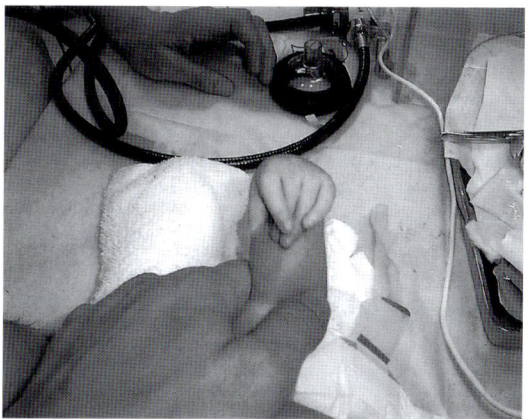

左上図：手の断面像
　左第2，5指が，第3，4指とは異なった平面に存在し，クロワッサン様に描出されている．
右上図：手の3次元画像
　3次元像で観察すると，第2，5指が第3，4指に外側から重なっているのが明らかである．
左下図：出生後の手の肉眼所見
　出生前の3次元画像同様に overlapping finger であることが確認された．本症例では染色体異常は認められなかった．

図3-36c　胎児四肢骨格系の異常
— overlapping finger —

表3-18　複合奇形，染色体異常に伴う超音波所見

疾患名	超音波所見
13 trisomy	IUGR，全前脳胞症，水頭症，小脳低形成，小眼球症，口蓋/口唇裂，心奇形(50%)，多指症，臍帯ヘルニア，腎異形成．
18 trisomy	IUGR，羊水過多，単一臍帯動脈，食道閉鎖，後頭部突出，水頭症，脈絡膜嚢胞，小顎症，耳介低位，心奇形(90%)，横隔膜ヘルニア，臍帯ヘルニア，手指の屈曲異常(overlapping finger)，手関節拘縮．
21 trisomy	羊水過多(食道/十二指腸閉鎖)，心奇形(25%/PDA，VSDが多い．ECD＋TOFは本症に特有)，胎児水腫，頸部浮腫，第五指内彎．
X monosomy	胎児水腫，頸部浮腫，頸部リンパ管腫，心奇形．

2）胎児付属物
（1）胎　　盤

　胎盤のチェックポイントは位置（前置・低置胎盤），形態（副胎盤，周郭胎盤），大きさ（梅毒，胎児水腫，IUGR），腫瘍（絨毛血管腫），aging（胎盤機能不全），そのほか胎盤早期剝離などがあげられる．

　　a．胎盤位置異常

　前置/低置胎盤は，妊娠中または分娩時大量出血を引き起こす代表的な産科救急疾患であり，妊娠分娩管理を行ううえで超音波診断の意義が高い．典型的な画像を示すが，正確な診断を行うには次に示す診断時期や間違えやすい所見に留意する必要がある（図3-37a，b）．

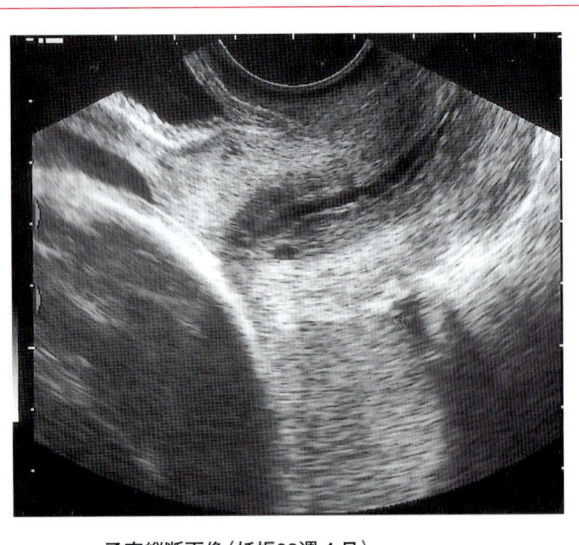

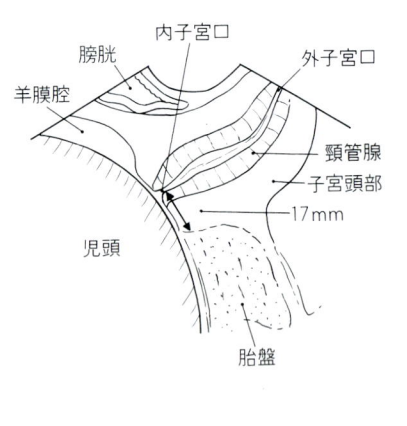

子宮縦断面像（妊娠38週4日）
　胎盤辺縁と内子宮口の距離は17mmであり，低置胎盤と診断した．自然陣発し，正常に経腟分娩となった．

図3-37a　低置胎盤の典型例

B. 妊娠中・末期　199

外子宮口
胎盤
子宮頸部
頸管腺
内子宮口
子宮後壁

子宮縦断面像

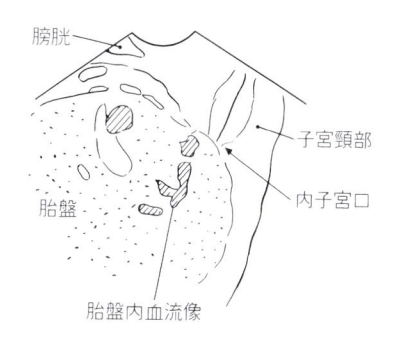

膀胱
子宮頸部
内子宮口
胎盤
胎盤内血流像

子宮縦断面血流像(パワードプラ法)

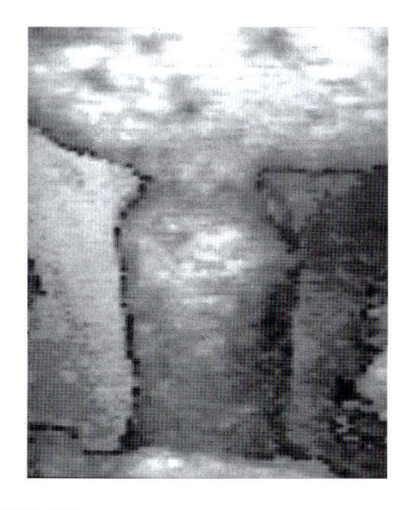

胎盤
内子宮口
頸管腺

子宮前額断面相当3次元画像

(妊娠29週5日)
胎盤が完全に内子宮口を被った典型的な前置胎盤である.

図3-37b　前置胎盤の典型例

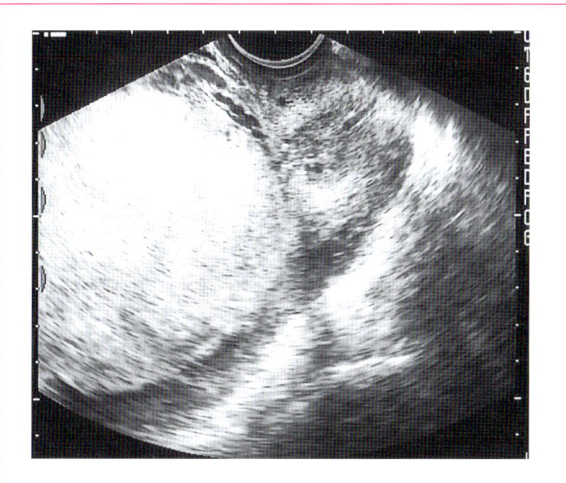

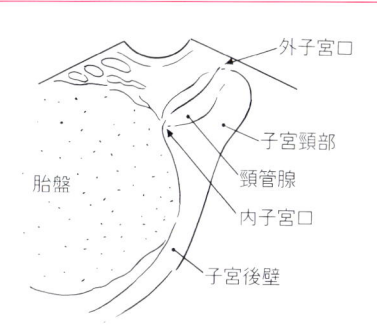

a) 診断の時期

妊娠20週以降になると，ほとんど全例で子宮峡部が開大して羊膜腔に取り込まれて産科的内子宮口が確立することから，この時期には胎盤位置異常の診断が可能となる．しかし，その後も子宮下部の伸展がさらに進むことにより胎盤辺縁の位置が変化する可能性があるため，いったん前置または低置胎盤と診断しても引き続き経過を観察する必要がある（図3-38）．とくに前置胎盤の確定診断は妊娠28週程度まで待って慎重に行うべきで，また低置胎盤（胎盤辺縁から内子宮口までの距離が2cm以内）であっても，分娩時に大出血をきたすリスクが高く，正しい分娩前診断を行っておきたい（表3-19，図3-39）[41)−46)]．

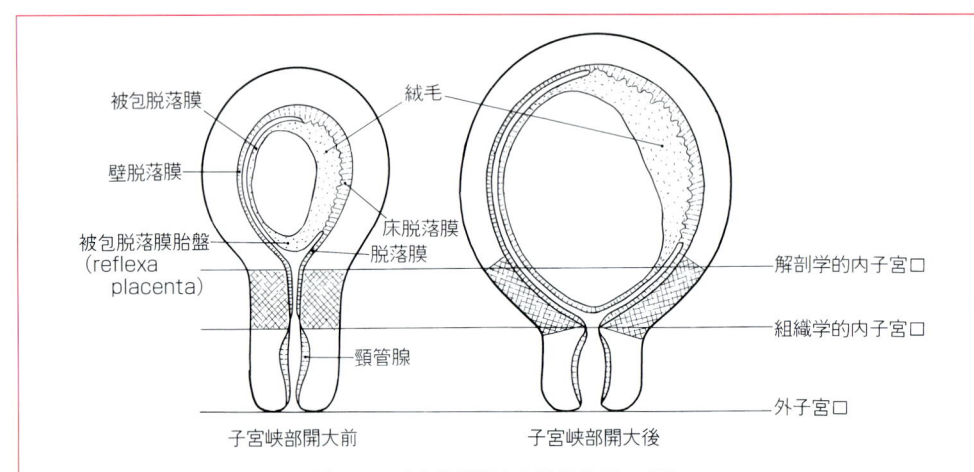

図3-38 子宮峡部開大と胎盤位置の変化

子宮峡部が存在する妊娠12〜20週頃までは，峡部と頸部が一体となり，reflexa placentaが解剖学的内子宮口を被っていると，みかけ上，前置胎盤のように描写される．しかし，20週以降になってほぼ100％の症例で峡部が開大すると，reflexa placentaの部分は上方へずれ上がる．さらに週数が進んで子宮が増大すると，開大した峡部の伸展により同部分はますます上方に偏位するとともに，絨毛活性の低下から菲薄化が起こり，いわゆる普通の絨毛膜に変化する．こうした現象により，一見前置胎盤に見える多くの症例は前置胎盤ではなくなってしまうのである．

表3-19 妊娠週数による胎盤付着部位の診断

胎盤位置(n=1771)	20≦〜<24週	24≦〜<29週	29週≦〜分娩まで
正 常 位	1,713(96.7%)	1,745(98.5%)	1,749(98.8%)
低 置	49(2.8%)	17(1.0%)	13(0.7%)
前 置	9(0.5%)	9(0.5%)	9(0.5%)

子宮峡部の開大，子宮下部局所収縮，プローブによる圧迫，過度の膀胱充満に注意して観察すれば，妊娠20〜22週以降に診断した前置胎盤の診断は，分娩まで変わることはない．一方，妊娠20≦〜<24週に診断した低置胎盤の73.5%は正常位胎盤となる．⇒胎盤位置異常の診断は妊娠28週まで待って慎重に行うべきである．

〔石原，1994[41)]より一部改変引用〕

図3-39 低置胎盤の予後

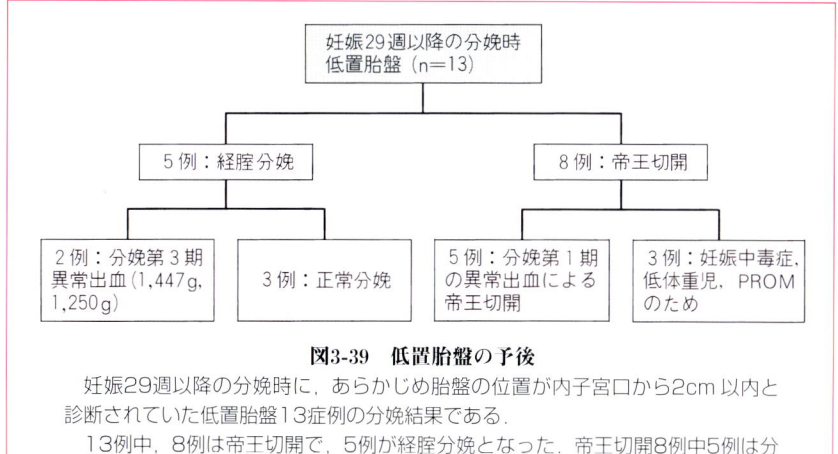

妊娠29週以降の分娩時に，あらかじめ胎盤の位置が内子宮口から2cm以内と診断されていた低置胎盤13症例の分娩結果である．

13例中，8例は帝王切開で，5例が経腟分娩となった．帝王切開8例中5例は分娩時異常出血が適応で，経腟分娩の5例中2例は分娩第3期の異常出血であった．

胎盤が内子宮口から2cm以内の症例は分娩時異常出血が多く，正常分娩に至ったのはわずか13例中の3例（23.1%）であった．

〔石原楷輔, 1994[42]より〕

b）前置胎盤と間違えやすい所見

前述の通り，①子宮峡部開大前の解剖学的内子宮口をreflexa placenta（被包脱落膜胎盤）が被う現象以外にも，②子宮下部の局所収縮像，③経腟プローブでの子宮下部の圧迫，④膀胱充満，⑤切迫流早産の病態としての急性期絨毛膜下血腫など，前置胎盤ではないのに画像上前置胎盤に見えることがある（図3-40）．

ポイント　胎盤の位置を正しく診断するコツ

☆頸管の生理的変化を理解する．
　妊娠12週以降20週頃までに子宮峡部が開大し，組織学的内子宮口が真の内子宮口となる．
　また，妊娠24週頃までは，しばしば子宮下部の局所収縮を認める．

☆診断時期を早まるな．
　前置胎盤の診断は，少なくとも妊娠24週以降，できれば妊娠28週まで待つ．低置胎盤では妊娠末期まで待つ．

☆自然の形態で観察する．
　子宮下部の局所収縮像／経腟プローブでの子宮下部の圧迫／膀胱充満／絨毛膜下血腫は，真の胎盤の位置を見誤らせる．

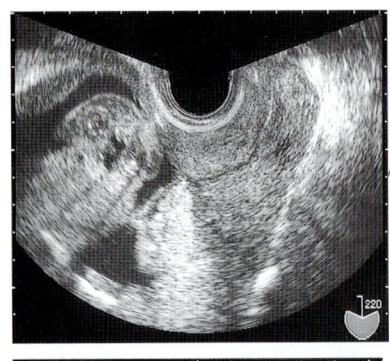

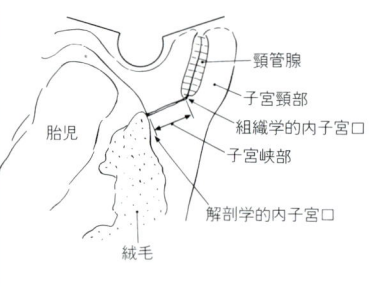

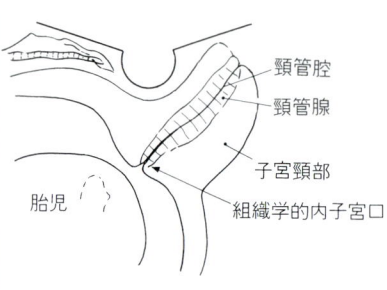

妊娠13週4日
　高輝度な絨毛が内子宮口を被っているが、いまだ子宮峡部開大前であり、単に解剖学的内子宮口が絨毛膜胎盤（reflexa placenta）に被われているだけである。みかけ上の頸管長が60mm程度と長いことからも、現段階での内子宮口が真の組織学的内子宮口でないことがわかる。

妊娠22週5日
　子宮峡部が開大し、組織学的内子宮口が真の内子宮口となっており、胎盤像は画像の中に描写されていない。頸管腔全長にわたって頸管腺が存在し、頸管長が40mmであることからも、峡部開大後であることがわかる。

図3-40a　前置胎盤と間違えやすい所見
—子宮峡部開大前の解剖学的内子宮口を reflexa placenta が被う—

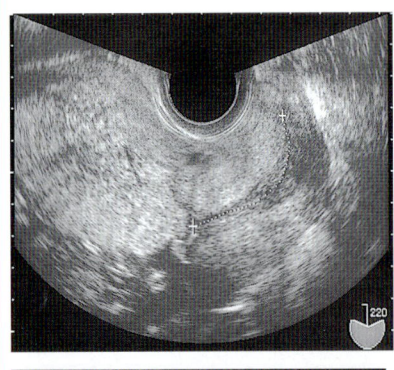

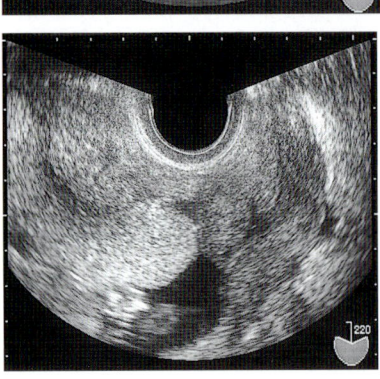

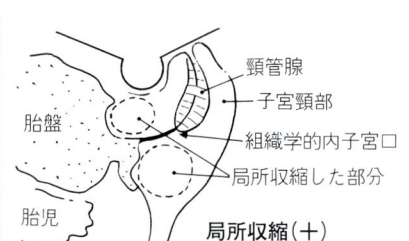

局所収縮（＋）
　妊娠18週5日。胎盤が内子宮口を被っているように描写されている。しかし、子宮峡部が頸管腔両側で丸く観察され、頸管長が55mmと長いことから局所収縮の存在が疑われる。

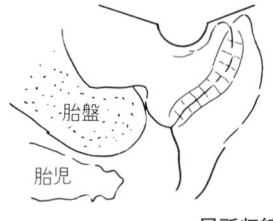

局所収縮（±）
　20分後に観察すると、局所収縮がおさまってきており、胎盤辺縁は内子宮口から離れた位置に存在し、前置胎盤ではないことがわかる。

図3-40b　前置胎盤と間違えやすい所見—子宮下部局所収縮の影響—

B. 妊娠中・末期　203

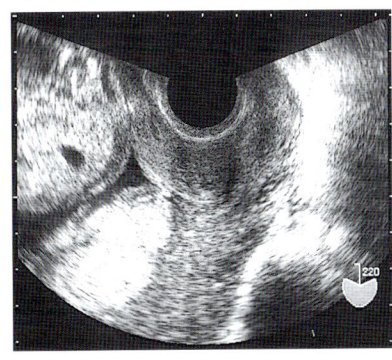

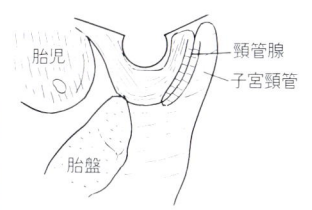

プローブで頸管を圧迫して観察した画像
　妊娠20週2日．プローブを押しつけるように頸管を観察すると，胎盤が内子宮口を被うように描写されている．

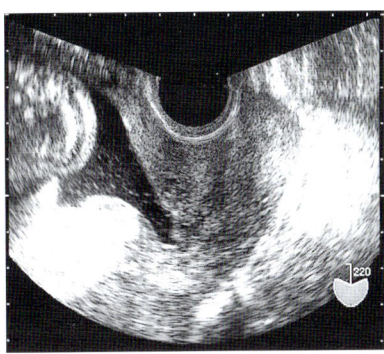

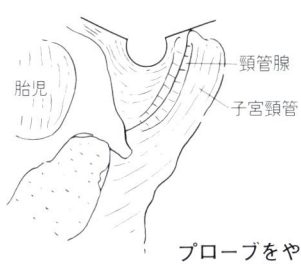

プローブをやや引いて頸管を観察した画像
　プローブを手前に引き気味で観察すると，胎盤辺縁は内子宮口を被っていないことがわかる．

図3-40c　前置胎盤と間違いやすい所見―経腟プローブで子宮下部を圧迫―

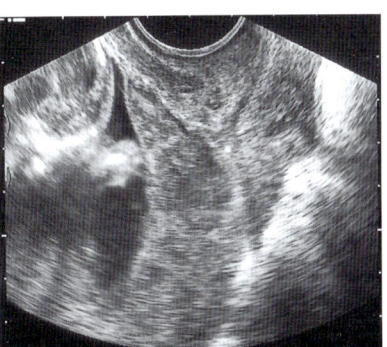

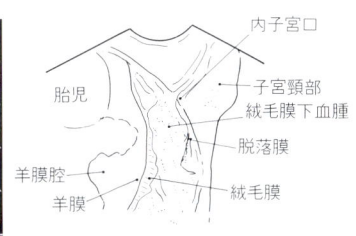

妊娠16週0日
　性器出血を主訴に来院した．内子宮口の奥にやや高輝度な部分が存在し，胎盤が内子宮口を被うように描写されている．

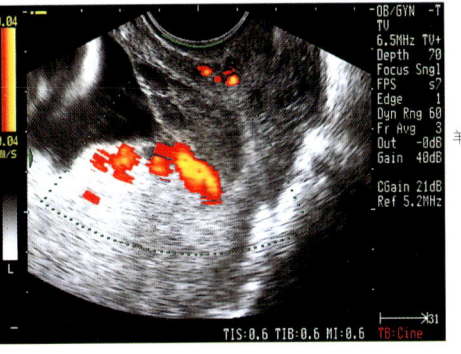

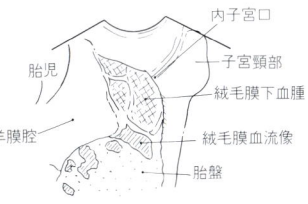

　よく観察すると，内子宮口の奥は血腫が存在するのみで，ドプラ法で胎盤辺縁はさらに上方にあることがわかる．とくに出血が始まって間もない血腫は高輝度に描写され，胎盤像に似ている点に注意すべきである．

**図3-40d　前置胎盤と間違いやすい所見
　　　　―切迫流早産の病態としての急性期絨毛膜下血腫像―**

c）前置胎盤の画像所見から出血の予測ができる？

斎藤らは，前置胎盤例について内子宮口と胎盤の位置関係および所見を分類し，妊娠中の突発性出血や帝王切開時の出血量との関連を検討した．それによると，胎盤辺縁に存在する無エコー域が内子宮口を覆う型（C type）は妊娠中の突発性出血のリスクが高く，胎盤中央部に内子宮口が位置する型（A type）では術中出血量が多かった．同時に子宮頸部から胎盤後壁にかけて血管叢と考えられる無エコー域（S所見）を認める場合には，さらに出血量が増加すると指摘している（図3-41，図3-42a〜c）[47]．また，胎盤から子宮筋層に連なる血流像や，血管増生に伴ってsonolucentな子宮筋層の連続性が確認できないなどの所見を認める例では，癒着胎盤が存在する可能性が高いとされており，念頭におくべきであろう[48)-50)]．

こうした知見は，前置胎盤を管理するうえで個々の症例ごとのリスク評価を可能とし，外来および入院管理中の安静度や帝王切開時の準備輸血量などを決定する指標となる．

超音波所見による分類	A type	B type	C type	D type	S所見陽性 A type with S	S所見陽性 D type with S
超音波画像のシェーマ	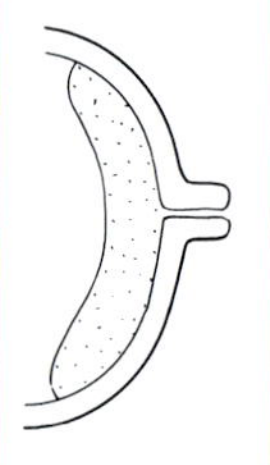	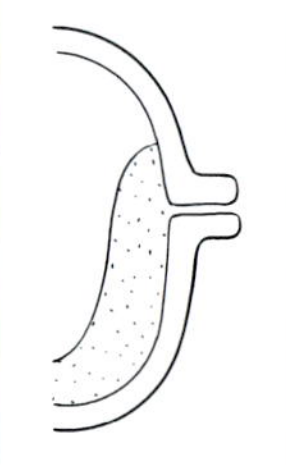	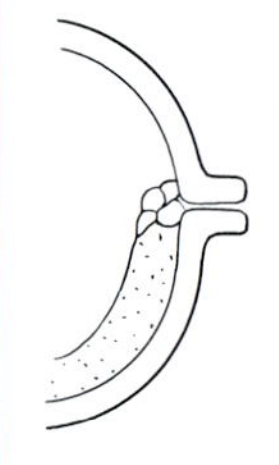	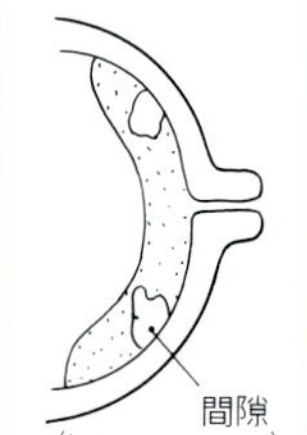 間隙 (lacunar space)	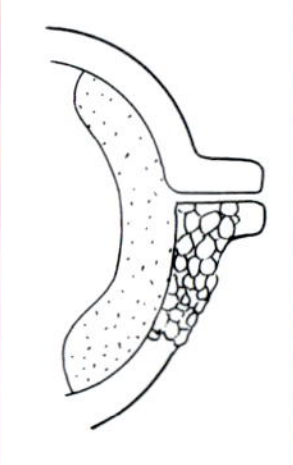	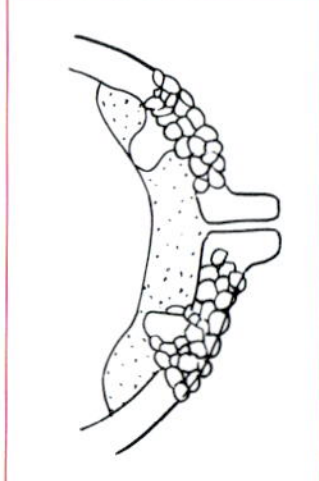
妊娠中の突発大量出血	11.1%(1/10)	11.1%(1/10)	83.3%(10/12)	0%(0/2)		
帝王切開の術中出血	1,493±727g	1,346±492g	1,304±338g		2,000〜2,500g	3,000g以上
超音波所見	胎盤中心〜内側2/3が内子宮口を被う．	胎盤辺縁〜外側1/3が内子宮口を被う．	胎盤辺縁のエコーフリースペースのみが内子宮口を被うか接する．エコーフリースペースには静脈性血流を認める．	胎盤実質内から子宮壁へつながる間隙（lacunar space）が存在し，その内部には渦巻くような血流を認める．	頸管およびその周辺，胎盤後方，lacunar space 周辺などに著明な海綿状エコーが観察される．	
					S所見を伴うA type	S所見を伴うA Type
臨床上の特徴	比較的安全なタイプ	比較的安全なタイプ	妊娠中に突発性の大量出血を来すタイプ		帝王切開時に出血量の多いタイプ	帝王切開時に大量出血するタイプ

図3-41　超音波画像による前置胎盤の分類と臨床像
同じ前置胎盤であっても，超音波所見によって出血のリスクや時期に特徴があり，こうしたポイントを押さえておくことは妊産婦管理を行ううえで有用である．われわれは，大量出血をきたしやすい症例に対して，輸血の可能性を十分に説明し，選択的に自己血輸血のための分娩前貯血を行っている．

B. 妊娠中・末期　205

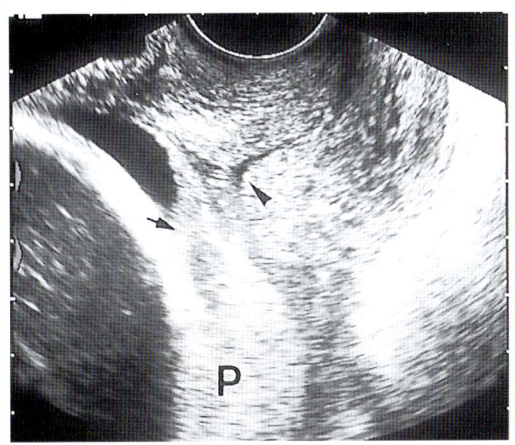

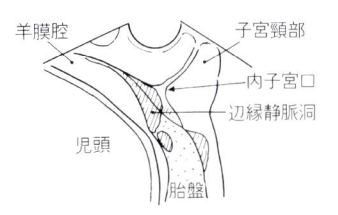

妊娠26週からときどき少量の出血があり，前置胎盤と診断して外来管理としていた．妊娠32週以降入院管理としたが，5日目に1,000mlの突発性無痛出血を来し，帝王切開となった．術中出血は1,050mlであった．胎盤辺縁のturbulent blood flowを伴うエコーフリースペースが内子宮口を被っており，これが頸管熟化に伴って破綻したため大量出血をきたしたものと考えられた．

a．C type（妊娠中に突発性の大量出血をきたしやすい例）

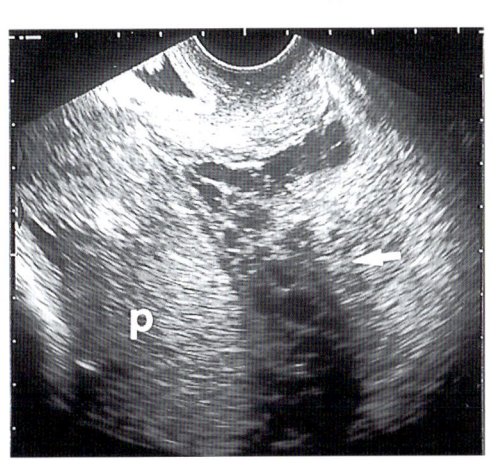

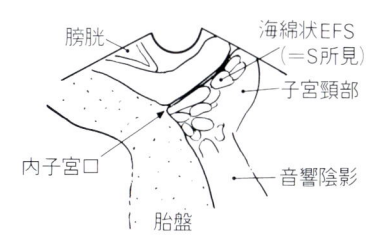

妊娠28週より少量の出血を認め，前置胎盤の診断のもとで外来管理とし，妊娠30週から入院管理を行った．妊娠35週には100mlの出血を認め，帝王切開となった．術中出血量は2,200mlであった．胎盤の中央部が内子宮口を被い，子宮頸部後唇から胎盤後方に著明な海綿状エコーを認める．

b．A type with S 所見（帝王切開時に出血量の多い例）

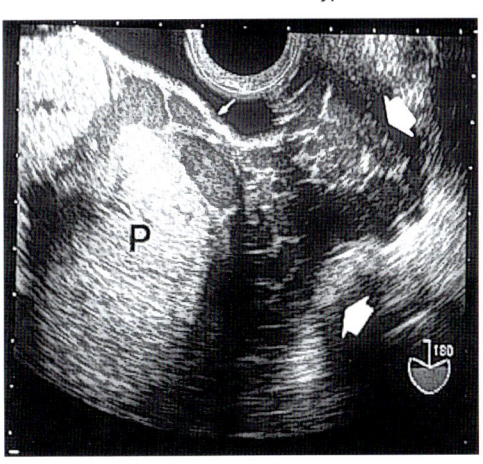

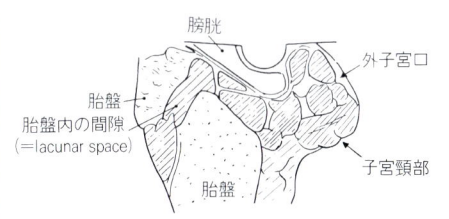

妊娠27週で少量の出血を認め，前置胎盤と診断された．その後出血はなく，妊娠末期まで外来管理としたが，妊娠36週で帝王切開となった．術中出血量は3,500mlであったが，子宮は温存することができた．前回帝切創から膀胱壁にかけて拡張した血管が，胎盤実質の間隙（＝lacunar space）に連なり，ゆっくりとした血流が観察される．さらに子宮頸部～胎盤後面にかけて海綿状エコーが全面に存在するのがわかる．このS所見とlacunar spaceが混在する症例は癒着胎盤に留意する．

c．D type with S 所見（帝王切開時に出血量が非常に多く，子宮摘出のリスクの高い例）

図3-42　リスクの高い前置胎盤例

> **ポイント**　*前置胎盤の超音波画像の読み方*
>
> ☆前置胎盤の超音波画像には多くの所見が含まれている．
> ☆胎盤辺縁のエコーフリースペースの意義：臨床的には辺縁静脈洞と考えられる．妊娠30～32週頃から開始する頸管熟化に伴う頸管の短縮により，静脈洞の被膜が破綻して大量出血をきたす．
> ☆S (sponge like) 所見の意義：胎盤後面から子宮筋層または頸部に至る部分が海綿状に観察される所見である．当該部分にはゆっくりと渦巻くような血流像を認め，静脈性の著しい血管叢を形成している．
> ☆胎盤実質内の間隙 (lacunar space) の意義：胎盤実質の静脈性血流のpooling 像と考えられる．周辺には静脈叢を伴うことが多く，癒着胎盤の有無にかかわらず術中大量出血のリスクが高い．

> **ポイント**　*前置胎盤の超音波所見から出血パターンの予測ができる*
>
> ☆妊娠中に突発性の大量出血を起こすのは，胎盤辺縁のエコーフリースペースが内子宮口を覆うか，または接しているタイプである．エコーフリースペースは辺縁静脈洞であり，早産になることが多い(図3-42a)．
> ☆帝王切開術中に大量出血を起こすのは，
> ①胎盤後面から子宮筋層または頸部に至る部分にS (sponge like) 所見を呈するタイプでは，2,000～2,500ml 程度の出血が予測される(図3-42b)．
> ②胎盤実質内の間隙 (lacunar space) とS(sponge like) 所見を同時に有するタイプでは，癒着胎盤によるさらに大量の出血が予測され，子宮摘出の危険もある(図3-42c)．

b．常位胎盤早期剥離

　常位胎盤早期剥離は妊娠中毒症に合併して発生することが多く，超音波検査で低輝度な胎盤後血腫像や，高輝度部分と低輝度部分が混在する胎盤肥厚像などが特徴的所見と認識されている．しかし，こうした症例ではすでに臨床症状やCTGが典型的所見を呈するためその診断は容易であり，超音波検査は補助的診断に使用されることが多い．

　一方，Jaffeの分類によると本症の超音波血腫像には多くの所見が存在するとされている(表3-20)[51]．また，臨床実地の場においても，本症を疑いながらも腹部症状が軽度で，かつCTGでも所見に乏しく決定的な診断を迷う例や，切迫早産や陣痛発来として管理していたら実際には早剥であったという例をしばしば経験する．よく注意して観察すると，こうした症例には常位胎盤早期剥離が存在する場合がある．実際の例をレトロスペクティブに検討してみると，確かに胎盤に対する血腫像の位置は胎盤辺縁や表面など様々で，さらに血腫の

表3-20 常位胎盤早期剥離の超音波画像

1. 胎盤母体面と子宮壁の間にecho free spaceを認める．
2. 胎盤内に散在性のecho free spaceを認める．
3. 胎盤帯が丸みを帯びるか，子宮筋から分離する所見を認める．
4. 胎盤の厚さが55mmを超える．

〔Jaffe MHら，1981[51]より引用〕

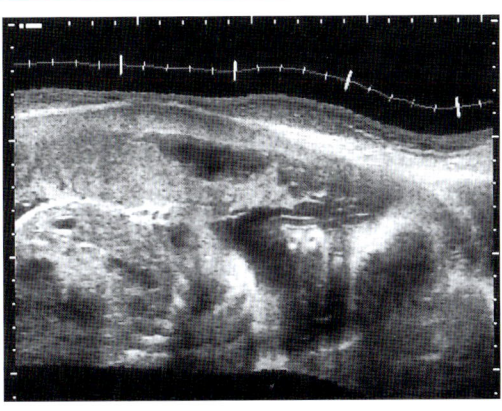

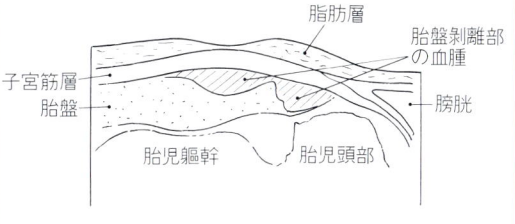

経腹パノラマ表示画像

34週5日．胎盤の外1/4も後面にエコーフリースペースを認め，胎盤後血腫が疑われる．軽度の子宮収縮と淡血性の分泌物を認めたが，NSTはreactiveであった．

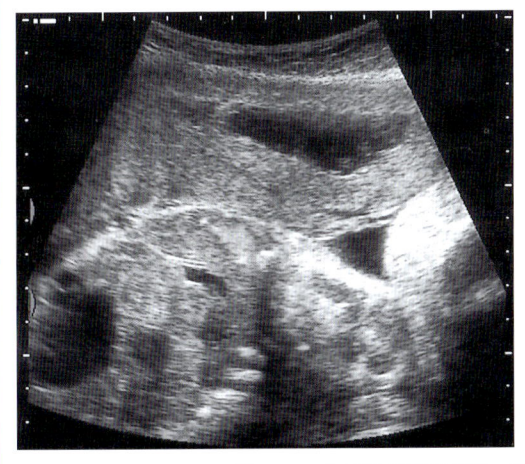

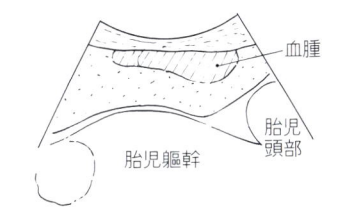

経腹超音波断層像

拡大して観察すると，胎盤後面のエコーフリースペースは網目状に描写され，胎盤後血腫であると考えられる．14日間厳重管理後，推定体重の増加がみられなくなったため，インフォームドコンセントのうえ，36週6日で帝王切開を行い，生児を得た．

図3-43a 常位胎盤早期剥離－低輝度な胎盤後血腫を認める例－

エコーは経時的に変化するため，本症の診断には，常にこうしたことを念頭におくべきである(図3-43a，b)[52]．

また，近年普及したパワードプラ法も本症の診断に有用である．特に発症早期で血腫が未だ新鮮な例では，血腫部分が高輝度で胎盤実質との判別が困難なため診断に苦慮する．しかし，本法では血流が豊富な胎盤実質と血流に乏しい血腫部分の鑑別が可能であり，診断の手掛かりとなる(図3-43c)[53]．

c．その他の胎盤異常

胎盤の大きさは一般に厚さで評価されるが，胎児水腫や巨大児，梅毒では厚く(5cm以上)，IUGRでは薄い(2.5cm未満)．

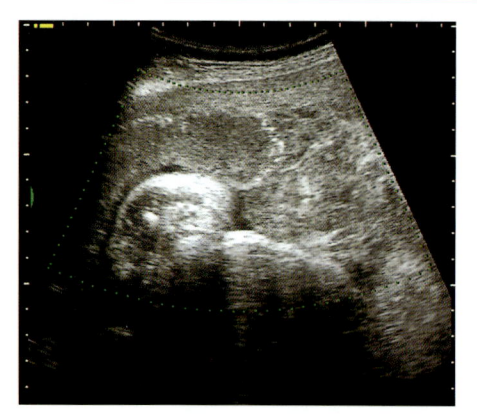

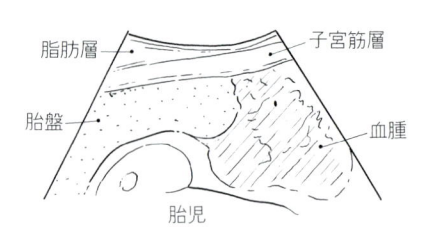

208　第3章　産科超音波診断の実際

経腹超音波断層像
　厚さ30mmの胎盤像と連続して画面右に高輝度部分と低輝度部分が混在した領域を認めた．常位胎盤早期剥離による血腫像と診断したが，部位は辺縁で，同部分の圧痛も軽度であった．

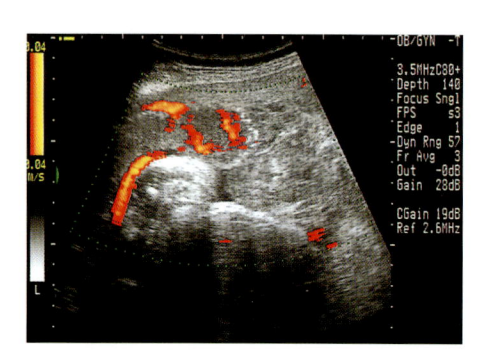

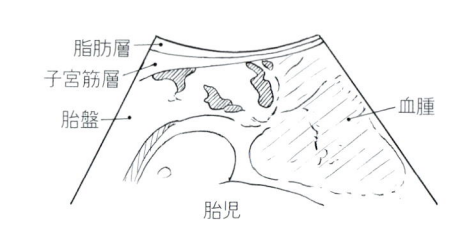

経腹パワードプラ画像
　パワードプラ法で観察すると，画面左の活発な血流像を伴う胎盤部分と，画面右の全く血流像が検出されない血腫部分が明瞭に区別でき，本症であることがほぼ確定的である．帝王切開にて胎盤辺縁の血腫を確認した．このように，常位胎盤早期剥離による血腫は胎盤辺縁に観察されることが多い．

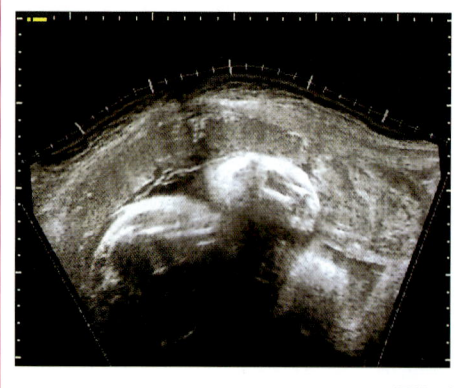

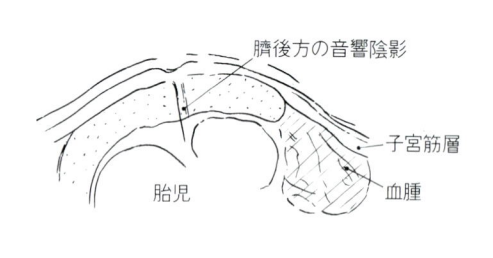

経腹パノラマ表示画像
　通常の超音波検査では，プローブの走査範囲でしか画像を作ることができない．パノラマ表示機能を活用すると，用手的に走査した広い範囲の作像が可能であり，子宮の全体像(ここでは胎盤全体)を一括描写するのに有用である．

図3-43b　常位胎盤早期剥離－胎盤辺縁に高輝度な血腫を認める例－(妊娠34週6日)

B. 妊娠中・末期　209

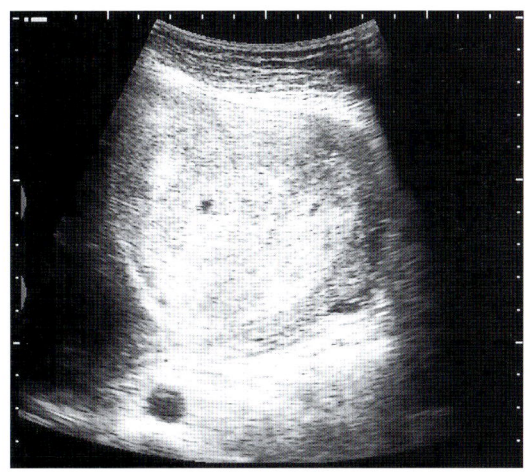

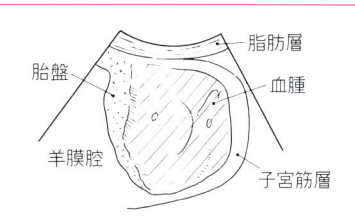

経腹超音波断層像

他院にて子宮筋腫合併妊娠と切迫早産の診断で，入院のうえ塩酸リトドリンによる収縮抑制を行っていた症例である．早産のリスクが高いとのことで転院となった．当院でも引き続き切迫早産として治療を行っていたが，超音波断層法において子宮右側の腫瘤像が筋腫にしては軟らかい印象で，また胎盤の一部分としては厚すぎることから血腫像が疑診された．

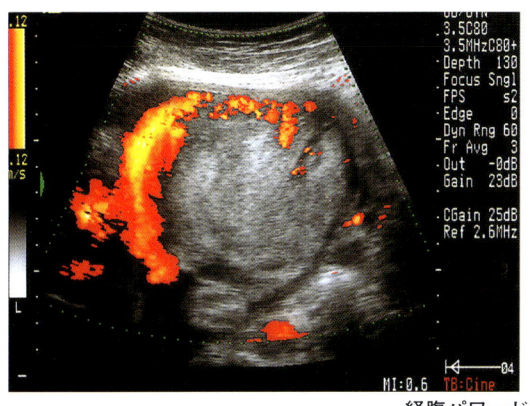

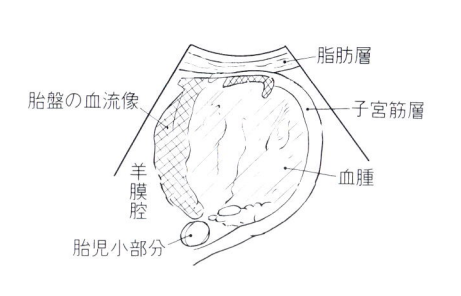

経腹パワードプラ画像

パワードプラ法で観察すると，通常の断層法で描写された高輝度円形領域のうち，血流が確認できるのは画面左側の半月状の部分だけであり，その他の部分には全く存在しないことから常位胎盤早期剥離と診断した．帝王切開にて生児を得たが，本症例は双角単頸子宮であり，子宮の中隔部分に付着した胎盤の辺縁部分が剥離して非妊娠側の子宮腔に血腫を形成したものと推測された．

図3-43c　常位胎盤早期剥離－切迫早産として管理中にドプラ法を活用して血腫像を検出し得た例－
（妊娠25週2日）

　胎盤腫瘍は超音波画像上，海綿状の腫瘤として観察されるが，しばしば羊水過多をきたし，ときに胎児心奇形を合併することもある．

> **ポイント**　常位胎盤早期剥離を見逃さないようにしよう
>
> ☆早剥＝胎盤後血腫（胎盤後面のエコーフリースペース）という既成観念を捨てよう．
> ☆大きな胎盤後血腫像があるときには，胎児の状態は非常に悪いか，またはIUFDとなっている．
> ☆血腫像は経時的に変化することを知っておく（高輝度➡網目状➡低輝度）．
> ☆早期の血腫像は，しばしば胎盤辺縁の近傍にある．
> ☆5.5cm以上の厚い胎盤も本症を疑う．

(2) 臍　　帯

臍帯は胎児と母体の間に介在する胎児の命綱ともいえる臓器であり，その異常は IUGR や胎児仮死の原因となることから，画像による形態および血流診断の意義は高い．

超音波画像における臍帯は，羊膜腔内に浮遊する血管の絡み合った線条像として観察され，まず臍帯内の血管が太い臍静脈1本と細い臍動脈2本であることを確認する．次に臍帯捻転のピッチ(臍帯動脈1本と静脈2本分の長さ／臍帯の太さ，捻転回数は平均11回)，付着部位，真結節の有無について検索を行う(図3-44)．

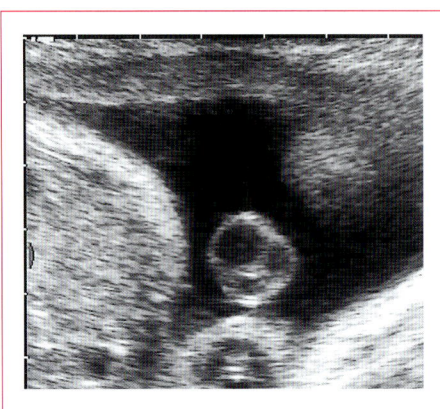

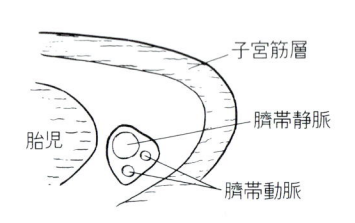

a．臍帯横断面像
1本の太い臍帯静脈と2本の臍帯動脈の断面を認める．間を埋める高輝度領域はワルトンジェリーである．

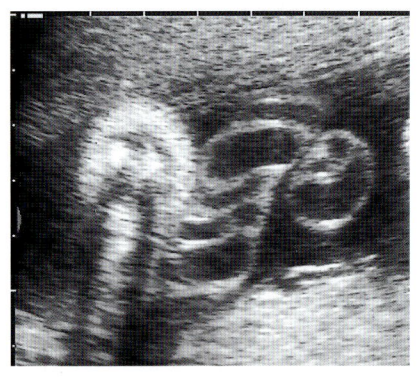

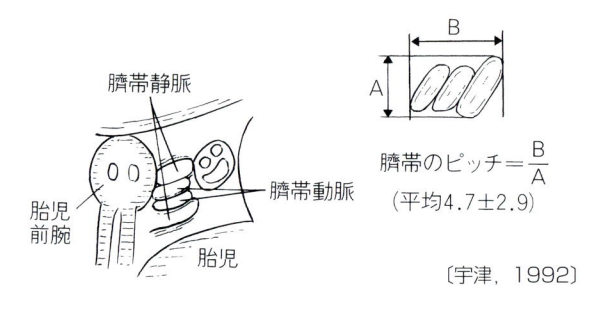

臍帯のピッチ＝$\frac{B}{A}$

(平均4.7±2.9)

〔宇津，1992〕

b．臍帯縦断面像

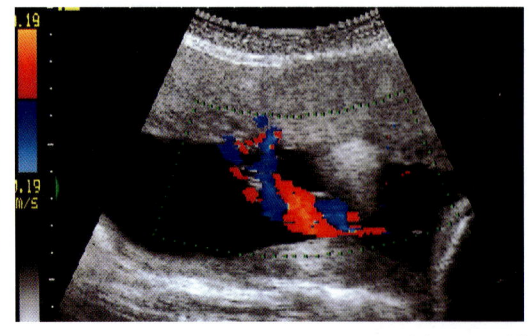

c．臍帯付着部(胎盤側)の縦断面像
血流の向きが逆の臍帯血管が，互いに絡み合って胎盤に付着しているのが分かる．付着部位は胎盤中央より少しずれていることが多い．
中央：20％，偏心性：75％，辺縁：5％，卵膜：1％未満．

図3-44　正常例の臍帯

a. 位置異常

　また，臍帯下垂および脱出の発生頻度は自験例で0.15%と非常に低いものの，本症は陣痛に伴う先進部の下降により臍帯が圧迫されて胎児一過性徐脈が発生したり，破水とともに臍帯が腟内へ脱出する臍帯脱出では重篤な胎児仮死となるリスクが高い．少なくとも妊娠36週以降になっても臍帯が先進部より下方にある例では，自然に上方へ移動することは稀であるし，この時期にはいつ分娩発来や破水が発生してもおかしくない状況であるため，いったん診断されれば早期に帝王切開を行うことになる．

　しかし，日常外来のなかで臍帯下垂の診断のために全症例の超音波スクリーニングを行うわけにはいかない．実際には，内診で先進部より下方に拍動する索状物を触れる場合に確実に超音波検査を行う．さらに自験例では，出生前診断しえた臍帯下垂のうちの60%が骨盤位で，これら全例の先進部が未固定であったことから，とくに妊娠末期での骨盤位や先進部の未固定例に対しても臍帯下垂の有無をチェックする(図3-45)．

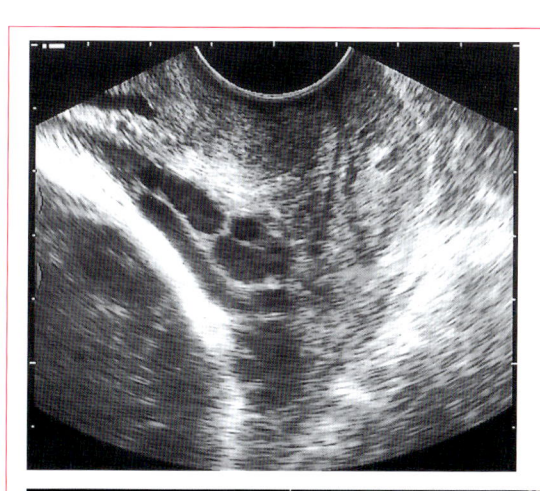

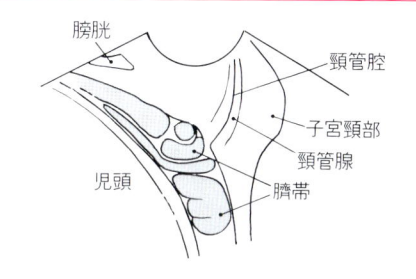

a．子宮頸部〜体部下部縦断像
健診時に行った子宮頸部超音波検査で発見された臍帯下垂の症例である．子宮頸部の奥，児頭の手前に内部に液体の流れるような血管らしき索状物を認める．

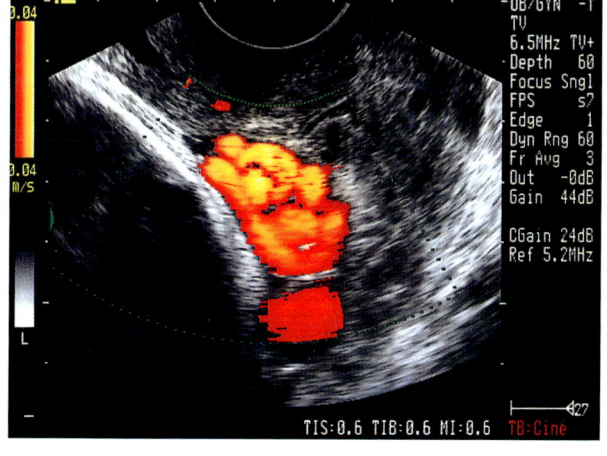

b．子宮頸部〜体部血流像（パワードプラ法）
　一塊となった血管らしき索状物には活発な血流像が描写されており，臍帯下垂の存在は明らかである．本症のリスクを説明したうえで入院安静とし，妊娠36週1日で帝王切開分娩により生児を得た．

図3-45　臍帯の位置異常―臍帯下垂―(妊娠35週3日)

b. 付着部異常

　胎盤における臍帯の付着部位は必ずしも中央部ではなく，むしろ中央部からずれて偏心性に存在することが多い．しかし，これが辺縁または卵膜に付着する場合には胎児奇形，IUGR，早産などのリスクが高いとされている[54]．

　付着部の評価は胎児に対して羊水腔が広い妊娠中期での評価が望ましく，3本の血管からなる臍帯像が胎盤辺縁からたち上がるのが描写できれば診断は可能である．

c. 血管の数の異常

　多い場合は非常に稀であり，卵黄動静脈の遺残を疑う[55]．一方，動脈が少ない単一臍帯動脈は全体の1％弱と比較的頻度が高いが，児の先天奇形が約20％程度合併し，そのほかIUGRや胎児仮死を引き起こすため，周産期死亡率も22％と高い[56)57]（図3-46）．

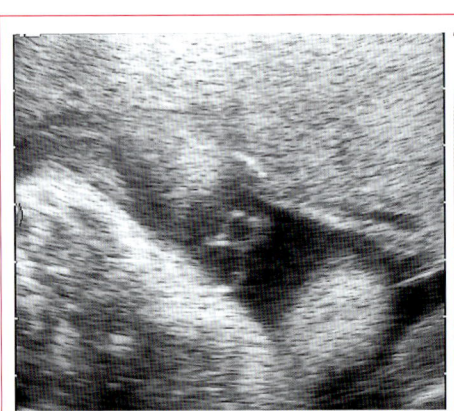

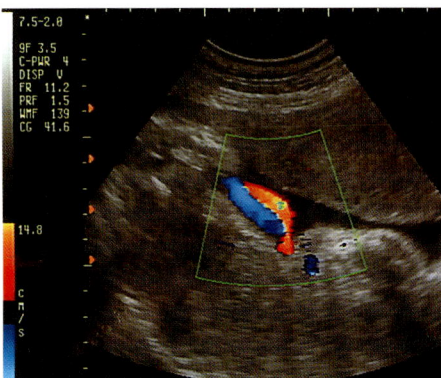

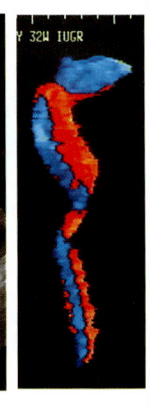

a．臍帯横断面像（B mode）
子宮底長23cm，推定体重1,244g（−1.9SD）のIUGRの症例である．臍帯の横断面像で，臍帯血管は大小1本ずつの合計2本であり，単一臍帯動脈が疑われた．

b．臍帯血流像（カラードプラ法）
2本の臍帯血流は互いに逆方向に流れており，単一臍帯動脈であることは明らかである．

c．臍帯血流3次元画像（3Dカラードプラ法）
再構築法で臍帯の3Dカラードプラ画像を作像すると，血流の方向が逆の2本の血管が互いに絡み合って存在することがわかる．

d．羊水量推定画面（B mode）
AFI＝4.5cmとIUGRによる羊水過少が強く疑われる．パルスドプラ検査でUmAPIの上昇とMCAPIの低下を認め，blood sparering effectが確認された．入院安静で厳重管理を行い，その後帝王切開分娩で生児を得た．

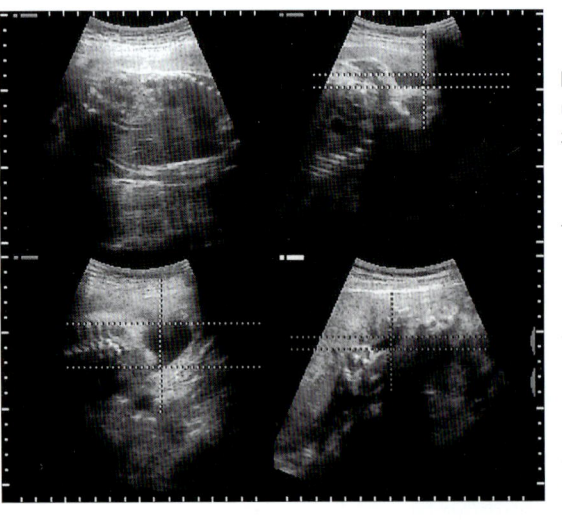

図3-46　臍帯血管の数の異常−単一臍帯動脈−（妊娠32週3日）

d. 巻　絡

　臍帯は羊水腔の中に浮遊する平均55cmの索状物で，偶然または胎動によってしばしば胎児の各部分に巻き付くことがある．頻度は妊娠36週まで増加し，正期産の33％に存在するとされ，回数は1回が84％，2回13％，3回3％で，部位は頸部が80％と最も多く，以下躯幹，下肢，上肢の順である[58)59)]．

　臨床的意義については様々な解釈があり，巻絡の回数が多ければ胎児仮死がおきるリスクは上昇すると考えられるが，臍帯の長さや巻絡の締まり具合の相互関係によって条件が変化するため，実際には個々の症例によって判断する．

　通常のスクリーニングで胎児体表に絡む臍帯像からあたりをつけ，環状断面像で診断する．ドプラ法の併用により臍帯の走行がはっきり描写でき，正確な診断が可能となる(図3-47，図3-48)．

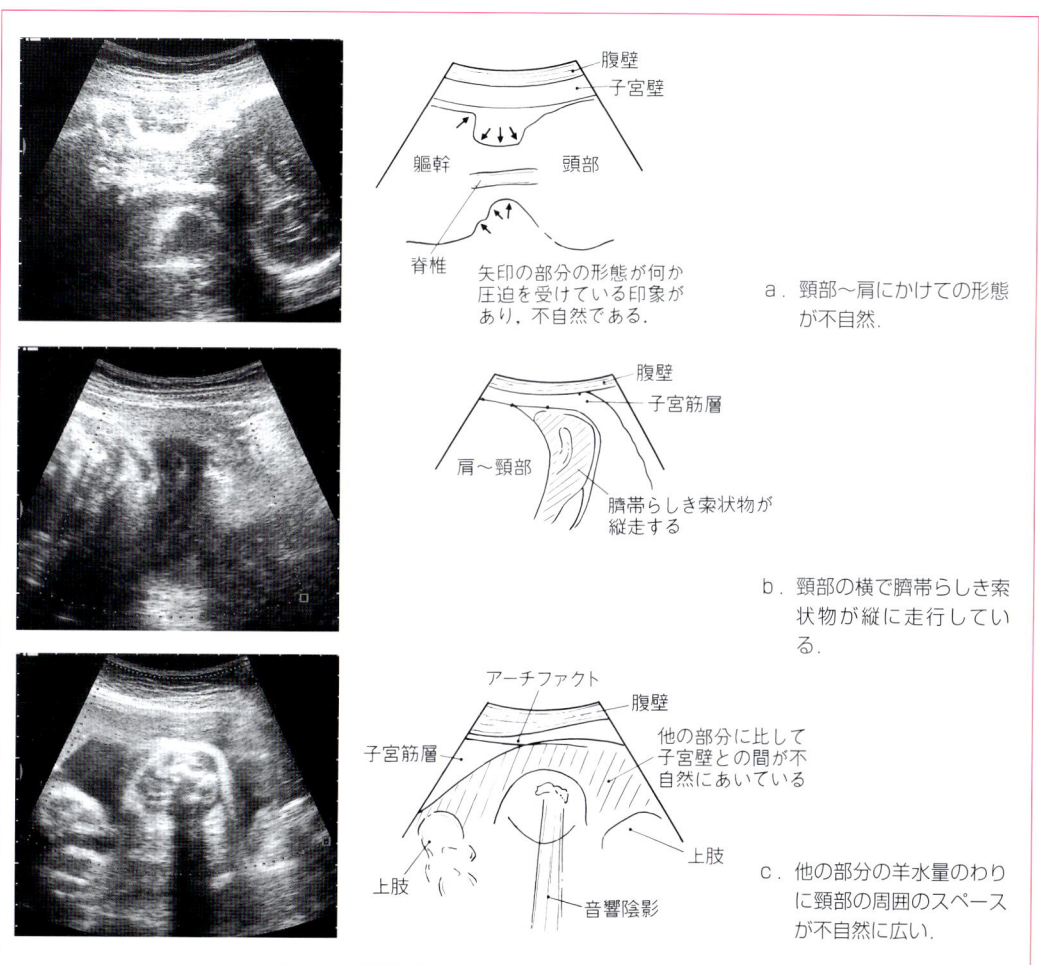

図3-47　臍帯巻絡 — B mode 画像で巻絡を疑うコツ —
超音波ドプラ法は臍帯巻絡の診断に有用であるが，スクリーニング検査ではない．まず，通常のB mode画像であたりをつけ，必要に応じてドプラmodeで観察することになる．

a．頸部～肩にかけての形態が不自然．
b．頸部の横で臍帯らしき索状物が縦に走行している．
c．他の部分の羊水量のわりに頸部の周囲のスペースが不自然に広い．

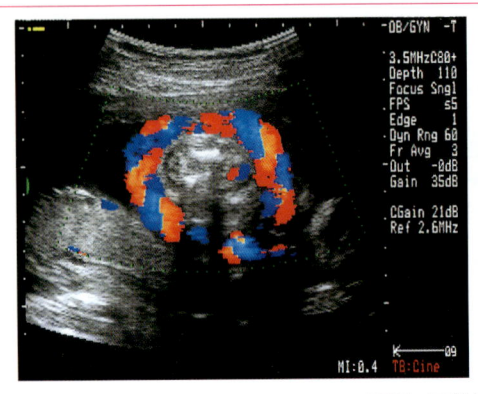

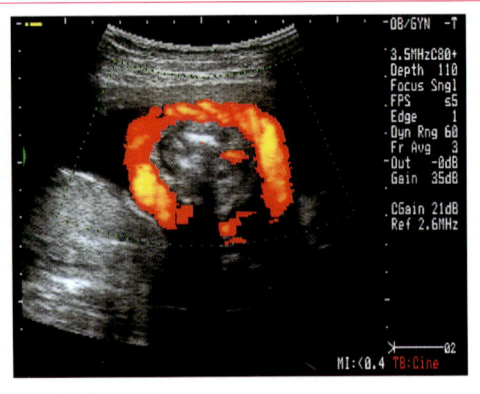

a．頸部1回巻絡（妊娠24週3日）

　左図．胎児頸部環状断面血流像（カラードプラ法）：血流方向が逆の血管が捻転しながら頸部に巻絡しているのが分かる．

　右図．胎児頸部環状断面血流像（パワードプラ法）：カラードプラ法は超音波ビームに対して90°（横方向）の血流像を着色して表示することができない．パワードプラ法ではこうした血流像の表示も可能であり，巻絡した臍帯の全体像をより鮮明に描出することができる．

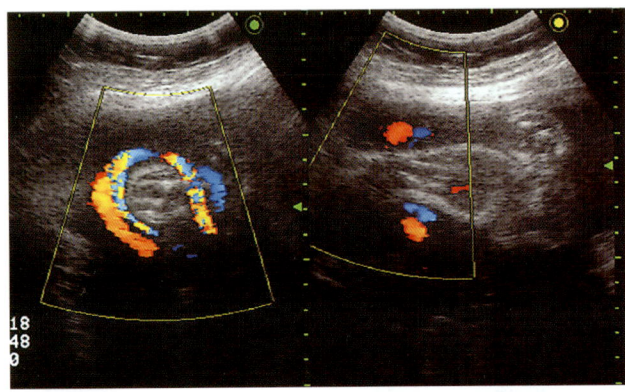

b．下腿1回巻絡（妊娠30週3日）

　胎児下腿環状／断面血流像（カラードプラ法）：横断面像では下腿に絡む臍帯が丸く描写できるが，遠位の部分は超音波減衰のため不連続となる場合がある．縦断面像を組み合わせると遠位にも臍帯の存在が確認され，診断がより確実となる．

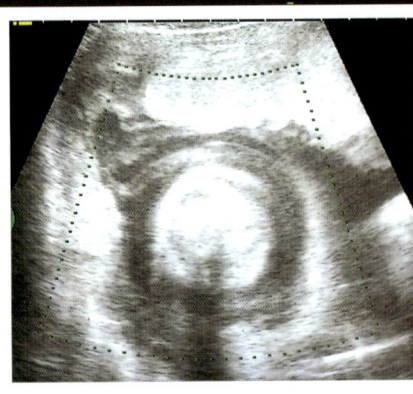

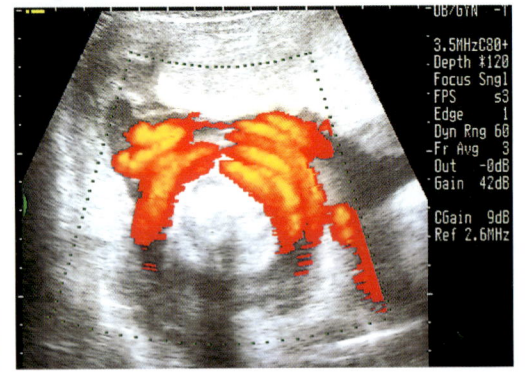

c．頸部3回巻絡（妊娠35週0日）

　左図．胎児頸部環状断面像：単一臍帯動脈，IUGR傾向の診断で管理中の症例である．頸部の周囲に低輝度の索状物が幾重にも存在するのが分かる．

　右図．胎児頸部環状断面血流像（パワードプラ法）：頸部周囲には合計6本の血流像が観察され，単一臍帯動脈であることから，3回巻絡と診断できる．

図3-48　臍帯巻絡

e. 結　節

本症には臍帯血管が蛇行して膨隆するだけの偽結節と，完全に結ばれた真結節がある．前者は臨床的意義に乏しいが，後者は0.3%と頻度は低いものの，結紮部分が胎動や分娩の進行により強く締って血流障害が発生することがあり，出生前診断が望ましい[59]．しかし，真結節が存在しても正常分娩に至る例も多く，診断の意義を明らかにするには，多くの症例を対象とした検討が必要と考えられる．

本症を診断するために，通常のスクリーニング検査で臍帯全長にわたって観察することは不可能で，さらに単なる断層像では診断が困難なことが多い．とくに真結節については診断精度が高いとはいえない．少しでも気になる部分があればドプラ法で観察すると診断できることがある（図3-49）．

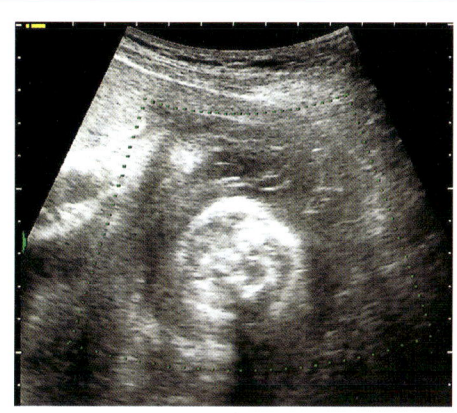

a．胎児頸部環状断面像
IUGR＋臍帯異常(単一臍帯動脈＋頸部3回巻絡)の精査のため超音波検査を行ったところ，巻絡所見に加えて臍帯が不自然に絡み合った所見が得られた．

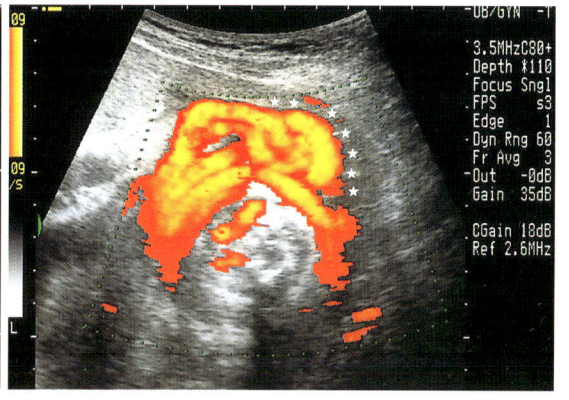

b．胎児頸部環状断面血流像(パワードプラ法)
頸部に複数回巻絡した一部に，血流像が結び目を作った像として描写され，真結節と診断した．出生後，胎児付属物を確認したところ，臍帯長は120cmと過長であり，比較的胎児側寄りに真結節を認めた．

図3-49　臍帯真結節(妊娠36週5日)

f. 捻転異常

臍帯の捻転は少なくても多くても血流障害による胎児仮死が起きやすく，捻転のピッチ(臍帯動脈1本と静脈2本分の長さ／臍帯の太さ＝平均4.7±2.9，2.0未満で過捻転)で評価を行う．とくに過捻転で臍帯静脈がうっ血すると，臍帯静脈ドプラ血流波形で，臍帯動脈の拍動に同期した波動(収縮期に一致した臍帯静脈血流速度の低下)を検出するようになるとされている(図3-50)[60]．

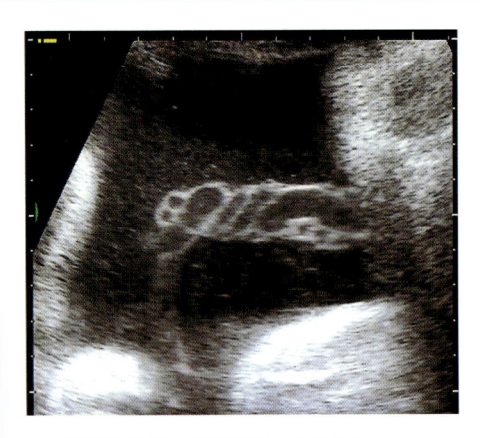

a．臍帯縦断面像－臍帯のピッチが少ない－
　捻転のピッチは1.79と低値である．画像からも臍帯の緊張が高い印象を受ける．

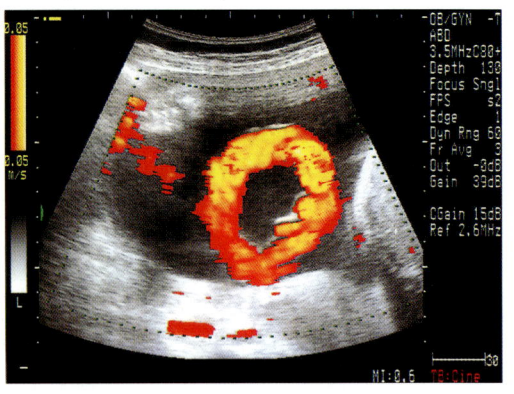

b．臍帯縦断面血流像（パワードプラ法）
　　　－花輪（リース）状臍帯像－
　過捻転により臍帯動脈がうっ血を起こし，臍帯が緊張した状態になると，花輪状の形態をとることがある．たとえば，はちまきやロープを捻ってみると，同様の現象が起きることで理解できる．

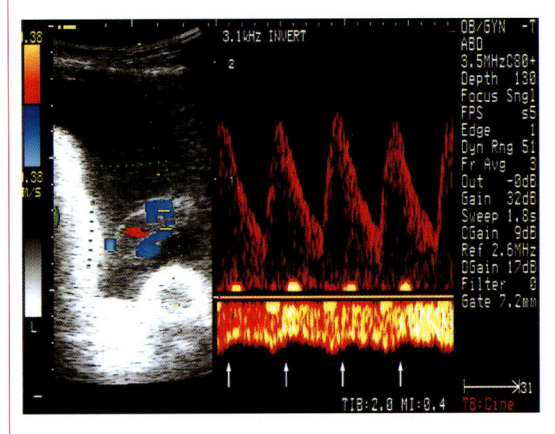

c．臍帯動静脈血流速度波型同時表示
　　（カラー／パルスドプラ法）
　　－臍帯静脈の血流波動－
　臍帯動静脈の血流速度波型を同時に表示したところ，定常流を示すはずの臍帯静脈に波動を認めた．本現象は臍帯過捻転により臍帯静脈の血流うっ滞が起こり，同動脈が収縮期に拍動性に拡張することによって同静脈が逆に圧迫されて狭窄し，血流速度が低下する状態を反映したものと考えられている．

図3-50　臍帯捻転の異常－過捻転－

ポイント　臍帯にはさまざまな情報がつまっている

☆胎児仮死の約30％は臍帯因子がかかわっている．
☆スクリーニングのチェックポイントは付着部，血管数，捻転である．
☆妊娠末期の骨盤位や先進部未固定例は臍帯下垂の有無をチェックする．
☆臍帯辺縁付着や卵膜付着例および臍帯過捻転例ではIUGRなどの合併症に注意する．
☆臍帯巻絡を通常の超音波断層法で疑った場合には，ドプラ法で確認する．
☆臍帯真結節の診断は困難であるが，診断できた場合には厳重に管理する．
☆臍帯過捻転はピッチと花環状の形態で診断し，臍帯静脈がうっ血するとドプラ血流波形に所見が現れる．

(3) 羊　　水

　妊娠中・末期で羊水量の異常を認める場合には，胎児の上部消化管閉鎖，神経管開存症，泌尿器系異常などの胎児奇形を考慮する．しかし，羊水量の直接計測は不可能であり，羊水ポケット法かAFI法で評価を行う．一般に後者の方が広く用いられ，計測の実際を示す(図3-51，図3-33b，図3-46)[61)-63)]．

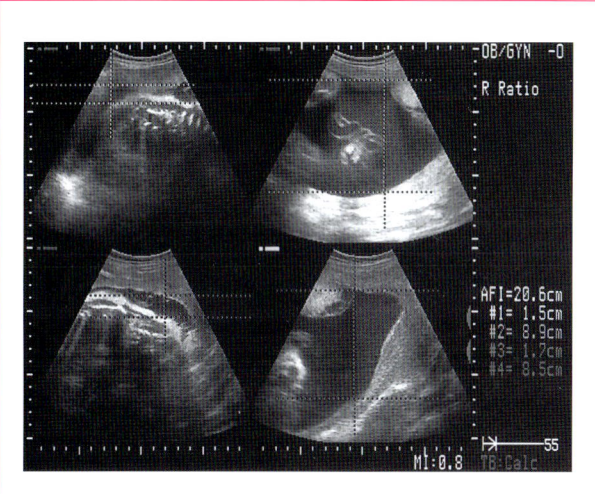

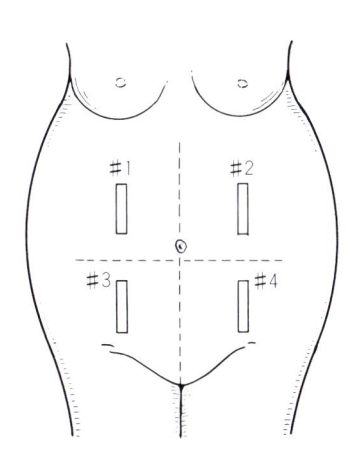

AFI の実測例

　妊娠27週2日．AFI＝1.5＋8.9＋1.7＋8.5＝20.6（index のため，本来は単位はないが，実際には cm であらわす）．右図のように，子宮を妊婦の腹壁上で四分割し，それぞれの箇所で羊水部分の最大垂直深度を計測して合計した値を amniotic fluid index（AFI）とする．

　注：計測垂線の途中に胎児小部分や臍帯が存在する場合には，その部分までで計測する．これを守らないと羊水過少の診断が甘めになる恐れがある．また，羊水が比較的少ない例では，羊水腔と判断した領域が実は単に臍帯が集まって輝度が低く描写されることがある．疑わしければ，カラーないしパワードプラ法を併用して確認する．

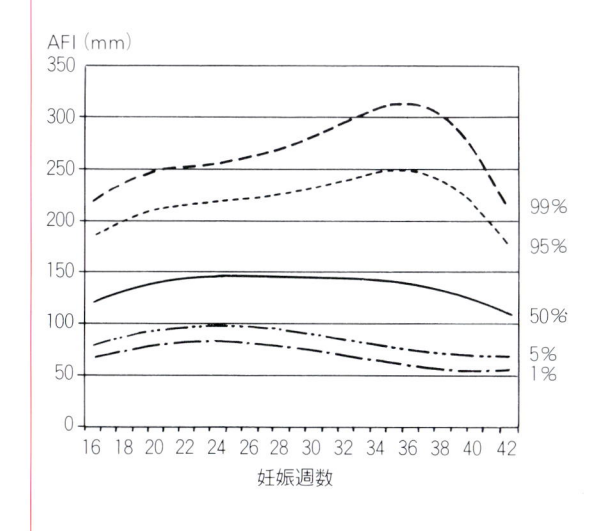

妊娠週数による AFI の正常値
〔Moore ら，Am J Obstet Gynecol，1990[61)]より引用〕

図3-51　羊水量の評価法（AFI）

> **ポイント**　羊水量は胎児およびその付属物の異常を反映する
>
> ☆羊水量は，妊娠7ヵ月に最大500～700mlとなり，その後減少して末期には200～300mlとなる．
> ☆羊水量はAFIで評価し，20～25cm以上で羊水過多，5cm以下で過少を疑う．
> ☆羊水過多の場合には，胎児頭部から臀部にかけての神経管や腹部を観察し，次に胎盤も評価する．
> ☆羊水過少の場合には，形態的には腎から外陰部までの尿路を中心に観察し，さらに尿量が減少する胎児仮死の原因がないかを検討する．

3）子宮下部の観察
（1）子宮頸部の評価

近年，頸管長と内子宮口の形態などの子宮頸部超音波所見が切迫流早産と頸管無力症の診断や予後予測に活用されるようになった．本法は内診では得られない内子宮口の状態を観察することが可能であり，静的な定量的評価はもとより，子宮収縮に伴う動的変化を捉えることもできる．流早産の原因には子宮収縮/頸管の脆弱性/頸管炎があるが，その多くが頸管熟化による頸管の形態的変化を伴うことから，最も感度の高い診断法であると言えよう．正常の子宮頸部縦断面像を示す(図3-52)．

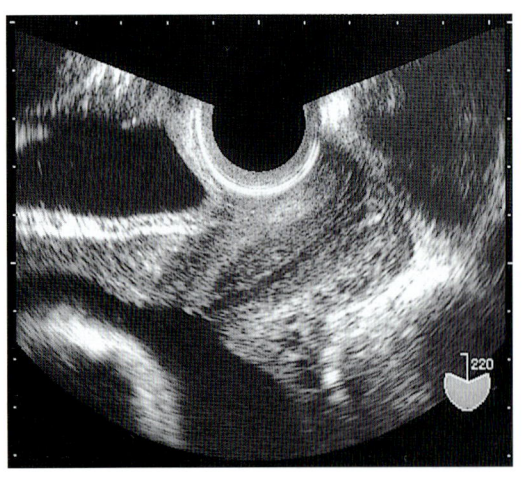

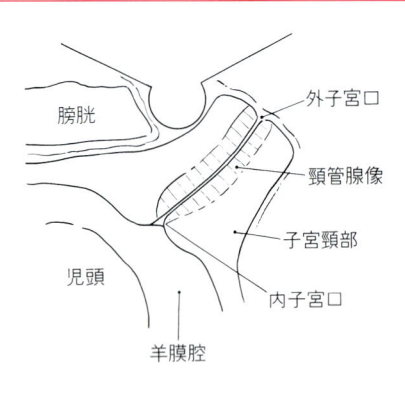

図3-52　正常子宮頸部
子宮頸部縦断面像（妊娠24週5日）：前傾した子宮頸部である．解剖学的内子宮口は開大し，子宮峡部はすでに子宮腔に取り込まれ，組織学的に内子宮口が真の内子宮口となっている．頸管長は43mm，内子宮口は閉鎖，頸部中央部の頸管腔周囲に2条の頸管腺像が描出されている．

> **ポイント　子宮頸部超音波検査を行う前に**
>
> ☆子宮頸部超音波検査は，内診では触知できない子宮頸管の形態的変化を検出し，切迫流早産を早期に診断して対処することにより，流早産を予防して妊婦のQOLを向上させる．
> ☆本検査は内診に比して再現性が高く，生化学的早産マーカーとは相補的な関係にある一方で経済性および簡便性に優れている
> ☆切迫流早産と頸管無力症は全く独立した疾患ではなく，いずれも広義の切迫流早産に含まれており，臨床上はそれぞれ子宮収縮を主体とした切迫流早産および頸管の開大を主体とした切迫流早産と理解したい．したがって，診断を行うにあたって境界例が存在する点に留意すべきである．

　広義の切迫流早産の超音波所見として頸管長の短縮と内子宮口の開大像が挙げられるが，われわれはさらに頸管腔周囲の頸管腺領域像の有無を観察して評価の指標としている[64]．

　a．頸管長の短縮

　子宮頸管長は妊娠32週までほぼ一定で，40±5mm程度である．われわれは，少なくとも妊娠中期に頸管長が30mm未満となれば有意に早産率が上昇することから，30mm未満を危険域として継続的観察と治療を開始し，さらにこれが25mm未満となれば明らかな切迫早産と判断して管理を強化している．頸管長と早産の関連を示す（図3-53a〜c，図3-54a）[65]．

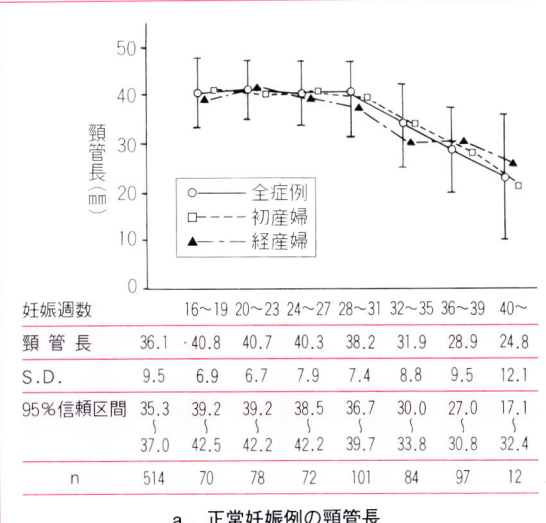

a．正常妊娠例の頸管長

妊娠週数	16〜19	20〜23	24〜27	28〜31	32〜35	36〜39	40〜
頸管長	36.1	40.8	40.7	40.3	38.2	31.9	28.9	24.8
S.D.	9.5	6.9	6.7	7.9	7.4	8.8	9.5	12.1
95%信頼区間	35.3〜37.0	39.2〜42.5	39.2〜42.2	38.5〜42.2	36.7〜39.7	30.0〜33.8	27.0〜30.8	17.1〜32.4
n	514	70	78	72	101	84	97	12

正常例では妊娠31週までは平均40mm程度とほぼ一定であるが，その後有意に短縮する．妊娠32〜35週を除いて経産の有無での差はない．

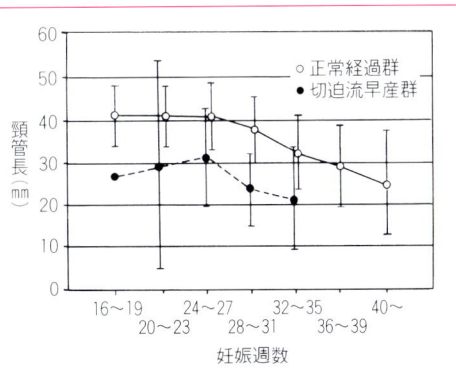

b．切迫流早産例の頸管長

切迫早産を発症した群では，正常例に比して有意に頸管が短縮している．

c．切迫流早産例の頸管長と実際の早産率

頸管長	早産率
>30mm	11%
26〜30mm	19%
21〜25mm	31%
20mm>	39%

切迫早産発症時の頸管長30mm以下，とくに25mm以下となると，治療にもかかわらず早産率は急激に上昇する．

図3-53　頸管長と切迫流産の関連

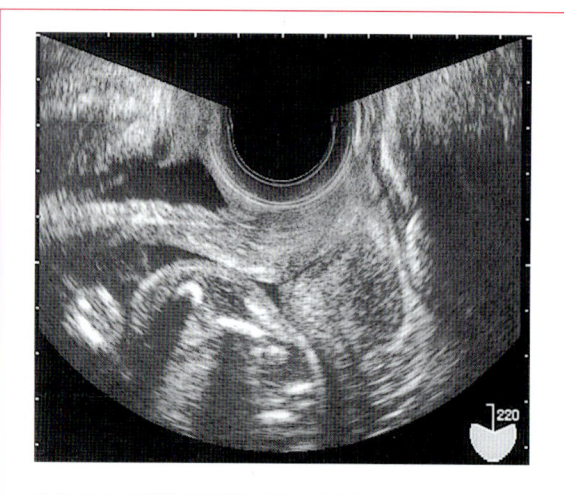

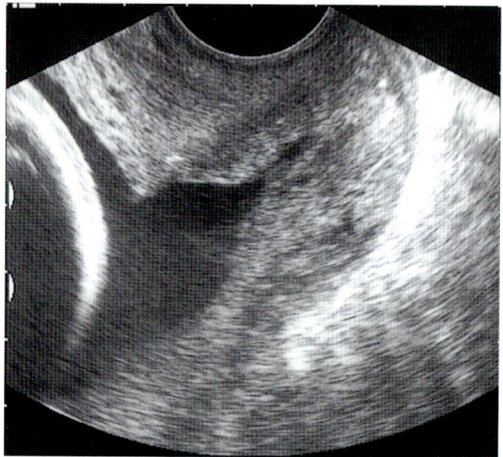

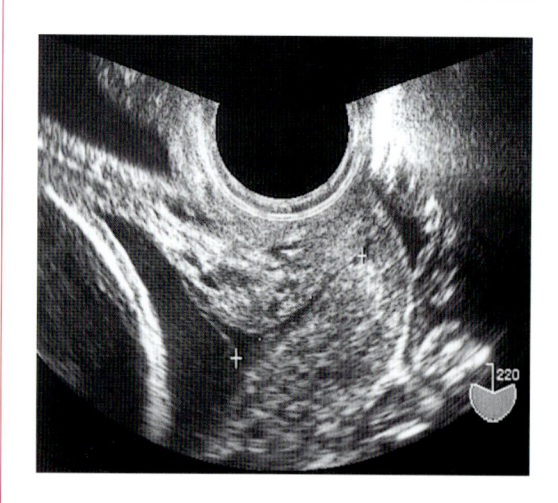

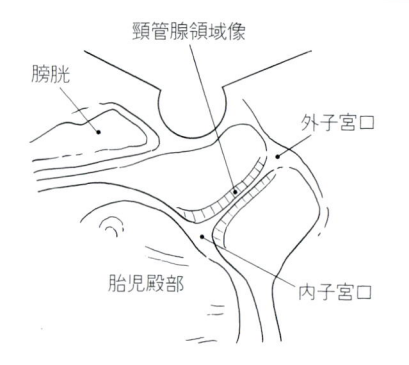

a．頸管長の短縮
外子宮口から内子宮口まで22mmと短縮している．

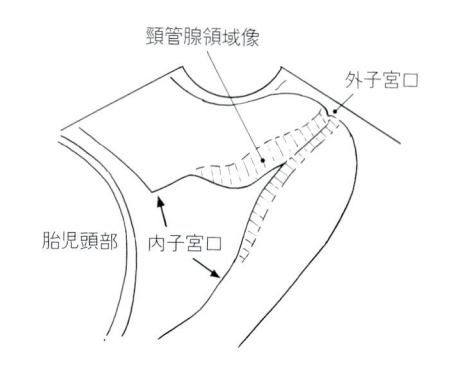

b．内子宮口の楔状開大
内子宮口は開大し，羊膜腔が頸管内に楔状に進入している．

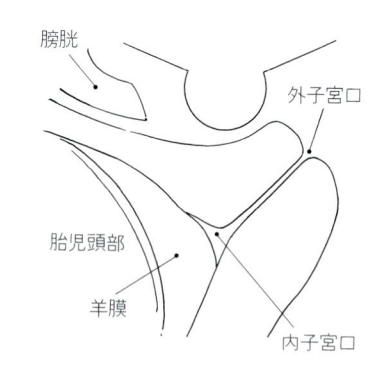

c．頸管腺領域像の消失
頸部は一様に描写され，頸管腔周囲に頸管線像を認めない．

図3-54 切迫流早産の子宮頸部超音波所見

表3-21　頸管縫縮術の術式選択基準

〈原則としてはできる限りShirodkar手術を行う〉
①頸管無力症の既往がある
　　妊娠12週から16週（前回の流早産時期より前）でShirodkar手術を行う．
②頸管は開大しているものの，胎胞の進入が頸管の1/2を超えない
　　Shirodkar手術を行う．
③胎胞の進入が頸管の1/2を超える
　　Shirodkar手術を第1選択とするが，頸管の状態によりMacDonald手術を行う．
　　可能であれば当日または1週間後に，第1結紮部のさらに上方で再度MacDonald手術を追加する．
④高度な胎胞膨隆を認める
　　経腹的に羊水穿刺を行い，胎胞が子宮内に後退した後にMacDonald手術を行う．
　　可能であれば当日または1週間後に，第1結紮部のさらに上方で再度MacDonald手術を追加する．

b．内子宮口の楔状開大

内子宮口が楔状に開大する場合には，切迫流早産として取り扱う．こうした例では頸管長も短縮しており，その後の管理を厳重に行う（図3-54b）．しかし，本所見は子宮収縮に影響を受けて動的変化（Dynamic change/子宮収縮時のみ頸管が開大し，間欠時には所見が消失する）することがある（図3-55a）．こうした例では早産のリスクは高く，ときに見逃してしまう場合もあり，少しでも内子宮口の状態が気になるのであれば経時的に観察するか，または子宮底を圧迫するストレステストなどを行うのもよい[66)67)]．その際，子宮下部の局所収縮による偽の開大像に注意する（図3-55b）．

また，明らかな子宮収縮を自覚しないまま胎胞が頸管内に進入し，内子宮口の開大所見があれば頸管無力症と診断する．また，頸管縫縮術を行う場合には，頸管の超音波所見が術式の選択に有用である（図3-54b，表3-21）[68)]．

c．頸管腺領域像の消失

正常妊婦では，頸管腺像の検出率は妊娠32週までおおむね100%であるが，その後頸管の熟化とともに妊娠40週以降には16%まで低下する．一方，切迫早産や頸管無力症など頸管が熟化した例では早期から本所見が消失しており，治療にもかかわらず早産のリスクが高い（図3-54c，図3-56）[64)69)]．逆に，妊娠末期における本所見の消失遅延と頸管熟化不全との関連も示唆されている[70)]．

妊娠子宮頸部の観察は，経腟プローブを上下左右に走査して頸部縦断面を描出できれば容易であり，われわれはスクリーニングとして以上の3所見を妊婦管理に利用している．しかし，各所見は互いに複合して存在することがあり，さらに頸部の形態は子宮下部の局所収縮やプローブによる圧迫によって変化する点にも留意する必要がある（図3-40b，c，図3-55b）．

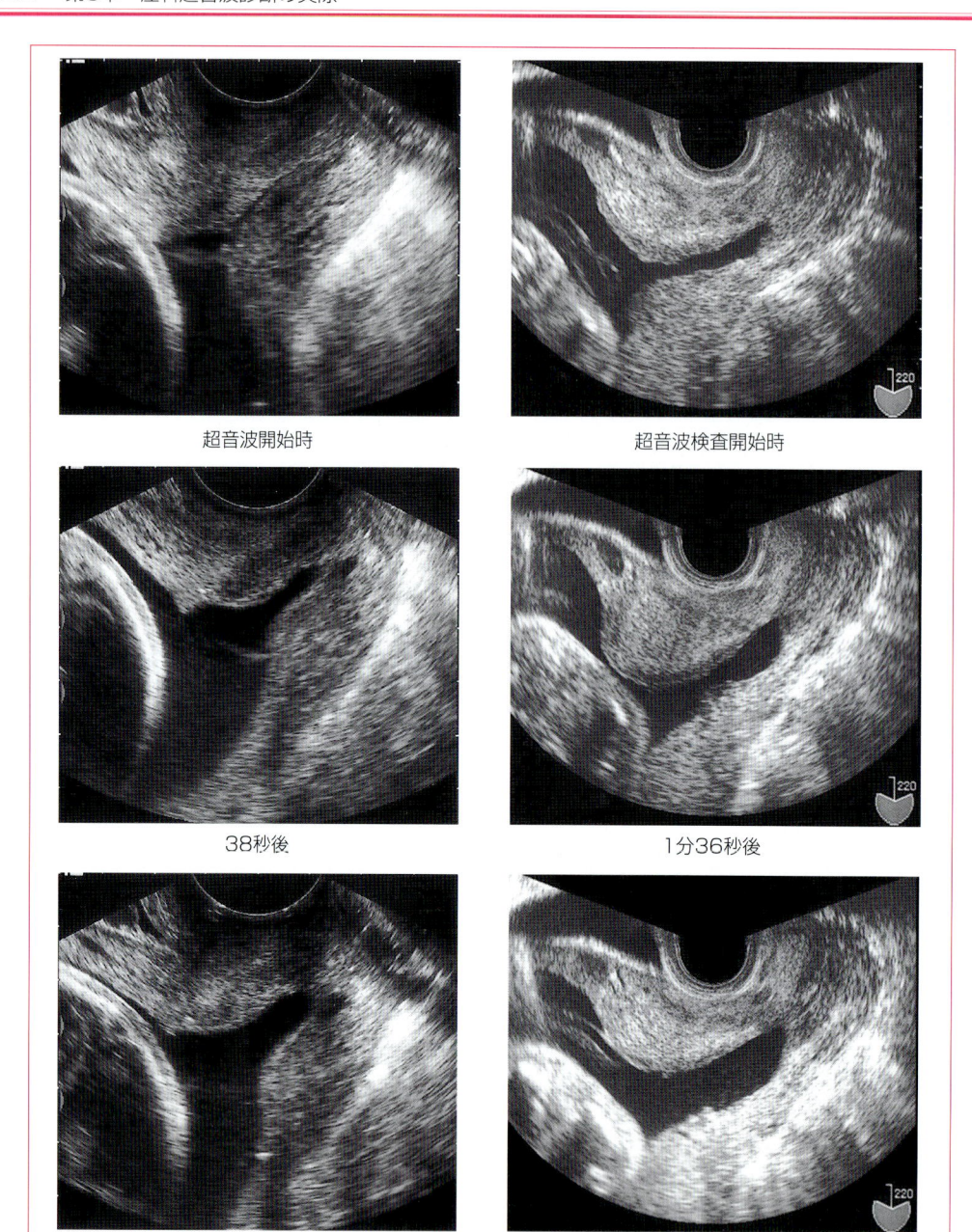

超音波開始時	超音波検査開始時
38秒後	1分36秒後
52秒後	2分09秒後

a. 真の dynamic change

妊娠26週4日，初産婦，自覚症状はない．
　定期健診時，内診で外子宮口は閉鎖，展退0％，子宮腟部は軟．超音波検査で頸管長29mm，内子宮口の楔状開大所見（＋）であり，継続的に観察した．自覚のない子宮収縮に伴って頸管はdynamic change を示し，頸管無力症と診断してShirodkar手術を施行した．

b. 偽の dynamic change

妊娠22週3日，初産婦，自覚症状はない．
　定期健診時，内診で外子宮口は閉鎖，展退0％，子宮腟部は軟．経腟超音波検査で頸管長33mm 内子宮口上方に細長いU字型の羊膜腔を認め，継続的に観察した．U字型の部分は拡大したが，頸管長は変化せず，子宮下部の形態からも局所収縮による変化と判断した．

図3-55　頸管の動的変化（dynamic change）をきたす症例の画像の読み方

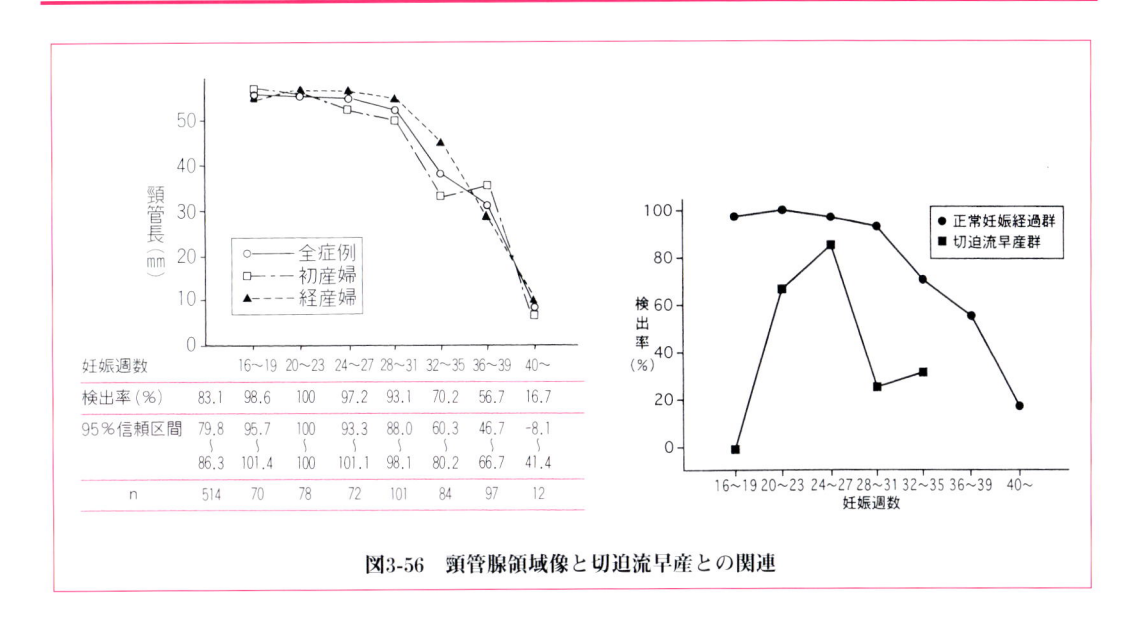

図3-56 頸管腺領域像と切迫流早産との関連

> **ポイント** 頸管の観察を正確に行うためには
> ☆妊娠12〜20週にかけて解剖学的内子宮口が開大して子宮峡部が子宮腔にとりこまれ，組織学的内子宮口が真の内子宮口となる生理的変化を理解する．
> ☆頸管長や内子宮口の形態を評価する場合には，なるべく自然な状態で観察し，子宮頸部をプローブで圧迫しない．
> ☆峡部開大後の頸管長は妊娠8ヵ月まで平均40mm前後を推移し，その後短縮する．
> ☆妊娠28週まではしばしば子宮下部の局所収縮が発生し，見かけ上の頸管長は変化する．

d．超音波頸管所見の前方視的検討からみた流早産の取り扱い方

こうした後方視的検討から，頸管長の短縮，内子宮口の開大，頸管腺領域像の消失の3所見が超音波断層法による早産マーカーとして妥当であることが示された．これを受けてわれわれの施設では，妊婦健診の度に内診とともに頸管の超音波検査を行っているが，いくら非侵襲的検査とはいってもハイリスク例でない限り，全例の妊婦に毎回超音波検査を行うのは時間的または経済的に困難な施設もある．深見らは，妊娠16週以降28週未満の切迫流早産の予測に関する前方視的検討を試みた[71]．それによると，妊娠16〜19週の超音波所見は主に頸管の開大を主体とした切迫流早産の，また妊娠24〜27週では子宮収縮を主体とした切迫早産の早期発見に有用であることを示した（表3-22）．

表3-22 切迫流早産および頸管無力症の超音波頸管所見

a．頸管長の平均値と妊娠予後

妊娠週数	正常経過群	切迫流早産群	頸管無力症群
16～19週	42.9±6.8mm	38.6±6.2mm*	28.9±12.3mm**
20～23週	41.1±7.1mm	36.3±6.5mm*	28.7±4.8mm**
24～27週	39.1±7.2mm	32.3±7.5mm**	25.3±11.0mm*

*$p<0.001$　**$p<0.0001$　　　　　　　　　　　　　　(mean±SD)

b．内子宮口開大所見の頻度と妊娠予後

妊娠週数	正常経過群	切迫流早産群	頸管無力症群
16～19週	2/246(0.8%)	1/28(3.6%)	6/12(50.0%)**
20～23週	2/275(0.7%)	3/32(9.4%)**	4/6(66.7%)***
24～27週	12/288(4.2%)	4/34(11.8%)***	2/4(50.0%)*

*$p<0.05$　**$p<0.01$　***$p<0.0001$

c．頸管腺領域像消失所見の頻度と妊娠予後

妊娠週数	正常経過群	切迫流早産群	頸管無力症群
16～19週	1/246(0.4%)	0/28(0%)	7/12(58.3%)**
20～23週	3/275(1.1%)	1/32(3.1%)	3/6(50.0%)*
24～27週	5/288(1.7%)	5/34(14.7%)*	3/4(75.0%)**

*$p<0.001$　**$p<0.0001$

〔深見ら，2001[71)]より〕

ポイント　流早産の検出と管理には頸管のスクリーニングが有用である

☆子宮頸部超音波所見と併用した妊婦管理は，従来の内外診を中心とした診察に超音波検査を用いた頸管の形態的評価(頸管長の短縮，内子宮口の開大，頸管腺領域像の消失)を加えることで，
①切迫流早産の発生に伴う子宮頸部の変化を早期に検出して対処することにより，治療を最低限にとどめて妊婦のQOLを保つことができる．
②子宮収縮を主体とした切迫流早産例のリスク評価を正確に行う．
③内診のみでは見逃される可能性のある頸管の開大を主体とした切迫流早産(いわゆる頸管無力症)を早期に発見する．
④内診単独で判断したover diagnosisから引き起こされる不必要な頸管縫縮術を減少させる．

　内診とCTGに子宮頸部超音波所見を併用した流早産管理の概要をフローチャートで示す(図3-57)．まず，既往歴から頸管の開大を主体とした流早産の有無をチェックし，既往がある場合には妊娠14週頃に予防的頸管縫縮術を勧める．また，手術を希望しない場合には，自重した生活と2週間おきの検診(超

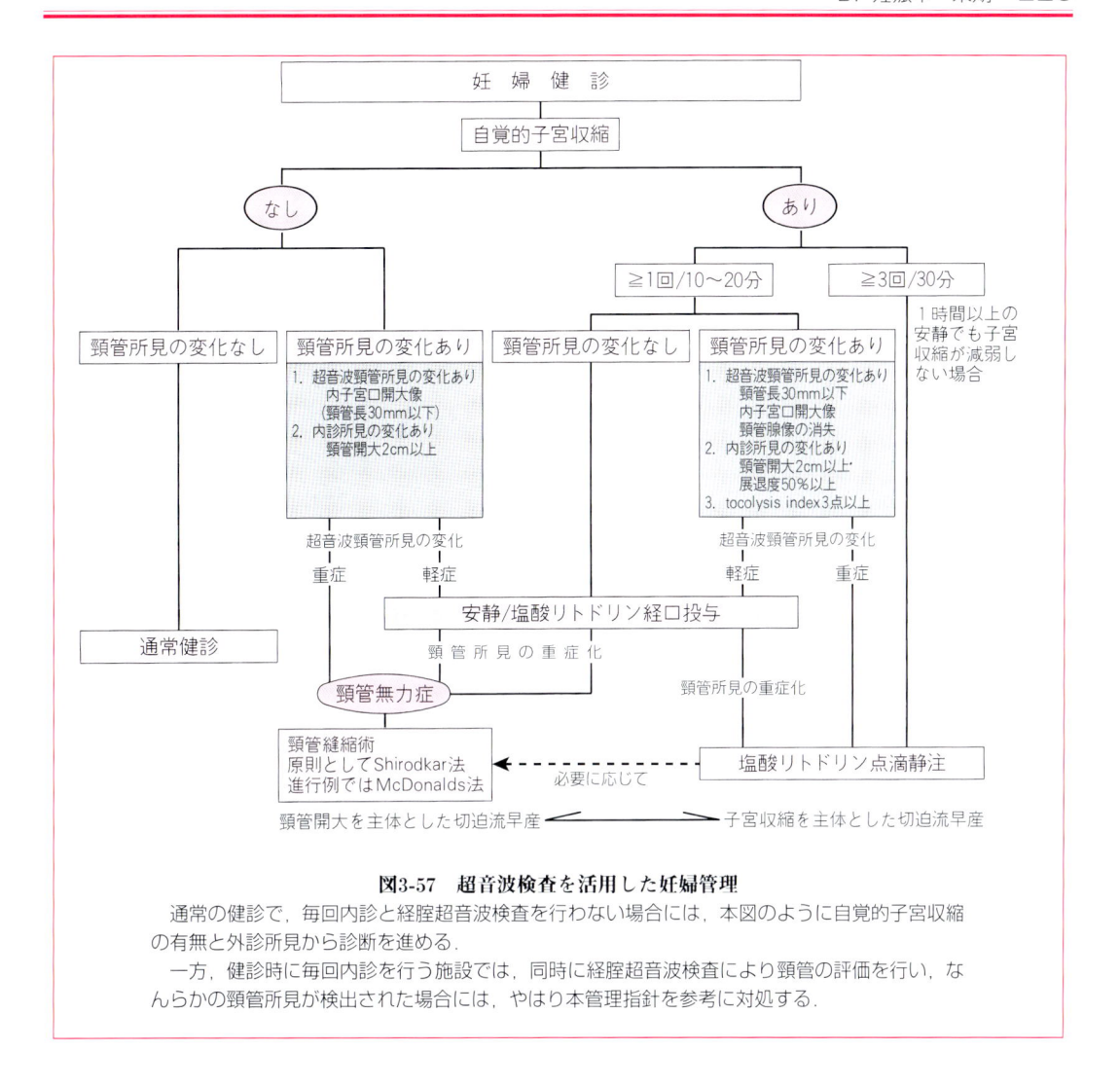

図3-57 超音波検査を活用した妊婦管理

通常の健診で，毎回内診と経腟超音波検査を行わない場合には，本図のように自覚的子宮収縮の有無と外診所見から診断を進める．

一方，健診時に毎回内診を行う施設では，同時に経腟超音波検査により頸管の評価を行い，なんらかの頸管所見が検出された場合には，やはり本管理指針を参考に対処する．

音波検査を含む）を行って内子宮口の形態変化の早期発見に努める．一方，既往のない一般の妊婦に対しては妊婦健診に合わせてできれば毎回，少なくとも妊娠16～20週と24～28週に各1回の内診と子宮頸部超音波検査を追加する．子宮収縮の自覚がある場合にCTGを行い，さらにこれらのチェックポイントで上記3所見を認めた場合には，上図に示した指針に従って取り扱う．

ケミカルマーカーの取り扱いについては，従来の方法で切迫早産が疑われた場合はもちろんのこと，頸管の超音波所見のいずれかが陽性となれば同時に行って，診断治療を行う．

(2) 前回帝王切開

帝切後経腟分娩(vaginal birth after cesarian section/VBAC)を推奨し，反復帝王切開率を低下させる必要性から，前回帝切創の評価に超音波断層法が用いられ，その判定基準として子宮下部筋層の菲薄化と形状が注目されてい

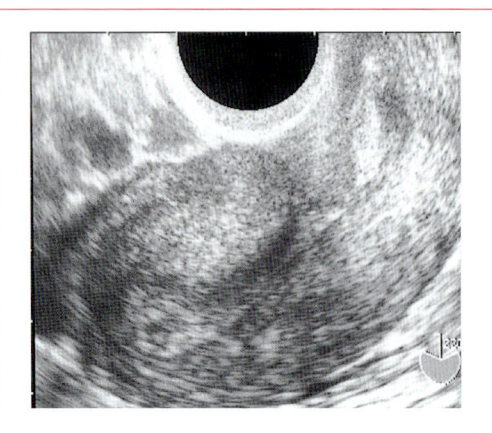

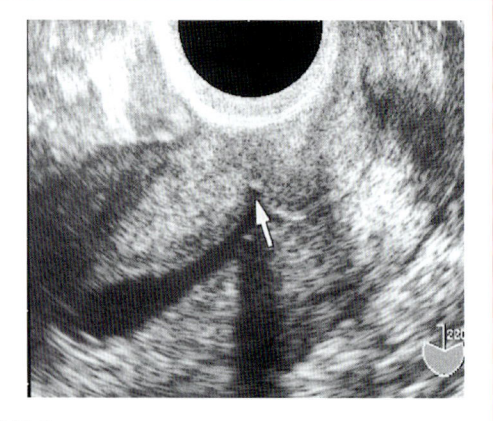

a. 非妊娠時

　超音波経腟走査法(左図)：前回の子宮下部横切開創の部分に子宮内膜がV字型に侵入しているものの，その深さは明らかではない．
　sonohysterography(右図)：生理食塩水を注入することにより，前回切開創のnotchが鮮明に描写されている．

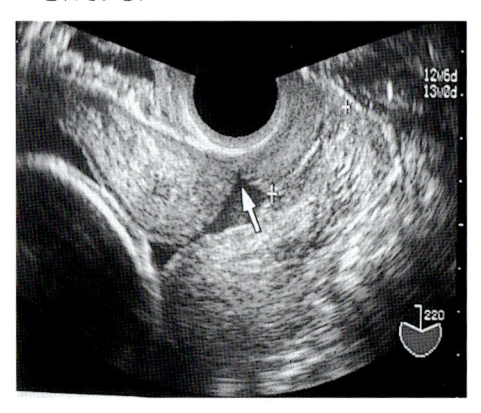

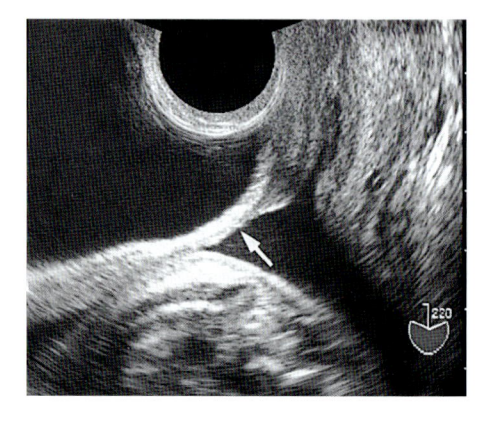

b. 妊娠末期

　超音波経腟走査法(左図)：前回切開創のnotchが鮮明に描写されている．
　超音波経腟走査法(右図)：前回帝切創と考えられる領域に，子宮壁の菲薄化がみられたが，経腟分娩となった．

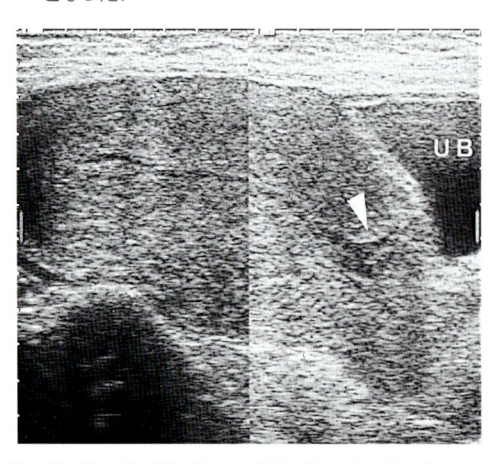

c. 産褥期

　超音波経腹走査法(左図)：経腟分娩後であるが，前回切開創のnotchが鮮明に描写されている．

図3-58　超音波断層像による前回帝切創の評価
　超音波断層法による子宮壁の評価は，偽陽性率が高く決定的な根拠とはならないが，参考所見として有用である．
〔関谷隆夫：New Epoch 産科外来診療，医学書院，1999[73]より引用〕

る[72]．安全な VBAC を行うには，前回帝切創の匪薄化による子宮破裂の予測ができれば臨床上非常に有用である．しかし，妊娠末期の子宮下部筋層は正常でも薄く，菲薄化の cut off line が曖昧であり（2～3.5mm），また silent rupture の診断にも前回帝切創に相当する部分の ballooning 像が有用と考えられるが，試験分娩の可否を評価するには不十分である（図3-58）．

現在のところ，前回帝王切開創の超音波スクリーニング所見は，明らかな形態的変化を示す場合を除き，参考程度にとどめるべきであろう[73]．

まとめ

ここでは妊娠中・末期に必要な超音波検査について具体的に述べた．日常の産科外来のスクリーニングとしてはいささか項目が多いが，まず正常の超音波像をイメージし，そこから逸脱する所見があれば，その部分を精査するのがコツである．しかし，実際には産科外来を担当する医師が各異常所見について細かくチェックするのは困難な場合がある．われわれの施設では臨床検査部の超音波スクリーナーとの密接な協力体制を構築し，正確な診断を目指しているが，それでもいわゆる見逃しや判断に苦慮する場合があるのが現実である．超音波診断技術は現在も進歩を続けており，静から動へ，2次元から3次元へ移行することで，より正確な診断を可能としたいものである．

■文　献■

1) Leopold GR：Antepartum obstetrical ultrasound examination guidelines. J Ultrasound Med 5：241-242, 1986.
2) 平成12・13年度用語・診断基準委員会（委員長　岡井　崇）：超音波胎児計測の標準化と日本人の基準値（案）の公示について．超音波医学　28：844-871, 2001.
3) 関谷隆夫：IUGRの画像診断．産婦実際　46：1909-1923, 1997.
4) Campbell S, Thomas A, et al：Ultrasound measurement of fetal head to abdomen circumference ratio in assessment of growth reterdation. Br J Obstet Gynecol 84：65-174, 1977.
5) 若月雅美：日本人のH/A circumstance ratio 曲線の作製とIUGRのタイプ別分類への応用．新生児誌　30：304-311, 1994.
6) 金子正時，池ノ上克：Biophysical Profile Scoring. 周産期医学　25（増刊）：60-63, 1996.
7) Cabbad M, Kofinas A, Simon N, et al：Fetal weight-cerebellar diameter discorfance as an indicator of asymmetrical fetal growth impairment. J Reprod Med 37(9)：794-798, 1992.
8) Pourcerot L, et al： Application cliniques de l, examen Doppler transcutane. In Velocimetrie ultrasonore Doppler 34：213, 1974.
9) Gosling RG, King DH：Ultrasound angiology. In Arteries and Veins, pp61, Churchill Livingstone, Edinburgh, 1975.
10) Stuart B, et al：Fetal blood flow velocity waveforms in normal pregnancy. Br J Obstet Gynecol 87：780, 1980.
11) 倉島富代ほか：超音波ドップラーによる胎盤血流からみたIUGR分類の試み．日産婦東京部会誌　36：278, 1987.
12) 長田直樹，池野慎治，高橋弘幸ほか：臍帯動脈RI/中大脳動脈RI比による胎児評価．周産期医学　27：1467-1470, 1997.
13) 佐藤昌司，小柳孝司，中野仁雄：IUGRにおける血流測定の意義―予後予測の観点から．周産期医学　27：1463-1466, 1997.

14) Wladimiroff JW, vd Wijingaard JA, et al：Cerebral and umbilical arterial blood flow velocity waveforms in normal and growth-retarded pregnancies. Obstet Gynecol 69：705 - 709, 1987.
15) 秦　利之, 秋山正史：画像診断法. 新女性医学大系第5巻, pp414 - 431, 中山書店, 東京, 2001.
16) 関谷隆夫, 石原楷輔：臍帯血流波形と胎児の well being. ペリネイタルケア 17：30 - 34, 1998.
17) 岩崎卓爾, 鈴木俊治, 荒木　勤：超音波ドプラー法による Pulsatility Index とそれによる胎児の評価. 産婦の世界 46：47 - 54, 1994.
18) Farmakides G, Schulman H, Saldana LR, et al：Surveillance of twin pregnancy with umbilical artery blood flow. Am J Obstet Gynecol 153：789 - 792, 1985.
19) Yamada A, Kasugai M, Ohno Y, et al：Antenatal Diagnosis of Twin - Twin Transfusion Syndrome by Doppler Ultrasound. Obstet Gynecol 78：1058 - 1061, 1991.
20) 伊藤　茂, 吉田幸洋, 桑原慶紀：Biophysical Profile Scoring. 周産期医学 27：1475 - 1478, 1997.
21) 神崎　徹：胎児不整脈管理. 産と婦 47：1535 - 1539, 1994.
22) Sijmons EA, Reuwer PJ, van Beek E, et al：The validity of screening for small - for - gestational - age and low - weight - for - length infants by Doppler ultrasound. Br J Obstet Gynecol 96：557 - 561, 1989.
23) Newnham JP, Patterson LL, James IR, et al：An evaluation of the efficacy of Doppler flow velocity waveform analysis as a screening test in pregnancy. Am J Obstet Gynecol 162：403 - 410, 1990.
24) 夫　律子：胎児脳の形態と循環. 周産期の超音波診断ABC（中野仁雄ほか編）, pp122-141, メジカルビュー社, 東京, 1999.
25) Pooh RK, Maeda K, Pooh KH, et al：Sonographic assessment of the fetal brain morphology. Perinat Neonat Med, in press.
26) 中野仁雄ほか：心疾患妊婦の管理と先天性循環器疾患の発生および胎内診断に関する研究. 昭和60年度厚生省循環器病研究報告書, p179, 1985.
27) 村越　毅：心疾患のスクリーニング. 産婦世界 51：833 - 841, 1999.
28) 川滝元良：胎児心エコー講座—胎児心臓の簡単なスクリーニング法. 第2版,
29) 神崎　徹：調律の異常. New Epock 産科外来診療（岡井　崇編）, pp208 - 211, 医学書院, 東京, 1999.
30) 村越　毅：胎児肺動脈狭窄. 周産期の超音波診断ABC（中野仁雄ほか編）, pp80 - 89, メジカルビュー社, 東京, 1999.
31) Chiba Y, Kobayashi H, Kanzaki T：Quantitative analyses of cardiac function in non - immunological hydrops fetalis. Fetal diagnostic therapy 5：175 - 188, 1990.
32) Wladimiroff JW, McGhie JS：M - mode ultrasonic assessment of fetal cardiovascular dynamics. Br J Obstet Gynecol 88：1241 - 1245, 1981.
33) Kanzaki T, Chiba Y：Evaluation of the preload condition of the fetus by inferior vena caval blood flow pattern. Fetal diagnostic therapy 5：168 - 174, 1990.
34) 片桐信之：胸郭, 呼吸器系の異常. New Epock 産科外来診療（岡井　崇編）, pp21-215, 医学書院, 東京, 1999.
35) 石本人士：腹部. 超音波医学　第4巻, 日本超音波医学会編, pp72 - 76, 医学書院, 東京, 2000.
36) 関谷隆夫, 林　康子, 可世木久幸ほか：泌尿生殖器. 先天異常マニュアル, 神奈川県産科婦人科医会編, pp29 - 38, 1998.
37) 千石一雄, 石郷岡哲朗：泌尿生殖器. 超音波医学　第4巻, 日本超音波医学会編, pp77 - 80, 医学書院, 東京, 2000.
38) 関谷隆夫：エコー診断で羊水過多の原因がわかるか. 臨床婦産 51：808 - 815, 1997.
39) 吉沢浩志：四肢. 周産期医学 25（supplement）：276 - 282, 1995.
40) 岡田節夫, 鈴森　薫：染色体異常. 周産期医学 25（supplement）：276 - 282, 1995.
41) 石原楷輔：胎盤付着部位診断の進歩. 産と婦 61：1747 - 1756, 1994.
42) 石原楷輔：経腟エコーの基本と読み方. メジカルビュー社, pp125 - 140, 1994.
43) 松尾健志, 石原楷輔：妊娠中期における前置胎盤診断の再検討—経腹, 経直腸, 経腟走査法によるアプローチ—. 日産婦誌 43：603 - 610, 1991.
44) 石原楷輔：前置胎盤の超音波診断. 産婦治療 76：201 - 208, 1998.
45) Oppenheimer LW, Farine D, Ritchie JW, et al：What is low - lying placenta ? Am J Obstet Gynecol 165：1036 - 1038, 1991.
46) 小畑清一郎, 石原楷輔：超音波断層法からみた低置胎盤とその臨床的意義に関する検討. 日産婦誌 45：1101 - 1108, 1993.

47）斎藤　恵，関谷隆夫，石原楷輔ほか：前置胎盤における超音波画像と産科出血に関する検討．日産婦関東連合地方部会誌　35：405，1998．
48）Jauniax E, et al：Sonographic diagnosis of a non-previa placenta accreta. Ultrasound Obstet Gynecol 7：58-60．，1996.
49）Chou MM, et al：Prenatal diagnosis of placenta accreta with power amplitude ultrasonic angiography. Am J Obstet Gynecol 177：1523-1525, 1997.
50）関　博之，竹田　省：胎盤―癒着胎盤―．産婦実際　49：1839-1844，2000．
51）Jaffe MH, Schoen WC, Silver TM, et al：Sonography of abruptio placentae. Am J Radiology 137：1049-54, 1981.
52）貝原賢二，斎藤　恵，林　康子ほか：常位胎盤早期剥離に超音波検査は有用か？　日産婦神奈川地方部会誌，35：117-119，1999．
53）斎藤　恵，貝原賢二，関谷隆夫ほか：当科における過去5年間の常位胎盤早期剥離の検討．日産婦　関東連合地方会誌，35：192，1998．
54）吉田啓治：臍帯卵膜付着および辺縁付着．産婦実際　41：1773-1778，1992．
55）近藤俊吾：XI. 胎児付属物の異常．B. 臍帯の異常．新女性医学大系26（寺尾俊彦編），中山書店，東京，pp255-271，1999．
56）赤松信雄，浮田信明：臍帯の奇形．産婦実際　41：1793-1797，1992．
57）今井史郎，中山雅弘：単一臍帯動脈56例の検討．臨床婦産　41：775-778，1987．
58）今井史郎，伊藤進一，今井　隆ほか：臍帯巻絡の診断．産婦実際　41：1759-1764，1992．
59）原　量宏：臍帯巻絡と臍帯真結節．産婦実際　41：1799-1804，1992．
60）宇津正二：C. 妊娠中期の診療―5．胎盤，羊水量，臍帯のチェック．New Epoch 産科外来診療（岡井　崇編），pp1793-1797，医学書院，東京，1992．
61）Phelan JP, Smith CV, Broussard P, et al：Amnioticfluid volume assessment with the four-quadrant technique at 36-42 weeks, geatation. J Reprod Med 32：540-542, 1987.
62）Moore TR, Cayle JE：Amnioticfluid index in normal human pregnancy. Am J Obstet Gynecol 162：1168-1173, 1990．取り寄せて確認のこと
63）関谷隆夫，石原楷輔：エコー診断で羊水過多の原因がわかるか．臨婦産　51：808-815，1997．
64）Sekiya T, Ishihara K Yoshimatsu K, et al：Detection ate of cervical gland area during pregnancy by transvaginal sonography in the assessment of cervical maturation. Ultrasound Obstet Gynecol 12：328-333, 1998.
65）深見武彦，関谷隆夫，吉松和彦ほか：子宮頸部超音波所見からみた切迫早産予後の検討．日産婦誌　50（増刊）：529，1998．
66）沖津　修：頸管無力症．産婦実際　45：1813-1821，1996．
67）Guzzman ER, Rosenberg JC, Houlihan C, et al：A new method using vaginal ultrasound and trans-fundal pressure to evaluate the asymptomatic incompetent cervix. Obstet Gynecol 83：248-252, 1994.
68）関谷隆夫，松島　隆，石原楷輔ほか：頸管縫縮術．産婦治療　74：803-809，1997．
69）関谷隆夫，根本芳広，吉松和彦ほか：流早産と頸管所見．産婦実際　45：1823-1830，1996．
70）関谷隆夫，深見武彦，吉松和彦ほか：子宮頸部の熟化．産婦実際　50：981-991，2001．
71）深見武彦，関谷隆夫，吉松和彦ほか：妊娠中期の子宮頸部超音波所見による切迫流早産の前方視的検討．産婦実際　49：101-108，2001．
72）佐久本薫，コレシ　ビルキッシュ，金澤浩二：既往・前回帝王切開例―子宮下部の観察．臨床婦産　52：498-504，1994．
73）関谷隆夫：前回帝切例への対応．New Epoch 産科外来診療（岡井　崇編），pp90-94，医学書院，東京，1999．

C. 産　褥　期

はじめに

　産褥とは，妊娠分娩に伴う性器や母体の生理的変化が後産娩出直後より非妊時の状態にまで回復する期間をさし，一般的に6週間とされている．産褥の異常は，母体の回復はもとより育児にも悪影響をおよぼすため，この間に異常が発生した場合には早期からの正確な診断と治療が必要となる．

1. 産褥超音波検査の時期と目的

　産褥期においては超音波検査によるスクリーニングの適応はなく，産褥早期においては胎盤遺残，それ以降では子宮復古不全が疑われた場合に随時行うことになる．目的は，産褥期でのいわゆる広義の子宮復古過程における主に子宮腔内の状態を把握することにある．

2. 超音波検査の実際

1）子宮復古不全

(1) 正常子宮復古とその不全

　妊娠子宮は分娩直後から収縮を開始し，形態的には産褥21〜30日で正常大に復古する．一方，機能的には産褥6週間前後で胎盤剥離面の子宮内膜が修復され，産褥3〜6ヵ月で月経が再開して妊娠前の状態へ回復する．臨床的には産褥1ヵ月で悪露が消失し，子宮が正常大となれば完全に子宮復古が行われたと判断してよい．しかし，①産褥早期に発生する弛緩出血をはじめ，②正常の産褥経過よりも子宮の復古が遅延し，子宮の収縮不良と悪露が長く続く場合や，③子宮内に悪露が滞留する場合を子宮復古不全という[1]．主たる原因は胎盤片や卵膜の遺残であるが，そのほか各種の難産後や子宮筋の過伸展などが挙げられる[2]．

(2) 復古不全の画像所見と臨床像

　本症の診断は，まず腟鏡診と内診で行うが，血性分泌物があるかまたは悪露が大量に滞留して子宮がある程度腫大していない限り見逃すことがある．こうした場合に超音波検査を行えば，子宮腔内の悪露の滞留や脱落膜遺残の診断をはじめ，治療法の選択にも有用である（図3-59）．

C. 産褥期

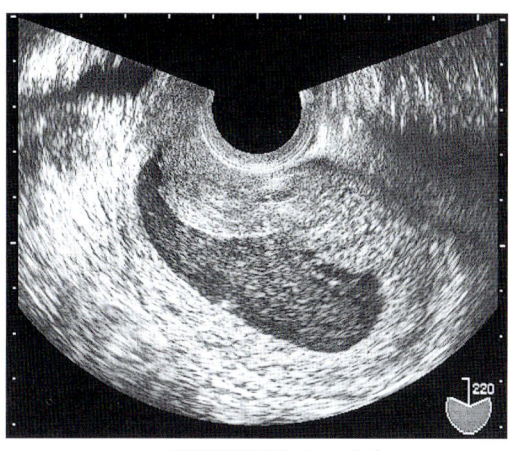

a. 悪露が貯留したタイプ

産褥40日目，軽度の下腹痛と性器出血を主訴に来院した．10日前の産褥1ヵ月健診時には悪露は消失していたとのことである．子宮腔は貯留した悪露のため拡張している．子宮腔内の不規則な高輝度領域は凝血塊と考えられる．頸管を軽く拡張し，子宮収縮剤を投与することで治癒した．

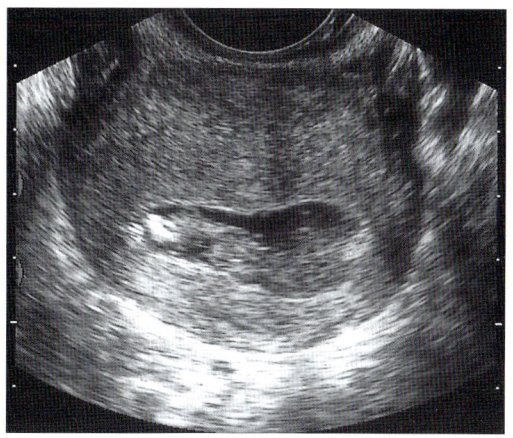

b. 脱落膜遺残を伴うタイプ

産褥35日目，産褥1カ月健診で来院した．現在も悪露が持続し，ときどき凝血塊も排出するとのことである．子宮腔は悪露が貯留して拡張しており，一部高輝度で不規則な形態をした茎を持つ浮遊物を認めた．外来で軽く掻爬したところ，少量の変性した脱落膜が排出され，6日後には悪露は消失し治癒した．

図3-59 子宮復古不全

ポイント　子宮復古不全が疑われたら，経腟走査法で見る

☆産褥1ヵ月健診時に子宮の圧痛，腫大，悪露の持続を認めたら，子宮復古不全を疑う．

☆比較的輝度の低い液体の貯留であれば，悪露の滞留であり，収縮剤を投与する．子宮口が閉鎖していれば，同時に頸管を拡張する．

☆高輝度で不規則な形態をとる充実部分があれば，卵膜遺残を疑ってまず収縮剤を投与することになるが，可能であれば軽く掻爬を行う．

2）癒着胎盤

(1) 癒着胎盤とは

　胎盤の絨毛組織が子宮筋層内に侵入し，胎盤の一部または全部が子宮壁に強く癒着して胎盤の剥離が困難なものをさし，絨毛はときに筋層から漿膜に達する場合もある．原因としては，内腔の炎症，腫瘍，手術などの子宮内操作が挙げられる．絨毛の侵入深度によって分類され，床脱落膜が欠如して絨毛が直接子宮筋層に付着するものを狭義の癒着胎盤(placenta accreta)，絨毛が筋層まで侵入するものを嵌入胎盤(placenta increta)，さらに漿膜まで及ぶものを穿通胎盤(placenta percreta)としている[3]．

(2) 癒着胎盤の画像所見

　本症は，胎盤剥離遅延による母体のQOLの低下や剥離後の大量出血をきたすリスクが高く，予後予測や治療法の選択を行うための正確な診断が望まれる．以下，癒着胎盤の超音波検査による参考所見を示すが，妊娠中の子宮筋層は正常でも薄く，前置胎盤など胎盤が子宮下部から頸管付近に付着する例を除いて特に分娩前からの診断精度は高いとはいえない．

　まず，妊娠中の正常位癒着胎盤の所見を示す．

a．超音波断層法
①胎盤母体面と筋層との間に存在する生理的な無〜低輝度領域を欠く．
②胎盤付着部の子宮筋層内に，不規則で高度に拡張した血管や絨毛間腔が存在する．
③胎盤付着部が膀胱後面である例では，膀胱粘膜下に至る拡張した血管像が存在する．

b．超音波ドプラ法
①通常の断層像でみられる不規則で高度に拡張した血管や絨毛間腔の血流像が，パワーまたはカラードプラ法で着色して観察される[4]．

　一方，分娩終了後に後産娩出しない場合にも本症を疑う．まず通常の断層法で観察するが，胎盤の大部分が遺残する例では，癒着の有無はもとより絨毛の侵入の程度による差を診断することが困難な場合もある．子宮壁が薄く嵌入胎盤を疑診したが，3時間後に自然娩出となり，実際には単純な付着胎盤と考えられ，単に断層像だけでは診断が困難であった症例を示す(図3-60)．しかし，

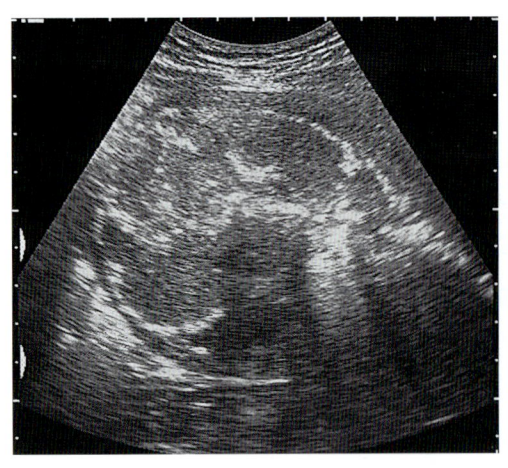

a．妊娠41週3日，陣痛誘発したところ経腟分娩に至った．分娩後20分を経過しても後産娩出に至らないため超音波検査を行った．胎盤は完全に子宮腔内に残留し，子宮壁も薄く癒着胎盤を疑った

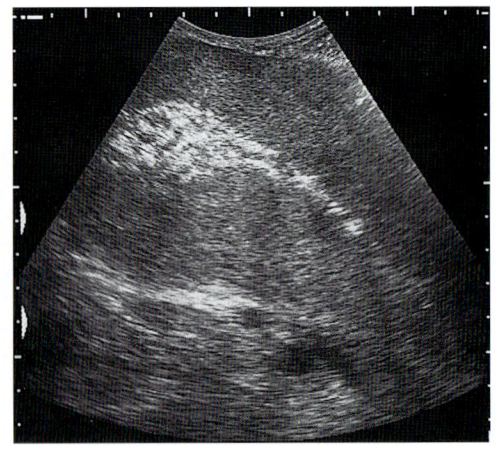

b．癒着胎盤を念頭に置き子宮収縮剤を投与しつつ管理方法を検討していたところ，分娩後3時間で自然娩出に至った．子宮収縮は良好で，子宮筋層の厚みも十分であり，いわゆる付着胎盤と考えられた．

図3-60　癒着胎盤を疑診したが自然に後産娩出した症例

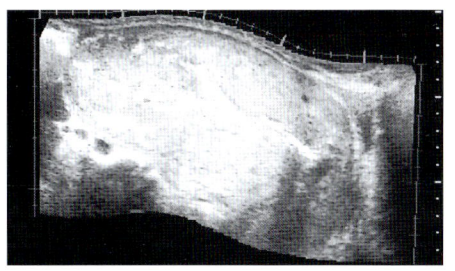

a．分娩後30分の子宮縦断面像（パノラマ表示法）

32歳の1回経産婦．妊娠39週0日，誘導無痛分娩を行った．分娩時間2時間12分で，3,066gの女児，AS 9点を得たが，分娩後30分を経過しても後産娩出に至らなかった．胎盤用手剝離を試みたが，子宮底近傍に索状の強固な癒着をみたため処置を中断し，超音波検査を行った際の画像である．子宮腔内に高輝度な胎盤像を認め，癒着胎盤と診断した．同時に行った超音波ドプラ検査で胎盤後面に活発な血流像をみたため，収縮剤投与のうえ経過観察とした．

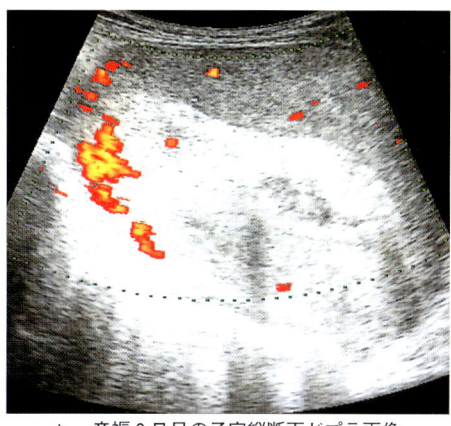

b．産褥8日目の子宮縦断面ドプラ画像

産褥7日目に10×5cmの胎盤塊を自然排出したが，いまだ残存胎盤後面には活発な血流像を認める．外科的治療はひかえ，MTX投与を勧めたが，患者の希望で経過観察とした．

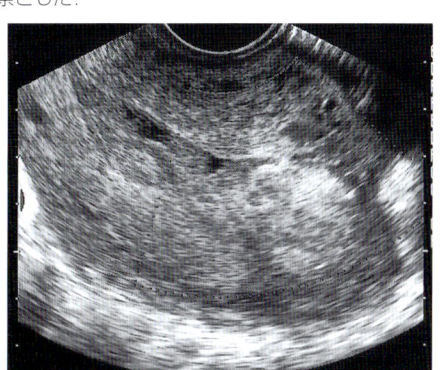

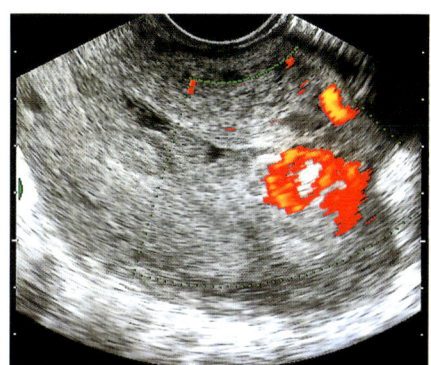

c．産褥22日目の子宮縦断面像

左のB mode画像で子宮腔内に高輝度な遺残胎盤を認め，子宮内容除去術を考慮した．しかし，右のドプラ画像で遺残胎盤と子宮筋層内に活発な血流像を認め，また性器出血もごく少量であったため，さらに経過観察した．

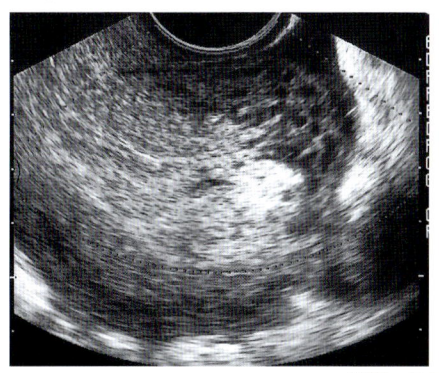

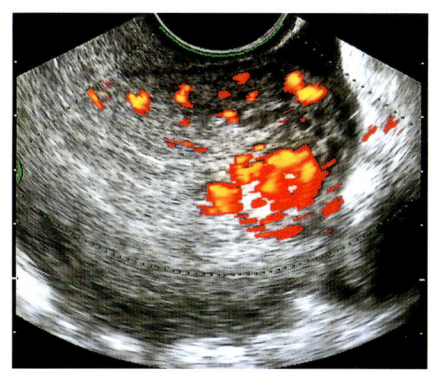

d．産褥46日目の子宮縦断面像

子宮内の状態は産褥22日目と変化がないため，EP合剤の経口投与にて消退出血を起こさせたところ，合計3コースの治療で子宮は正常に復古し，治癒に至った．

図3-61 癒着胎盤

ドプラ法を活用して遺残胎盤と子宮筋層の血流を観察すると，本症の診断およびその後のフォローに有用である．胎盤が遺残し，かつ筋層との間に活発な血流像が検出された場合には，出血や子宮損傷を招く恐れのある積極的な胎盤の摘除は避け，待期的な方法を選択するのも一つの手である（図3-61）．

> **ポイント** 癒着胎盤の診断にも活用する
>
> ☆分娩前からの癒着胎盤の画像診断は，所見がfalse positiveとなることがあり，なかなか難しいことを認識する．
> ☆通常のB mode法で嵌入および穿通胎盤例を観察すると，絨毛が子宮筋に侵入した筋層内血管像が無エコー領域として観察される．
> ☆超音波ドプラ法を用いると，絨毛が子宮筋に侵入することによる筋層内の渦巻くような血流像（tarbulent lacunar flow）が観察される．
> ☆分娩後に胎盤が剥離しない場合には，まず超音波検査を行い，胎盤後面から筋層に及ぶ活発な血流像が検出されれば，待期的に対処する．

3）子宮内反症
(1) 子宮内反症とは
本症は，子宮が内膜面を外方に反転した状態をいい，子宮底が陥没または下垂反転し，ときに子宮内壁が腟内または外陰に露出する病態であり，8,000〜10,000分娩に1例と非常に稀な疾患とされている．主に分娩第3期での臍帯の牽引，胎盤用手剥離などにより発生し，患者は下腹痛や大量出血によりショック状態に陥ることがある[5]．

(2) 子宮内反症の画像所見
本症は，分娩後急激な経過を辿り，肉眼および触診上での診断が容易であるため，超音波検査を行うまでもないが，一応実際の症例を示す（図3-62）．

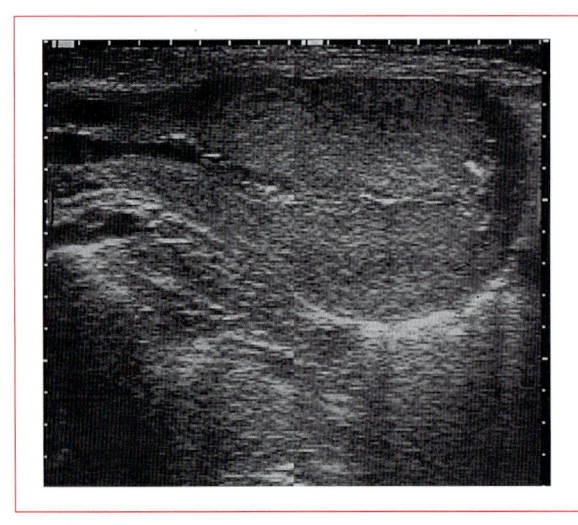

図3-62 子宮内反症
　妊娠40週2日，自然陣発後，正常分娩に至った．分娩後8分で後産娩出と同時に子宮内反症となった例である．向かって右が母体尾側である．子宮は完全に内反し，母体軸に対して逆転しているのがわかる．開腹手術を念頭に準備を進めつつ，NLA下に用手整復術を行ったところ子宮の反転に成功した．

ま と め

　産褥においても超音波検査は有用であり，早期では弛緩出血，癒着胎盤，その後は子宮復古不全の評価に活用できる．

■文　　　献■
1）日本産科婦人科学会編：産科婦人科用語解説集　第2版，pp80，金原出版，東京，1997．
2）荒木　勤編著：今日の治療「産褥の管理」，pp63-65，永井書店，大阪，1997．
3）日本産科婦人科学会編：産科婦人科用語解説集　第2版，pp193，金原出版，東京，1997．
4）竹田　省，木下勝之，馬場一憲：帝切創部の異常瘢痕肉芽および癒着胎盤と子宮筋層内血流．産婦実際　48：37-44，1999．
5）日本産科婦人科学会編：産科婦人科用語解説集　第2版，pp73-74，金原出版，東京，1997．

4 超音波検査に必要な基礎知識

1. 超音波検査って何？

1) 現代医療における超音波検査の位置づけ

　今世紀における医学の進歩はめざましく，基礎医学はもちろんのこと臨床医学にも大きな変革がみられた．とくに画像診断法の出現は，従来人間の感覚のみに頼って判断していた体内の状態を，客観的な視覚情報として捉えることで，臨床診断学を飛躍的に向上させた．そのなかでも超音波断層法は，工学技術の進歩と相俟って非侵襲的かつリアルタイムに生体の断層面を描出することを可能とし，さらに近年では超音波ドプラ技術を用いた血流計測や，立体的に画像を作像する三次元超音波法も行われるようになった．

　一方，婦人科領域においては，1980年代に高周波探触子の開発に伴う経腟走査法の普及により，骨盤内臓器の画像診断能が向上し，現在では内診とともに婦人科診療における基本的検査法となっている．もちろん，硬度や圧痛，可動性，臓器の位置関係の把握など微妙な所見の判断には，高度な内診技術の研鑽は必要不可欠であり，超音波診断技術とともに両者が婦人科診察の両輪であることに異論はない．今でも入局当時ご指導いただいた諸先輩の内診技術を思いだすと，あの指先には目がついているのかと思ったほどである．しかし，われわれ全員があのような名人芸を修得できるわけでなく，これに比べ超音波診断の出現によって腫瘤の内部構造の把握と定量を客観的に取得できるようになったのは特筆すべき点であろう．

2) 超音波断層法の作像原理と走査法

(1) 超音波画像の作像原理

　一言で述べると，①探触子から超音波ビームを生体組織内に射出して(送信)，②各組織から戻ってきた反射波を受取り(受信)，③その強弱に応じて光の明暗に変換して画像をつくるのである(表示)(図4-1)[1)2)]．

(2) われわれの使用するBモード法とは

　超音波ビームを送受信して画像表示する方式にはA，B，Mの各モードがあり，産婦人科領域では主にBモードが利用されている．これは，超音波の生体組織での反射強度を明るさ(Brightness)に変換して表現するため，頭文字をとってBモード法と呼ばれている[2)]．具体的には，経腹走査を行ううえで最も一般的な直線走査用配列電子探触子(リニア電子プローブ)や扇状走査用配列電

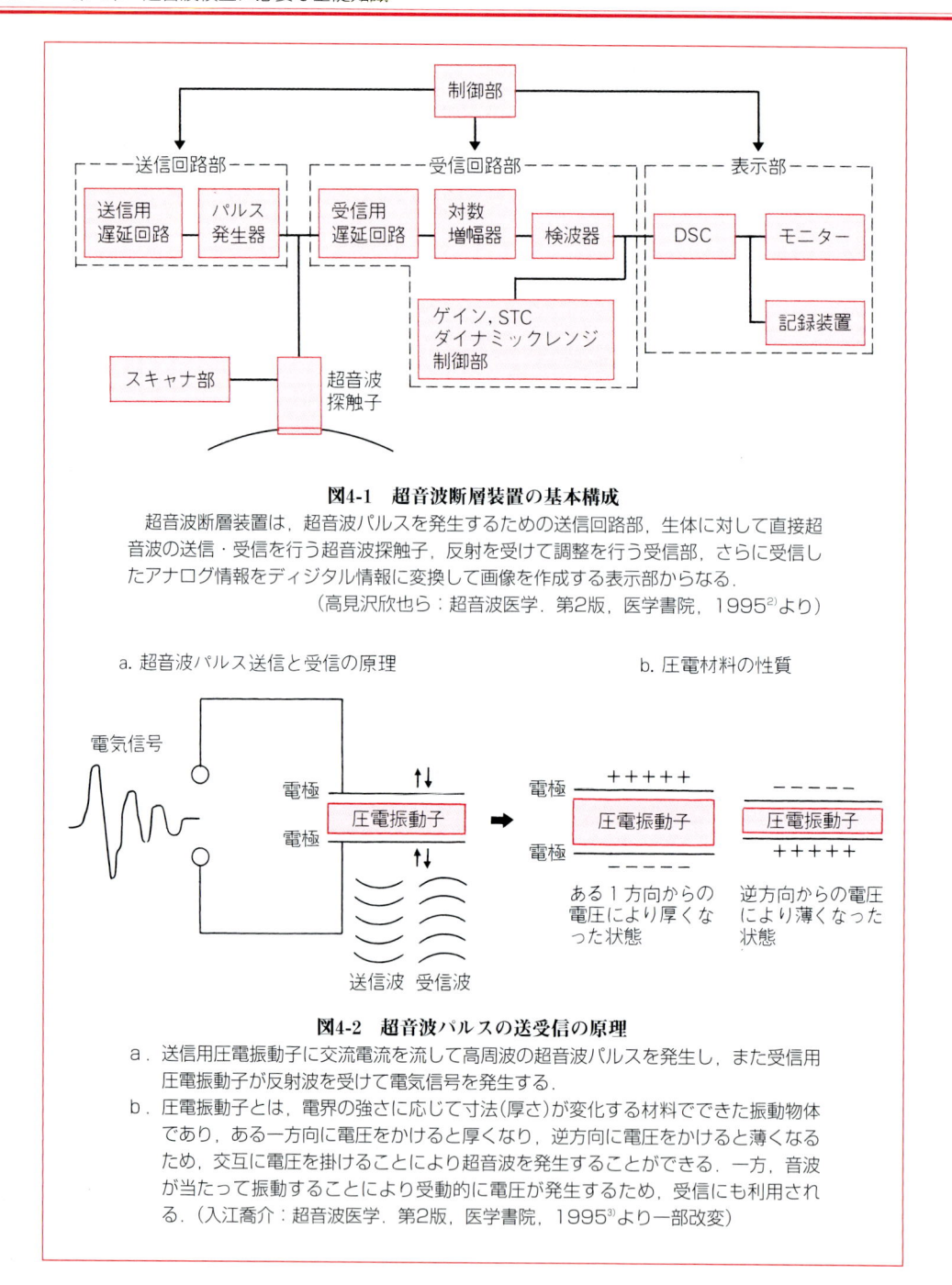

図4-1　超音波断層装置の基本構成

超音波断層装置は，超音波パルスを発生するための送信回路部，生体に対して直接超音波の送信・受信を行う超音波探触子，反射を受けて調整を行う受信部，さらに受信したアナログ情報をディジタル情報に変換して画像を作成する表示部からなる．
(高見沢欣也ら：超音波医学．第2版，医学書院，1995[2]より)

a. 超音波パルス送信と受信の原理　　　　b. 圧電材料の性質

図4-2　超音波パルスの送受信の原理

a．送信用圧電振動子に交流電流を流して高周波の超音波パルスを発生し，また受信用圧電振動子が反射波を受けて電気信号を発生する．
b．圧電振動子とは，電界の強さに応じて寸法(厚さ)が変化する材料でできた振動物体であり，ある一方向に電圧をかけると厚くなり，逆方向に電圧をかけると薄くなるため，交互に電圧を掛けることにより超音波を発生することができる．一方，音波が当たって振動することにより受動的に電圧が発生するため，受信にも利用される．(入江喬介：超音波医学．第2版，医学書院，1995[3]より一部改変)

子探触子(コンベックス電子プローブ)を例にすると，プローブ上に一列に並べた超音波振動子から次々と順に超音波の送受信を行い，その信号を輝度情報に変調して走査面としての二次元モニター上に画像化する方法である(図4-2)[3]．一方，経腟走査では，プローブを小型化し，かつ走査範囲を広げる必

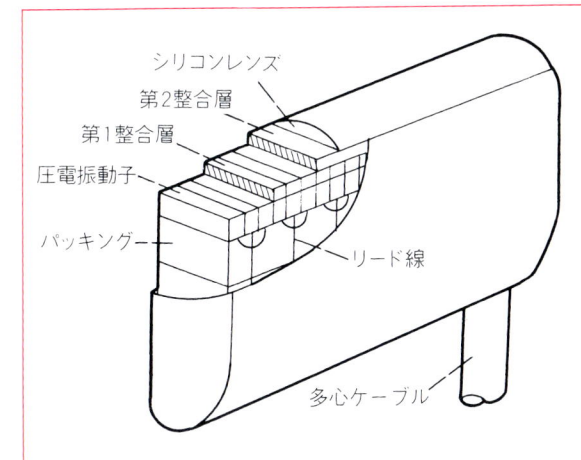

図4-3 直線走査用電子超音波探触子の構造

超音波探触子は，主に超音波の送受信を行う振動子と，振動子の自由振動を抑制して超音波のパルス幅を短くする整合層からなり，さらにその後方に整合層の効果を高めるバッキング，また前方には超音波ビームの幅を絞って指向性を高めるシリコンレンズが配置されている．
(入江喬介：超音波医学．第2版，医学書院，1995[3]より一部改変)

表4-1 B modeにおける走査方式と活用方法

	セクタ	リニア	コンベックス	ラジアル	アーク/(リニア)
走査方法					
	電子／機械	電子	電子	機械／電子	機械(低速)
診断領域	☆心臓 腹部 頭部 ★産科婦人科	産科・腹部 体表臓器 ★前立腺	☆産科・腹部 ★前立腺	★前立腺 ★消化管 ★血管内 ★婦人科	乳腺 甲状腺

(図中の破線は振動子の移動方向．実線は超音波の送受信方向を示す)
★：体腔内走査　☆：一部体腔内走査
(高見沢欣也ら：超音波医学．第2版，医学書院，1995[2]より一部改変)

要があり，機械式または電子式セクタプローブが用いられているが，原理はほぼ同様である(図4-3，表4-1)[1]．

(3) 超音波の分解能とは

現在の進化した超音波診断装置といえども，物体を再現性の高い画像として描出するには限界がある．たとえば，近接する2点の反射波をどの程度まで分離表示できるかが重要な技術であり，その能力を分解能(Resolution)という．これには，①超音波の進行方向と同一方向の距離分解能と，②垂直方向の方位分解能があり，探触子の周波数が高いほど分解能は向上するとされている．一般に婦人科領域で最も活用頻度の高い7.5MHzの経腟プローブの分解能は2mm程度で，それ以下の画像所見や計測値については正確性に欠けることを知っておく必要がある(図4-4)[1]．

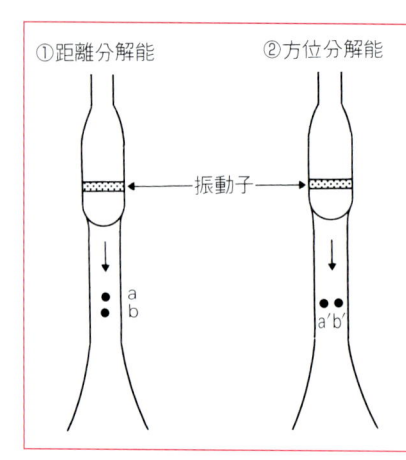

図4-4 超音波断層法の分解能

近接する，a，b(a'，b')の2点を別個の画像として鑑別できる描出力を超音波画像における分解能という．このa，b2点間の最短距離をその診断機器のもつ分解能として表示する．

①距離分解能 超音波の進行方向にならんで近接したa，b2点を鑑別できる最短距離
②方位分解能 超音波の進行方向に垂直にならんで近接するa'，b' 2点を鑑別できる最短距離

(石原楷輔：経腟エコーの基本と読み方．メジカルビュー社，1994[1]より一部改変)

ポイント　何でも超音波で見てみよう

☆超音波で見てはいけない症例はない．
☆内診したら次に超音波で所見の確認をしよう．
☆画像の分解能には限界があり，2mm 未満のものは曖昧であると認識する．

2. プローブを持って実際に見てみよう

1) 超音波走査法の選択と検査の進め方

(1) 走査法の選択

　経腹走査法は，膀胱を充満させて腹部を露出するのみで検査可能で，一般のスクリーニングとしては非常に有用な方法である．しかし，観察対象が小骨盤腔の臓器の場合は，経腹走査法で観察すると対象までの距離が遠いことや，腸管ガスや厚い腹壁が超音波を減衰させて画像の再現性が低くなる．このような障害を排除できる経腟走査法は画像の質が高く，現在では第一選択となりつつある．ただし，本走査法では，解像度の高い高周波探触子を用いるがゆえに鮮明な画像を作像できる範囲には限界があり(深度が7〜10cmまで)，観察対象の大きさが，これを超える場合には経腹走査法に切り換えるべきである[1]．

　一方，小児を含めて性経験のない女性や，社会的・心理的要因で経腟走査の困難な症例では経直腸走査法が有用で，経腟法とほぼ同じ画像が得られる．当然ながら，肛門から探触子を挿入するにあたり，患者の羞恥心や不安による抵抗が十分に考えられる．検者は，診断には本検査が重要であること，被検者の処女性を守ること，探触子は細く，痛みもほとんどないことを伝え諒解を得ることが重要である．

(2)超音波検査の進め方

　経腹法では，尿を貯めさせた被検者をベッドに仰臥位で寝かせ，検者が右利きの場合には被検者の右側に頭方を向いて座り，右手で探触子を走査する．

　一方，経腟法および経直腸法では，まず被検者に排尿させて膀胱を空虚にさせ，内診台で砕石位とする．探触子にはゼリーを塗布してコンドームをかぶせ，さらにその先端にもゼリーを塗布する．次に被検者にこれから経腟走査を行う旨を告げ，探触子をゆっくり腟内へ挿入し，任意の方向に移動・回転させて対象臓器を観察する．プローブの持ち方は検者の好みでよいが，筆者は，親指と人指し指，中指でかるくつまむようにして持って走査している．手のひら全体でわし摑みにすると微妙な走査が困難で，かえって手がふるえてしまう印象がある．また，微妙な走査の際には，肘を内診台の足受け台のバーや水受け台に固定するとよい．

　おおむね診断がついた段階で，できれば被検者にモニター画面を見せながら説明する．こうした説明は患者に対する絶大なる説得力となり，むしろ納得に基づく安心感は患者自身の医療行為に対する積極性を高め，インフォームド・コンセントを要する現代医療のニーズに合致する．

2）超音波画像表示方法

　日本超音波医学会超音波機器に関する委員会と日本産科婦人科学会ME問題委員会において，各走査法で得られる断層像の表示方法が提案されている[4]．

(1)体軸に対して横断面像を表示する場合（図4-5a）

　経腹法で，CTscanやMRI同様，仰臥位とした被検者の尾側から頭側をみた型で行う．すなわち，画面の上方を被検者の腹側，下方が背側，向かって左側が被検者の右側，向かって右側が被検者の左側とする．

(2)体軸に対して縦断面像を表示する場合（図4-5b）

　経腹・経腟法で用いられ，仰臥位とした被検者の右側から左側をみた形で行う．すなわち，画面の上方を被検者の腹側，下方が背側，向かって左側が被検者の頭側，向かって右側が尾側とする．

(3)前額断面像を表示する場合（図4-5c）

　被検者の腹側から背側をみた形で行う．すなわち，画面の上方が被検者の腹側，下方が背側，向かって左側が被検者の右側，向かって右側が被検者の左側となる．

　このように走査面ごとの画像表示法が勧告されており，これを順守するのが望ましい．しかし，経腟走査法の場合には得られる画像が縦断面像で90度，前額断面像で180度ずれて表示され，観察断面によりわざわざ画面の方向を変えるのはかえって混乱を招くため，ここではモニタ画面のまま示させていただく．

a．腹部横断面像（経腹走査法）

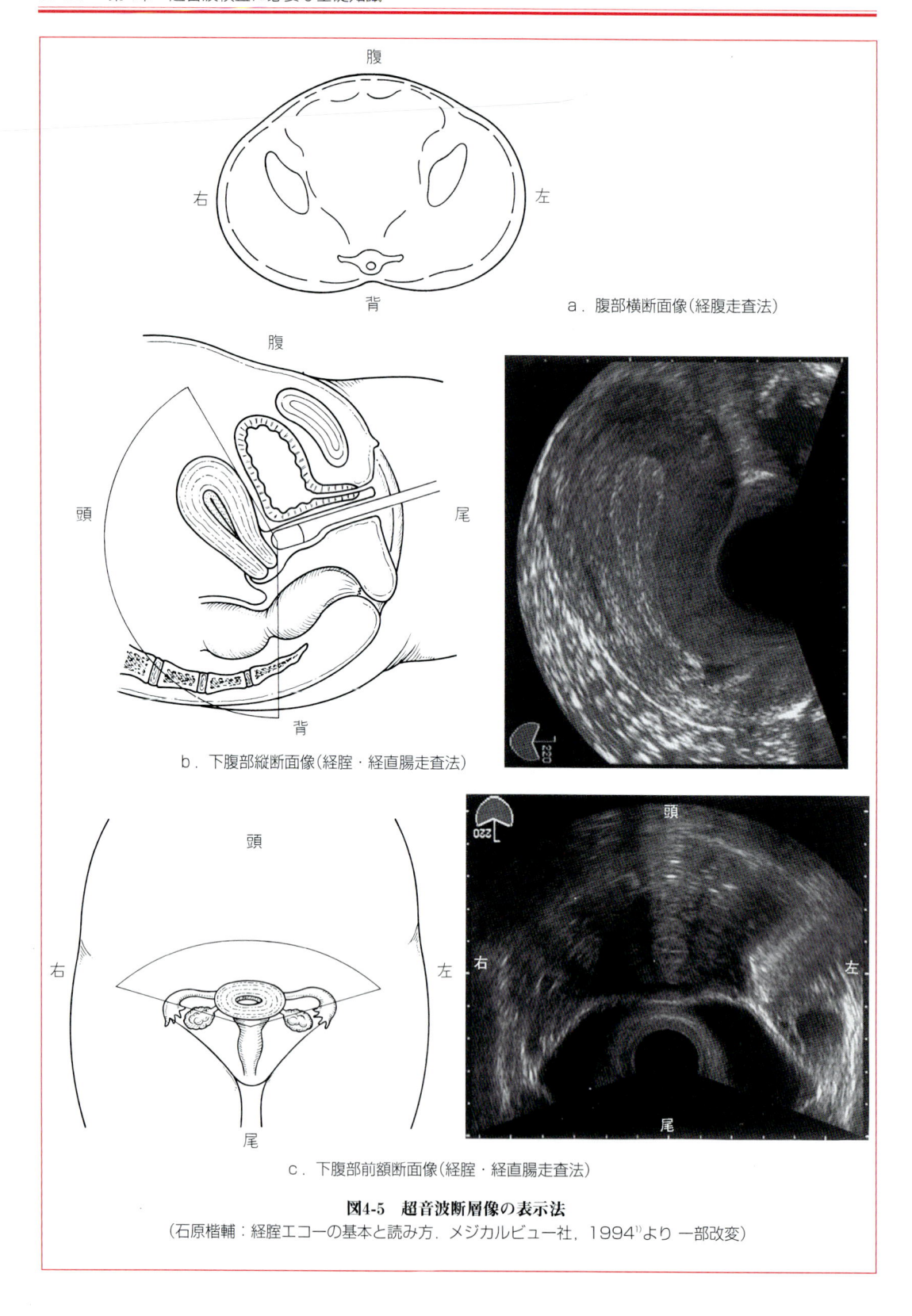

b．下腹部縦断面像（経腟・経直腸走査法）

c．下腹部前額断面像（経腟・経直腸走査法）

図4-5　超音波断層像の表示法
（石原楷輔：経腟エコーの基本と読み方．メジカルビュー社，1994[1]より 一部改変）

3）女性の骨盤腔内臓器の局所解剖と超音波画像

　超音波断層法を用いて骨盤内臓器の再現性の高い超音波画像を描写し，得られた画像を正確に読影するためには，各走査法ごとの超音波形態学に関する知識が必要となる．実際の画面上に写しだされた断層像がどのような臓器のどの断面かを理解し，その形態や位置に問題がないかを，解剖学的な基礎知識と照合しながら観察していくのが婦人科超音波診断の基本的姿勢である[1]．

　経腟走査法による正常女性骨盤内臓器の超音波解剖について解説する．

(1) 子　　宮

　探触子を腟腔内に挿入すると最初に描出されるのが子宮である．子宮の超音波画像は成書のシェーマとほぼ同じイメージで得られるため，識別は簡単である．一般に，前傾前屈の非妊子宮であれば探触子は前腟円蓋に，また後傾後屈では後腟円蓋にあることが多く，プローブを左右に操作するだけで中—高輝度の子宮を捉えることができる．次に前後左右に微調整を行い，中央部に存在する木の葉状の子宮内膜を見つけ，できれば頸管も含めた子宮全体の縦断像を描写するように心掛ける．一方，前傾後屈や後傾前屈子宮では，ときに子宮が折れ曲がったようになっており，全体像の観察が困難なこともあるが，探触子を子宮峡部近傍に軽く押しつけるように微調整すると，全体像を捉えることができる[5]．

　引き続き子宮全体を精査するため，そのまま左右にゆっくり探触子を走査し，筋層内およびその近傍の腫瘤や壁の肥厚の有無を確認し，さらに内膜の厚さや質，子宮腔全体の形態も詳細に観察する．体部内膜の厚さや質，頸管腔の状態は月経周期における卵巣ホルモン値により周期的に変化する（図4-6）[6)-8)]．

　一方，子宮内膜を詳細に観察すると，月経周期によって独特な蠕動運動が認められる．卵胞期では，内子宮口から子宮底に向かう律動的な運動として観察され，排卵前には1分間に3〜4回の頻度で発生する．排卵期になると運動は不規則になり，黄体期には消失する．こうした運動は子宮収縮に由来し，卵胞期では血中エストラジオール値の上昇とともに発生頻度が上昇し，排卵後血中プロゲステロン値の上昇に伴って消失することが確認されている．こうしたメカニズムは，排卵前期における精子の輸送と，排卵後の妊卵着床機構にとって実に合目的な運動と考えられる（図4-7）[9]．このように，性成熟期の子宮内膜はさまざまな変化をきたすが，閉経期以降は卵巣ホルモン値の低下とともに子宮内膜も萎縮し，菲薄化していく（図4-8）[10]．

(2) 卵　　巣

　卵巣の形状は楕円形で，その大きさは個体と月経周期により多少異なるが，自験例では長軸が34mm（range 26〜45mm），短軸が17mm（range 12〜20mm）であった．卵巣内には大小さまざまな発育卵胞が観察されるため，性成熟期の女性では本所見が卵巣の検出目標ともなる（図4-6）[5]．一方，閉経期以降は卵巣が萎縮し，正常女性であっても検出は困難となる．

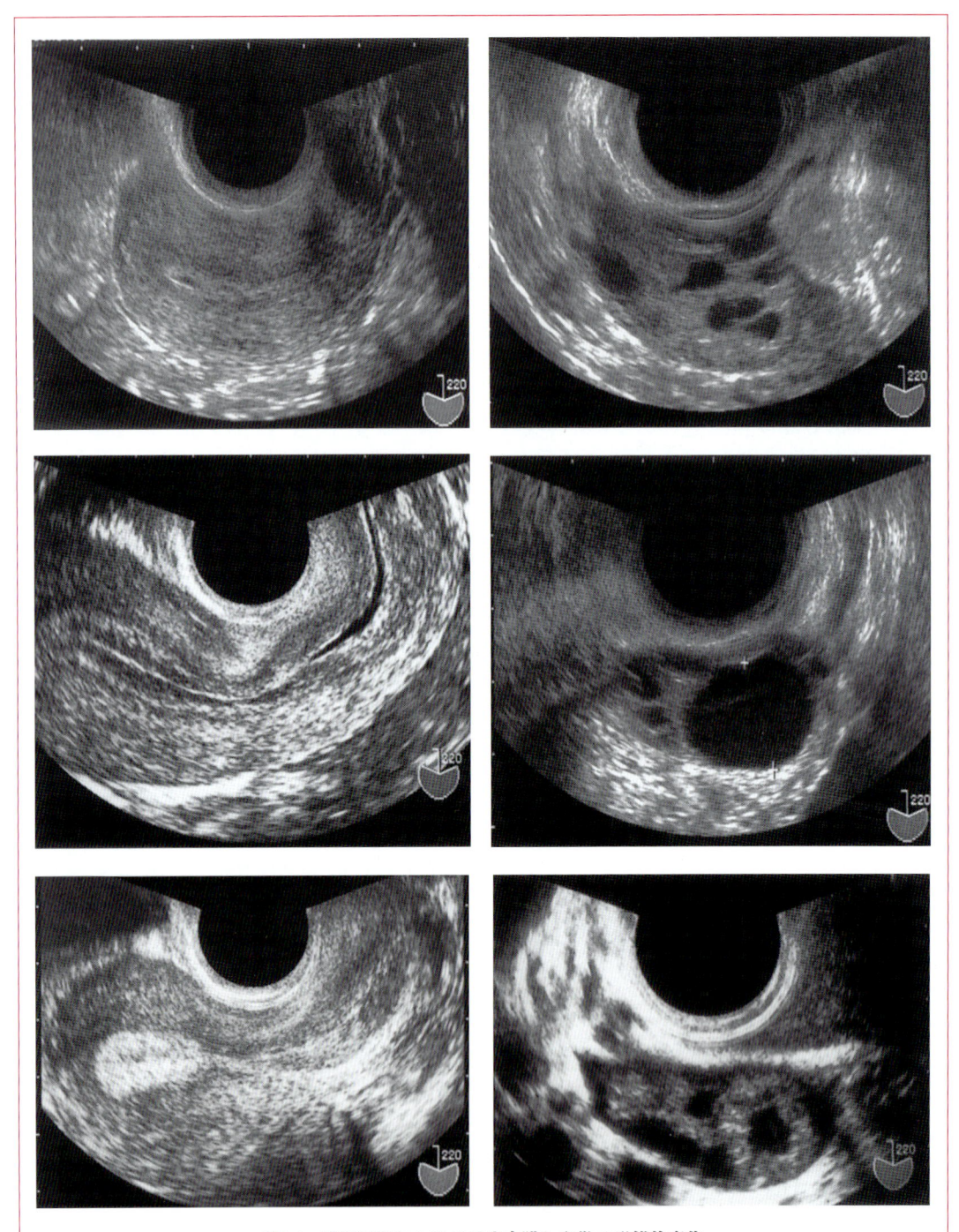

図4-6 排卵周期における子宮内膜と卵巣の形態的変化
上段図. 卵胞期初期：子宮内膜は薄く，卵巣内には小さい卵胞が観察される．
中段図. 排　卵　期：子宮内膜は肥厚し（11mm），機能層が低輝度で木の葉状となる．頸管腔には頸管
　　　　　　　　　粘液が貯留しているのがわかる．卵巣内では卵胞も発育し（15mm）排卵が近い．
下段図. 黄体期中期：子宮内膜は肥厚した状態で，均一に高輝度である．卵巣には黄体が観察される．

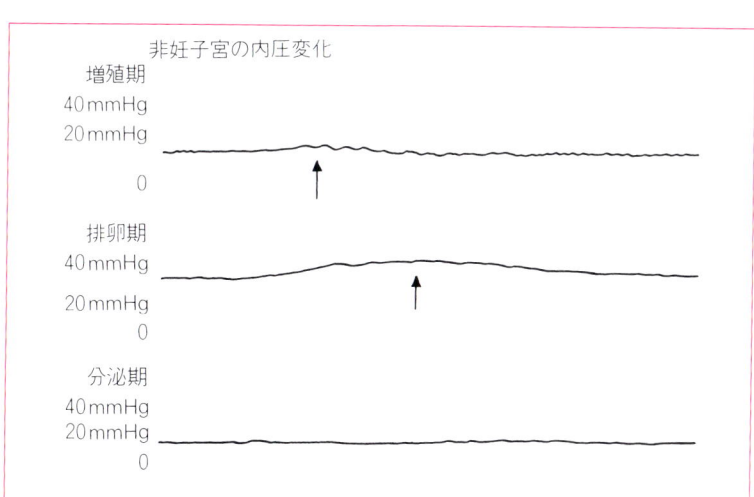

図4-7 排卵周期における子宮内圧の経時的変化

マイクロトランスデューサーを子宮腔内に設置して，子宮内圧を測定した内圧曲線図である．曲線が表記されている範囲はおよそ15〜20秒である．
上段は増殖期の内圧曲線で，小さな曲線が一つ（↑）認められ，圧が低く持続が短い収縮波である．

中段は排卵期の内圧曲線で，圧も高くおよそ10〜15秒間持続する子宮収縮（↑）である．超音波で観察される内膜運動と周期および持続時間が一致する．したがって，超音波で観察される内膜運動は子宮収縮による内膜の変化をとらえた画像と考えられる．

下段は分泌期の内圧曲線で，平坦であるこの時期には，内圧の変化はほとんど認められなくなり，子宮収縮が少なく，子宮は弛緩していることを示している．
（石原楷輔：経腟エコーの基本と読み方．メジカルビュー社，1994[1]より一部改変）

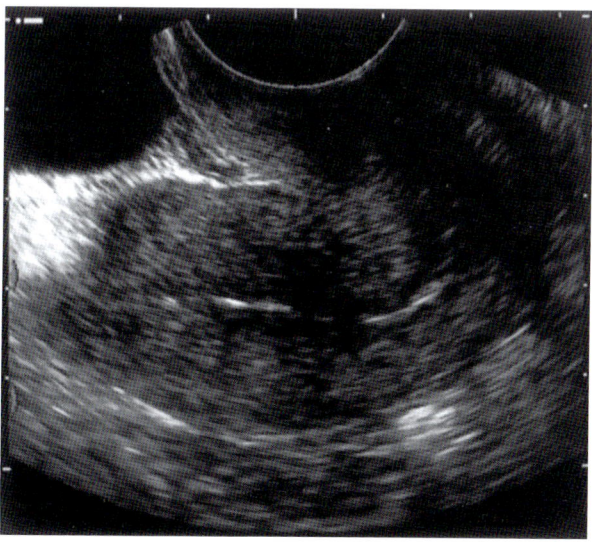

図4-8 閉経後の子宮
60歳，閉経後9年．子宮全体が縮小し，内膜も菲薄化して線状の高輝度エコーとして描写される．

(3) そ の 他

　卵管は通常の状態で観察することがほとんど不可能である．また，ダグラス窩には多くの場合腸管が存在し，少量の腹水または排卵後には卵胞液と出血を無エコー域として認める程度である．

> **ポイント**　*超音波検査を行うにあたって*
> ☆観察対象に適した走査法を選択しよう．
> ☆経腟走査ができない例では，経腟プローブを経直腸的に走査する．
> ☆プローブは親指と人指し指，中指で軽く摘むようにして持って走査すると良い．
> ☆可能な限り定められた画像表示方法を守って画像を撮ろう．
> ☆月経周期における内性器の周期的変化を知っておきたい．

3. モニター画面には何が表示されるか

　超音波断層装置のモニターには，当然のことながら超音波画像が映っているが，そのほかにも画像を作像する際の条件や設定が表示されている．知っておくと便利なので一例をあげて解説する(図4-9a～c)．

4. 良い画像を作像してデータに残すには

　正確な診断をするためには良い画像を撮ることが最も重要である．診断の根拠となる画像はプリントしてカルテに添付するか，デジタル情報として記録媒体に残す[1]．

1) 説得力のある画像を作像する

　画像診断を行ううえでの大前提は，誰が見てもわかる画像を描出することであり，学会発表の場においても同様のことが言えよう．こうした説得力のある画像を得るにはいくつかのポイントがあり，以下に述べる．

(1) 良い条件で観察する

　良い画像を得るには，検者および被検者にとって良い条件で検査する必要がある．

　a. 検 者 側
　①経腹走査法はもとより経腟法であっても，検者は椅子に座って観察する（単に観察するだけの場合や緊急の場合はその限りではない）．
　②診察台または椅子の高さを検者にとって望ましい位置に調節する．
　③断層装置は，操作盤面の全体に無理なく手が届く範囲に設置する．

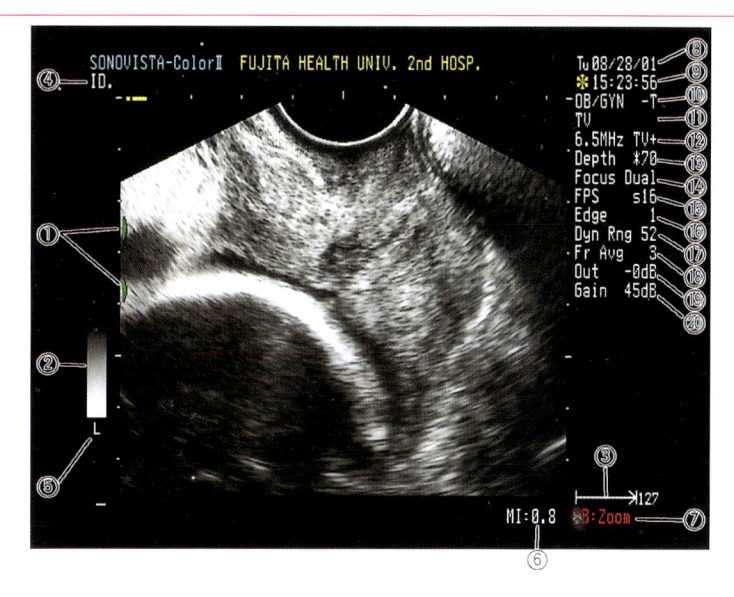

図4-9a　超音波診断装置のモニタ画面の見方（B mode 画面）

①フォーカスポイント：フォーカスポイントが設定されている深度をあらわしている．ここでは約26mmと37mmの2点にフォーカスが合わせてあることが示されている．
②グレイスケール：画像表示に利用されている色調の階調を示している．
③シネモードフレーム番号：装置内のシネメモリに連続して保存されている画面（フレーム）の番号．ここではフリーズまでに128枚の連続画像が記憶されており，そのうち127枚目の画像が表示されていることになる．
④ID（ID入力エリア）：患者さんのID番号が入力できる．
⑤L（ポストプロセス）：グレイスケールの階調のパターンで，あらかじめ装置内に記憶されており，設定を簡単に変更できる．
⑥MI（メカニカルインデックス）：発射した超音波パルスの縦波のうち，音圧が負の方向へかかる時に発生する陰圧が組織を引き裂くような作用をする．こうした超音波照射による組織への機能的損傷の程度を指数化したものである．MI＜1では損傷リスクが低い．
⑦TB：Zoom（トラックボールの機能）：Zoom −ズームで拡大した画像をトラックボールで移動できる．Cine −トラックボールを動かすとシネメモリ内の画像を連続的に表示できる．
⑧Tu 08/28/01（日付）：曜日　月／日／年
⑨＊15：23：56（フリーズ状態表示マークと時：分：秒）
⑩OB/GYN-T：キャリパーを用いた計測分野の設定の表示．ここでは産婦人科領域で，計測値は東大式に設定されていることを示している．
⑪TV：使用プローブごとの設定名で自由に変更できる．
⑫6.5MHz Tv+：プローブからの送信周波数とプローブの種類．
⑬Depth ＊70（診断視野深度）：70という数字はモニターに表示された深度を，プローブからの距離（mm）であらわしている．数字の前の＊はズーム機能を利用している場合に表示される．
⑭Focus Dual（フォーカスポイント）：フォーカスポイントの設定− single ＝1つ，dual ＝2つ，Quad ＝4つ．
⑮FPS s16（走査密度とフレームレート）：s16 とはstandard densityで17Fram/secということである．
⑯Edge 1（エッジエンハンス）：輝度が変化する部分を強調して，めりはりのある画像を表示するための，いわゆる輪郭強調のレベルの設定．通常はプリセットされている．
⑰Dyn Rng 52（ダイナミックレンジ）：得られた超音波信号の階調に差がつくように調節するダイナミックレンジの程度．間接的にはコントラストを反映する．本機では35〜66dB まで調節可能．
⑱Fr Avg 3（フレーム相関）：連続してモニタ上に表示される超音波画像に残像効果を持たせることによって，ノイズを減少させて滑らかでより鮮明な画像を得ようとする機能のレベル．
⑲Out - 0dB：プローブからの超音波ビームの送信出力．
⑳Gain 45dB（ゲイン）：得られた超音波信号の階調を全体に上昇させるように調節するゲインの程度．間接的にブライトネスを反映する．本機では15〜45dB まで調節可能．

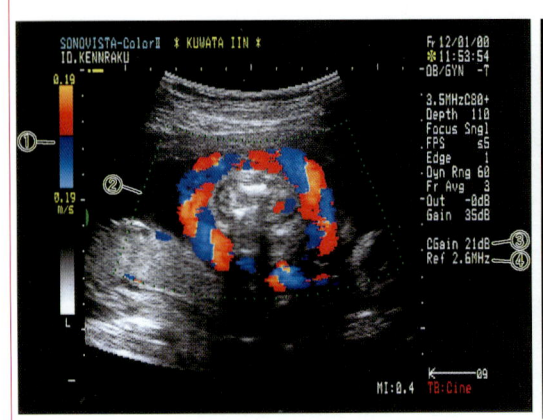

図4-9b　超音波診断装置のモニタ画面の見方
（Color doppler mode 画面）

① カラーフロースケール：カラードプラ画面のカラー表示の階調を示し，それぞれプローブ方向と逆方向の流速が表示されている．
② ROI/Resion of Interest：カラードプラ信号を表示する領域（緑の点線で囲まれた部分），トラックボールを操作することにより大きさや位置を指定できる．
③ C Gain 21dB（カラーフローモード受信感度）：カラードプラ画面においてカラードプラ受信記号の強弱の設定である．設定値を上げると弱い信号も表示されるようになるが，上げすぎるとノイズが多くなる．
④ Ref 2.6MHz（ダウンシフトドプラ周波数）：本画面のB mode画像は3.5MHzの周波数で超音波を送受信して作像している．しかし，この周波数でカラードプラ画像を得ようとすると周波数が高すぎて，とくに深い部分のカラーの感度が低下して良好な画像が得られない．そこで，カラードプラのための信号の送受信のみ低い周波数を使用して均一なカラー感度を得ようとする工夫がされており，この周波数をダウンシフトドプラ周波数という．

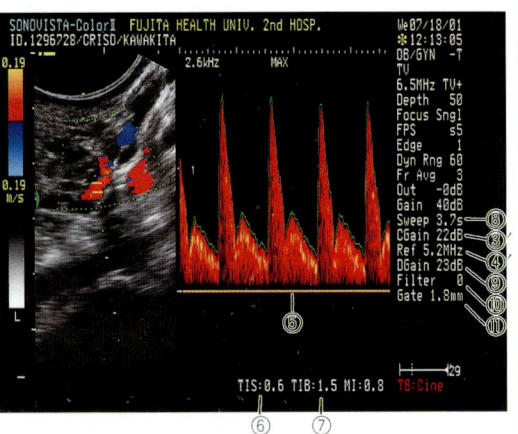

図4-9c　超音波診断装置のモニタ画面の見方
（Color および pulse doppler mode 画面）

⑤ ドプラゲートマーカー：ドプラ信号を受信する位置と幅を示すマーカー．
⑥ TIS/Thermal Index of Soft Tissue（軟部組織に対する温度上昇指数）：超音波を軟部組織に照射した際に発生する温度上昇との関係を指数化したものである．
⑦ TIB/Thermal Index of Bone（骨に対する温度上昇指数）：超音波を骨に照射した際の音響パワーと温度上昇との関係を指数化したものである．
⑧ Sweep 3.7s（ドプラ波形掃引速度）：パルスドプラ画面の1画面分を掃引する時間．画面上方の目盛りは最小0.1秒で区切ってある．
⑨ DGain 20dB：パルスドプラ画面においてパルスドプラ受信信号の強弱の設定が示されている．設定値を上げると弱い信号も表示されるが，上げすぎるとノイズが多くなる．
⑩ Filter 0：不要なドプラ信号をカットするフィルタの設定を示す．
⑪ Gate 2.4mm：ドプラ信号を受信する部分の幅の設定．ここでは2.4mmとしてある．

④経腟法では，一定の走査断面を詳細に観察する場合やフリーズボタンを押す際には，プローブを持つ手が震えないように足台や水受け台などに肘を固定する．

b．被検者側
①内診同様，被検者にとって無理のない姿勢をとらせる．
②プローブを挿入する際には，その旨を被検者に伝えて緊張させないように努める（よく「超音波の機械が・・・」との説明を聞くが，いわゆる素人である被検者にとって機械というのは冷たくて硬くて角ばっている印象があり，筆者

は「ちょっと超音波で腟の方から見てみますが，痛くありませんからね」程度の説明にとどめている）．

③余裕があればモニターを見せて簡単に説明する．

(2) 適した走査法と周波数を選択する

a．走査法

観察対象が小骨盤腔内に留まる場合は，原則的に経腟走査法が望ましく，経腹法に比して画像も鮮明である．一方，観察対象が小骨盤腔を超えるか骨盤内全体を観察したい場合，また超音波減衰が強くて経腟法では良好な画像が得られない場合には経腹法を選択する．

b．周波数

経腟法では，装置によって4～7.5MHzまで2～3段階に切り替えが可能であり，観察対象によって最も良い画像が得られる周波数を選択する．周波数が高いほど近距離解像度が向上して詳細な画像が得られるが，超音波減衰が強い対象物の場合は，必要に応じて周波数を下げて観察する．

一方，経腹法ではほぼ2.5～3.5MHzに固定されており，選択の余地がないことが多い．

(3) 画像を調整する

画像の調整は，説得力のある画像を作像する重要な作業の一つである．もし検者本人には理解された所見であっても，真っ黒な暗闇の中に観察対象が薄く写っていたり，真っ白な雪景色のような画像では，診断自体の信憑性が疑わしくなる．

a．モニター画面

テレビ同様にコントラスト（対比／画像の白黒の差）とブライトネス（輝度／画像全体の明るさ）の調節が可能であるが，装置設置時にあらかじめ室内の明るさや検者の好みによって設定し，原則的に個々の患者で変更することはしない．また，表示された画像とプリントされた画像が合致するようにプリンターも調整しておく．

b．装置本体

①ダイナミックレンジ（コントラストと類似した機能）

得られた超音波信号の階調に差がつくように調節するつまみである．

画面上では輝度の差を際立たせてはっきりさせることができる．

②ゲイン（ブライトネスと類似した機能）

得られた超音波信号の階調を全体に上昇させるように調節するつまみである．

画面上では全体を明るくすることができる．

③ STC(Sensitivity Time Control)/TGC(Time gain Conpensation)/DGC (Depth gain control)

いくつかの呼称があるが，断層像の深さ（プローブからの距離）によってゲインを変える調節つまみである．

プローブから離れた部分の信号を段階的に増幅して均一な画像にする．
　④フォーカスポイント
　電子スキャン方式の装置で，画像のピントを合わせる調節つまみである．観察したい部分に焦点を合わせると鮮明な画像が得られる．現在の装置では，複数のフォーカスを設定して全体的に画像を向上させる機能も用意されている．

(4)観察対象の理想的な表示を行う
　観察対象である臓器または目標となる病変部が，走査画面中央部になるべく大きく表示されるように走査断面と画像サイズを調節する．画像の質や明るさ，表示方向などは前述の通りである．

2）画像をファイリングする
　作像した画像は，プリンターで打ち出してカルテに添付するが，画像が劣化するため，できればデジタルデータなどに残したい．

(1)VTR
　静止画のみならずテープが続く限り動画も保存できる．家庭用のVHSやS-VHSビデオでも保存可能であるが，あとで静止画像をプリントアウトしようとしても画像のqualityが低く，少なくとも学会や原稿用の写真には使えない．できればDV(Digital Video)を利用して輝度情報をデジタルデータとして保存しておくのが良い．

(2)MO
　画像を簡単にデジタルデータとして保存でき，メモリの容量も充分大きいため，現在最も一般的な方法とされている．一度診断装置に接続してしまえば保存と再生が可能で，必要な時に画像情報を引き出すことができる．

(3)そ の 他
　CD‐R，Zip，DVDRAMなどが読み書き可能な記録装置をとして利用できる．

ポイント　　高い画質で観察し，説得力のある画像を撮ろう

☆高い画質を得るためには，環境/走査法/周波数/画像の調節が不可欠である．
☆観察対象はモニター画面中央に大きく表示する．
☆よく見えないときには，プローブカバー内の気泡混入などの原因を除外したのち，プローブを観察対象に押し付けたり引いたりしてみる（プローブの押し引きは圧痛の評価にも有用である）．
☆画像をフリーズするときには，プローブを持つ手を固定する．
☆撮った画像は，MOディスクなどの劣化しないデジタルデータとして残そう．

5．音の特性にだまされるな

1）超音波画像における虚像（artifact）とは何か

　直進することを前提とした超音波の反射波の強弱から構成される画像は，生体内臓器の状態を正確に表現すると考えられがちである．しかし，実際の超音波は屈折・散乱・減衰・吸収を繰り返し，その影響で探触子上のある部分から射出されたビームが異なる部位に戻って来たり，また全く戻ってこなかったりする．本検査を行ううえでは，こうした超音波特有の虚像に注意して読影する必要がある[1)-3)]．

2）虚像の実際

(1)音響陰影（acoustic shadow）

　強い反射波が発生する部位や，歯牙や骨のように超音波が強く減衰/吸収する臓器では，その後方には音波が届かず，画像上では線状に黒く伸びる無エコー領域が生ずる（図4-10a）．

(2)音響増強（acoustic enhancement）

　水分の多い組織を通過する超音波は，周囲の組織より減衰が少なく，その後方では強い超音波が通過する．したがって，画像上この部分では帯状の高輝度領域が出現する（図4-10b）．

(3)外側陰影（lateral shadow）

　腫瘤などの側面では超音波が後方に届かず，その接線より後方に線状に黒く伸びる無エコー領域が生ずる（図4-10c）．

(4)多重反射（multiple echo）

　超音波の進行方向に，囊胞壁などの垂直な反射面がある場合には，探触子と反射面の間で何度も反射を繰り返し，その距離の倍数の間隔で複数の高輝度エコーが現れる（図4-10d）．

(5)サイドローブによる虚像

　探触子から発信される超音波ビームはほぼ直線的に進行するように設定されているが（メインローブ），一部のビームは斜めに発信される（サイドローブ）．この斜めに発信したビームが，異なった位置に存在する物体で反射して戻り，直進して戻ってきたメインローブの反射波と同時に受信されると，実際に物体が存在しない画面上の位置に線状の高輝度エコーが描写される．

(6)スペックルパターン

　超音波の進行方向に多数の超音波反射体（小気泡，血球，羊水の浮遊物など）が断層像の分解能以下の距離で存在する場合には，断層像としては描写できないが，この微小物質によって超音波が散乱し，細かい高または低輝度の斑点状エコーとして現れる．実際の粒子の位置とは対応しない虚像であるが，逆に微

a. 音響陰影　　　　　　　　　　　　b. 音響増強

c. 外側陰影　　　　　　　　　d. 多重反射(＊)とスペックルパターン(＊＊)

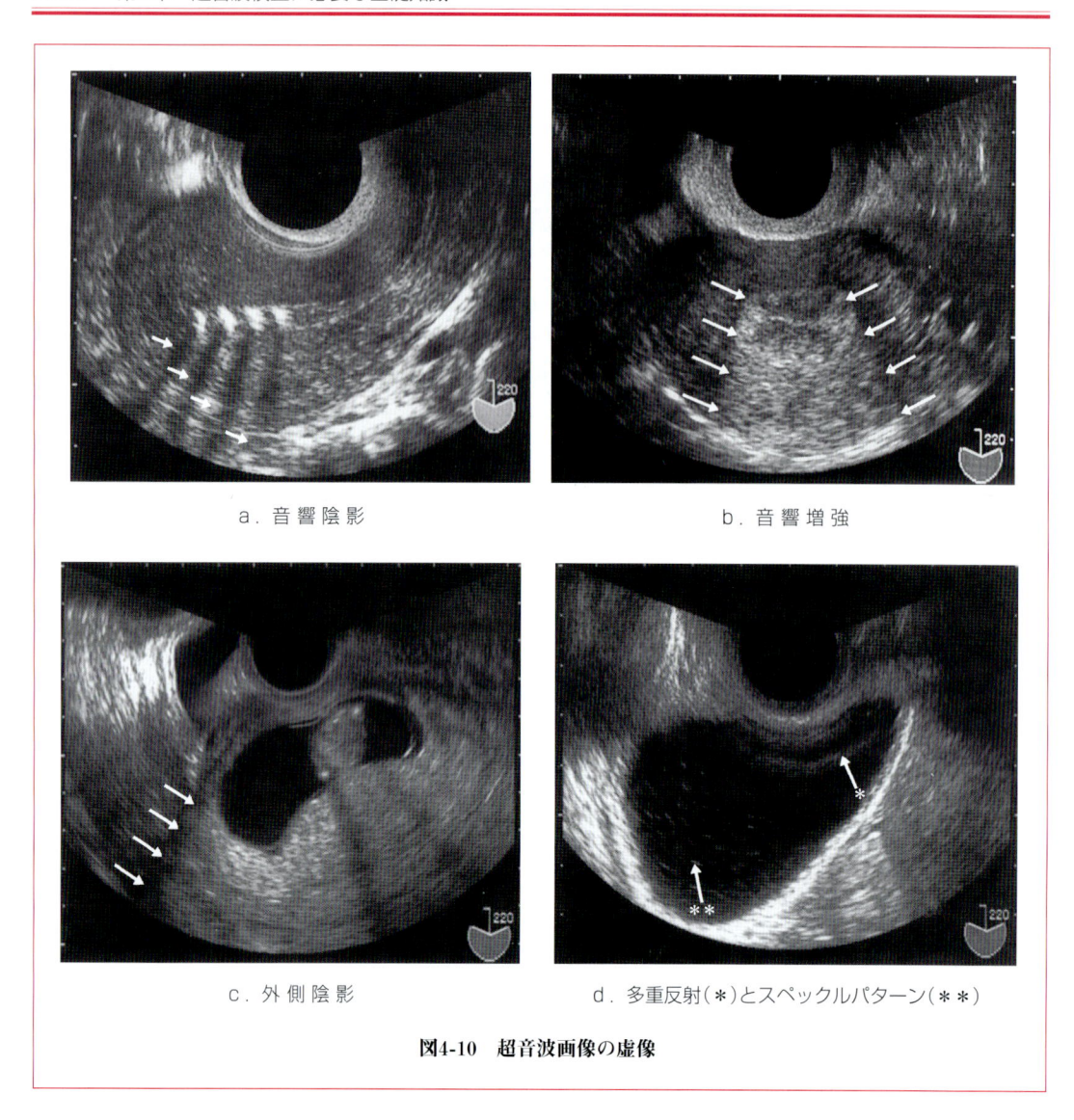

図4-10　超音波画像の虚像

小散乱体が含まれるという質的判断が可能となる(図4-10d).

6. 超音波検査は安全か

　産婦人科領域では女性の生殖腺や胎児を診断対象とするため，超音波診断の生体に対する安全性について知っておく必要がある．
　従来より超音波の生体作用については，染色体・細胞・小動物胎仔・着床前胚に関する実験的検討や疫学的検討が行われており，通常の診断的超音波照射ではほとんど影響がないとされている．本邦では，日本超音波医学会が1984年に超音波生体作用を示す超音波の最小値についての見解を示し，連続超音波で

は約 1 W/cm^2,パルス超音波では SPTA 240W/cm^2 が生体作用を示す域値であると報告した[11].また,日本産科婦人科学会 ME 問題委員会でも,医学的適応に基づく超音波診断の限りでは,なんら制約を設ける必要はないと発表した[12].しかし,近年普及したドプラ超音波検査では超音波照射量が多く,組織の温度上昇を避けるためにも,医師自身の判断に基づいて検査時間を短くするよう努めるべきであろう[5].

■文　　献■
1) 石原楷輔:経腟エコーの基本と読み方.pp1-19,メジカルビュー社,東京,1994.
2) 高見沢欣也,奥島基良,河西千広:超音波医学.第 2 版,日本超音波医学会編,pp13-28,医学書院,東京,1995.
3) 入江喬介:超音波医学.第 2 版,日本超音波医学会編,pp10-12,医学書院,東京,1995.
4) 日本産科婦人科学会 ME 問題委員会報告:日産婦誌 40:697-698,1988.
5) 石原楷輔:経腟エコーの基本と読み方.pp21-42,メジカルビュー社,東京,1994.
6) Fleischer AC et al : Sonographic detection of the endometrium during normal cycle. Ultrasound in Med Biol 12:271, 1986.
7) 大池澄孝,石原楷輔,菊池三郎:性周期における子宮内膜の経日的観察.日超医講論集 50:5-6,1987.
8) 関谷隆夫:機能性不妊と子宮内膜の超音波断層像との関連についての検討.日産婦誌 44:867-874,1992.
9) 大池澄孝,石原楷輔,菊池三郎:子宮内膜運動と卵巣ホルモン動態および子宮収縮との関連性についての検討.日産婦誌 42:1-7,1987.
10) 小田部徹,関谷隆夫,石原楷輔:出血時における閉経期子宮の超音波学的考察.日産婦神奈川地方部会誌 35:120-122,1999.
11) 日本超音波医学会:診断用超音波の安全性に関する見解.超音波医学 11:41,1984.
12) 日本産科婦人科学会 ME 問題委員会報告:日産婦誌 38:1011-1012,1986.

索 引

欧文索引

A AC 172
acoustic enhancement 251
acoustic shadow 37, 251
acrania 157
AFI 217
amniotic fluid index 217
anencephaly 157
aortic arch view 182
APTD 172
ariasing 15
artifact 251
AS 184

B Bモード 237, 247
blood redistribution 175
blood sparering effect 175
BPD 172

C C Gain 246
CCAM 183, 186
CDH 183, 186
Chari奇形 157
CHD 181
cinememory法 27
clear cell carcinoma 76
COA 184
color flash artifact 15
congenital cystic adenomatoid malformation 186
congenital diaphragmatic hernia 186
congenital esophageal atresia 186
congenital heart disease 181
contrast sonography 1
cranioschisis 157
cranium bifidum 157
CTAR 183
cystadenofibroma 72
cystic hygroma 158

D D Gain 248
Dandy-Walker syndrome 158
dermoid cyst 69
DGC 249

DORV 184
dynamic change 221
dysgerminoma 76

E Ebstein奇形 183
ectopia cordis 186
ejection fraction 185
empty follicle syndrome 103
encephalocele 160
encephalomeningocele 160
encephalomeningocystcele 160
endometrial cyst 71
endometrioid adenocarcinoma 76

F Filter 248
FL 172
four chamber view 181
fractional shortning 185
FTA 172

G Gate 248
gestational sac 133
GnRH agonist 43
granulosa cell tumor 78

H hemorrhagic ovarian cyst 67
HOC 67
holoprosencephaly 157
hydroanencephaly 157
hypoechoic artifact 15

I IAA 184
intrauterine devices 116
IUD 116, 117
　位置異常 117
　異常 120
IUGR 172
　タイプ別分類 172

J Jaffeの分類 206
K Kruckenburg tumor 81
L lacunar space 206
lateral cervical cyst 158
lateral shadow 251
long axis view 182
LS 186

LUF 65, 103
lung sequestration 186
LV out-flow view 181
LVW/HW 178

M mature teratoma with secondary malignant change 78
meningocele 160, 163
meningomyelocele 163
midline cervical cyst 158
mirror image 15
mucinous cystadenocarcinoma 76
mucinous cystadenoma 72
multiplaner imaging 27
multiple echo 251
myelocele 163
myelocystocele 163
myeloschisis 163

N nuchal thickning 158
nuchal translucency 158, 163

O OHSS 104
over lapping finger 197

P paraovarian cyst 69
PCOS 103
peak time 19, 175
perivascular color artifact 15
persistent folicle 68
placenta accreta 231
placenta increta 231
placenta percreta 231
PLI 186
polycystic kidney 194
preload index 186
PS 184
pseudo nuchal translucency 158
pseudomixoma peritonei 81
pulsatility index(PI) 16, 175

R RA in-flow view 182
rachischisis 157
reflexa placenta 201

renal agenesis　194
renal aplasia　194
renal dysplasia　194
renal hypoplasia　194
resistant index(RI)　16, 175
rocking chair foot　197
ROI/Resion of interest　248
RV out-flow view　181

S　S/D ratio　19, 175
S(sponge like)所見　206
serous cystadenocarcinoma　76
SHG　1, 55, 92
　問題点　10
　利点　10
SHGキット　3

short axis view　182
sono-HSG　113
sonoembriology　137
sonohysterography　1, 55, 92
sonohysterography下3次元画像　31
sonohysterosalpingography　113
spina bifida　157
STC　236, 249
Sweep　248

T　TAPVC　184
TCD　172, 183
TCR　92, 95
teratoma　158

TGA　184
TGC　249
3D-SHG　31
TIB/Thermal Index of Bone　248
TIS/Thermal index of Soft Tissue　248
trisomy　158
TTD　172
turbulent blood　205
twinkling artifact　15

V　vaginal birth after cesarian section　225
vanishing twin　150
VBAC　225
Vmax　185

和文索引

い
陰嚢水腫　194

う
右室流出路断面　181
右心系狭窄疾患　183
右房流入路断面　182

え
エタノール固定術　107
エッジエンハンス　247

お
横隔膜ヘルニア　183
黄体機能不全　106
黄体嚢胞　167
黄体化非破裂卵胞　65, 102
折り返し現象　15
音響陰影　37, 251
音響増強　251
音響レンズ　29

か
外側陰影　251
解剖学的内子宮口　149
拡張期末期血流速度　18
駆け込み療法　43
下行大動脈最高血流速度　185
カラードプラ法　14
カラーフロースケール　248

カラーフローモード受信感度　246
顆粒膜細胞腫　78
間質部妊娠　146
嵌入胎盤　231
巻絡　213

き
奇形腫　158
機能性嚢胞　67
急性腹症　67
局所収縮　201, 221
虚像　14, 251
　ariasing　15
　color flash artifact　15
　hypoechoic artifact　15
　mirror image　15
　perivascular color artifact　15
　twinkling artifact　15
　折り返し現象　15
　音響陰影　251
　音響増強　251
　外側陰影　251
　サイドローブ　251
　スペックルパターン　251
　多重反射　251
　ミラーイメージ　15
　メインローブ　251
距離分解能　239
筋層内浸潤　47
筋層内筋腫　59
筋層内－粘膜下筋腫　96

く
空／回腸閉鎖　188
グレイスケール　247

け
頸管熟化不全　221
頸管妊娠　146
頸管縫縮術　221
頸管無力症　221
頸管流産　146
頸管腺領域像の消失　221
頸管長の短縮　219
経腟走査法　240, 246
　限界　1
経直腸走査法　240
頸部透明帯　158
経腹走査法　240, 246
稽留流産　147
ゲイン　236, 247, 249
月経期子宮内膜掻爬術　91
血流インデックス　174, 175
血流再分配　175

こ
枯死卵　147
骨／軟骨異形成　197
児頭大横径　172
混合型内膜像　57, 91
コントラスト　247, 249

さ

サーフェスレンダリング　27
再構築法　27
臍帯　210
　　過捻転　215
　　巻絡　213, 214
　　真結節　215
臍帯下垂　211
臍帯血流　175
　　臍帯動脈血流インデックス　175
臍帯動脈　175
　　単一臍帯動脈　212
最大ドプラシフト周波数　19
臍帯ヘルニア　189
臍帯辺縁付着　212
サイドローブ　251
鎖肛　188
左室低形成　183
左室流出路断面　181
左心系狭窄疾患　183
3次元画像
　　cinememory法　27
　　multiple imaging　27
　　音響レンズ　29
　　サーフェスレンダリング法　27
　　再構築法　27
　　フィールドデータ　27
　　ボクセル　27
　　ボリュームレンダリング法　27
　　リアルタイムビームトレーシング法　27
3次元超音波検査　24
　　意義　24
　　種類　25
　　方法　25

し

子宮　243
　　悪性腫瘍　45
　　間質部妊娠　146
　　局所収縮　201, 221
　　筋層内筋腫　59
　　筋層内浸潤　47
　　筋層内-粘膜下筋腫　96
　　混合型内膜像　57, 91
　　絨毛癌　53
　　絨毛性疾患　53, 54, 166
　　絨毛膜下血腫　201
　　侵入奇胎　53
　　全奇胎　166
　　多嚢胞内膜像　55
　　部分奇胎　166
　　胞状奇胎　53
　　良性腫瘍　37
子宮外妊娠　141
　　ストラテジー　144
　　内膜像　141
子宮間質部妊娠　146
子宮癌肉腫　49
子宮奇形　9, 55, 60, 98, 166
　　合併妊娠　166
子宮峡部　200
子宮筋腫　6, 37, 166
　　合併妊娠　166
　　感染　42
　　鑑別　45
　　子宮粘膜筋腫　9
　　所見　43
　　変性　37, 41
子宮頸癌　49
子宮腔内病変　1, 55, 61, 91, 93
子宮腺筋症　43, 97
　　鑑別　45
子宮体癌　49, 55
子宮内避妊具　116
子宮内反症　234
子宮内膜
　　厚さ　88
　　月経期子宮内膜掻爬術　91
　　質　89
　　周期的変化　86, 243
　　生理的変化　93
　　蠕動運動　86, 92, 243
　　日付診　91
子宮内膜癌　9, 45, 61
　　転移性　48
子宮内膜受容体　107
子宮内膜症性嚢胞　71, 107
子宮内膜ポリープ　7, 55, 56, 91, 93
子宮肉腫　49, 52, 61
子宮粘膜下筋腫　9, 55, 58, 95
子宮復古不全　230
子宮鏡下経頸管的子宮筋腫切除術　95
四腔断面　181
シネモードフレーム番号　247
収縮期最高血流速度　18
修正大血管転換症　183
周波数　249
絨毛癌　53
絨毛性疾患　53, 54, 166
絨毛膜下血腫　150, 201
絨毛膜下出血　147
出血性卵巣嚢胞　67
常位胎盤早期剥離　206, 209
漿液性嚢胞腺癌　76
消化管閉塞性疾患　188
小脳横径　172
食道閉鎖　188
シリコンレンズ　239
腎異形成　194
心横径　183
心胸郭断面比　183
腎形成不全　194
心収縮率　185
腎無形成　194
腎無発生　194
真結節　215
心室中隔欠損　183
心臓脱出　186
心内膜床欠損　183
侵入奇胎　53

す

水頭症　155, 179
水頭無脳症　157
髄膜脊髄瘤　163
髄膜瘤　160, 163
ズーム　247
スペックルパターン　251

せ

整合層　239
成熟嚢胞性奇形腫　78
　　悪性転化　78
正常乳房　125
正常卵巣　65
正中頸嚢胞　158
脊髄嚢瘤　163
脊髄裂　163
脊椎裂　157
切迫流産　147
全奇胎　166
全前脳胞症　157
前回帝王切開　225
前置胎盤　135, 198
穿通胎盤　231
先天性横隔膜ヘルニア　186
先天性食道閉鎖　186
先天性心疾患　181
先天性嚢胞状腺腫様奇形　183, 186

そ

総肺動脈還流異常　184
造影超音波検査　1
双角双頸子宮　100
双角単頸子宮　99

早期胎囊像　135
走査密度　247
走査法　249
　　アーク／リニア　239
　　経腟走査法　240, 246
　　経直腸走査法　240
　　経腹走査法　240, 246
　　コンベックス　239
　　セクタ　239
　　ラジアル　239
　　リニア　239
早産マーカー　223
側頸嚢胞　158
側脳室大脳半球比　178
存続卵胞　68

た

多嚢胞性卵巣症候群　103
胎芽(児)異常　154
胎芽(児)心拍動　135, 147
　　異常と流産　147
大血管転換症　184
胎児
　　四肢骨格異常　195
　　小脳横径　172
　　頭殿長　141
　　腹部横径　172
　　腹部周囲長　172
　　腹部前後径　172
　　腹部断面積　172
　　卵巣腫瘤　194
胎児well being　172, 174
胎児仮死　175
胎児計測法　172
胎児形態異常　178
胎児血流　174
　　血流インデックス　174
　　中大脳動脈血流インデックス　175
胎児四肢骨格異常　195
胎児腎臓　191
胎児心臓基準7断面　181
胎児中枢神経系　154
胎児発育　172
胎児不整脈　184
大動脈狭窄　183, 184
大動脈縮窄症　184
大動脈離断　184
大動脈弓断面　182
ダイナミックレンジ　236, 247, 249
胎囊　133
　　早期胎囊像　135

胎盤　198
　　位置異常　198
　　嵌入胎盤　231
　　常位胎盤早期剥離　206, 209
　　前置胎盤　135, 198
　　穿通胎盤　231
　　低置胎盤　135, 198
　　付着胎盤　232
　　癒着胎盤　231, 234
胎盤肥厚像　206
胎盤後血腫像　206
胎便性腹膜炎　189
多重反射　251
多胎
　　膜性診断　150
多胎妊娠　150
脱落膜遺残　230
多囊胞内膜症　55
多脾症候群　183
単一臍帯動脈　212
短軸断面　182
短小陰茎　194
単心室　183
単心房　183

ち

致死生四肢短縮症　195
中大脳動脈　175
超音波画像の表示方法　241
超音波子宮卵管造影　22, 113, 115
超音波造影剤　22, 113
超音波探触子　236, 239
　　シリコンレンズ　239
　　パッキング　239
　　整合層　239
超音波発生学　137
超音波パルス　238
超音波分解能　239
　　距離分解能　239
　　方位分解能　239
長軸断面　182
直交3断面の同時表示　31

て

帝王切開
　　前回帝王切開　225
帝切後後腟分娩　225
低置胎盤　135, 198
停留精巣　194
転移性卵巣癌　81

と

頭殿長　141
頭蓋裂　157
ドップラー効果　12
ドプラ検査　12
　　カラードプラ法　14
　　虚像　14
　　産科　20
　　ドップラー効果　12
　　パルス　12
　　パルスドプラ法　14
　　パワードプラ法　14
　　婦人科　20
　　臨床評価　20
　　連続波ドプラ法　14
ドプラゲートマーカー　246
トリソミー　158, 197, 198

な

内子宮口　221
　　dynamic change　221
　　楔状開大　221
内臓逆位　183
内臓錯位　183
内膜症性嚢胞　107, 167
　　エタノール固定術　107

に

二分脊椎　157
乳房　123
　　悪性疾患　131
　　正常乳房　123
　　良性疾患　129
尿路通過障害　194
任意断面構築　27

ね

粘液性嚢胞腺癌　76
粘膜下筋腫　55, 58

の

脳髄膜嚢瘤　160
脳髄膜瘤　160
脳保持効果　175
囊胞状リンパ管腫　158
囊胞腎　194
囊胞性腺線維腫　72
脳瘤　160

は

肺分画症　186
肺動脈狭窄　184

索引

排卵誘発周期　102
パッキング　239
パノラマ表示機能　35
パルス　12
パルスドプラ法　14
　　評価　19
パワードプラ法　14

ひ
被包脱落膜胎盤　201
皮様嚢腫　69
品胎　153

ふ
ファロー四徴症　183
フィールドデータ　27
フォーカスポイント　247，250
腹部横径　172
腹部周囲長　172
腹部前後径　172
腹部断面積　172
腹部嚢胞性疾患　189
腹壁破裂　189
腹膜偽粘液腫　81
副卵巣嚢胞　69
付着胎盤　232
部分奇胎　166
ブライトネス　247，249
フレーム相関　247

ほ
方位分解能　239
膀胱外反症　194
胞状奇胎　53
ボクセル　27
ポストプロセス　247
ボリュームレンダリング　27

ま
膜性診断　150

み
未分化胚細胞腫　76

脈絡膜嚢胞　179
ミラーイメージ　15

む
無腎症　194
無心体　197
ムチン性嚢胞腺腫　72
無頭無心体　196
無頭蓋症　157
無脳症　155，157
無脾症候群　183

め
明細胞癌　76
メインローブ　251
メカニカルインデックス　247

ゆ
癒着胎盤　231，234

よ
羊水　217
羊水ポケット法　217

ら
卵管　112
　　異常　112
卵管造影検査　113
卵管流産　144
卵管留水症　115
卵管留膿症　115
卵巣　243
　　悪性腫瘍　74
　　　　診断　84
　　黄体嚢胞　167
　　黄体化非破裂卵胞　65，102
　　顆粒膜細胞腫　78
　　機能性嚢胞　67
　　境界悪性腫瘍　74
　　子宮内膜症性嚢胞　71
　　周期的変化　65
　　出血性卵巣嚢胞　67
　　漿液性嚢胞腺癌　76

成熟嚢胞性奇形腫　78
正常卵巣　65
存続卵胞　68
転移性卵巣癌　81
内膜症性嚢胞　167
粘液性嚢胞腺癌　76
嚢胞性腺線維腫　72
皮様嚢腫　69
腹膜偽粘液腫　81
副卵巣嚢胞　69
未分化胚細胞腫　76
ムチン性嚢胞腺腫　72
明細胞癌　76
卵胞モニタリング　65，102
良性腫瘍　69，74
　　診断　74
類内膜癌　76
類皮嚢胞腫　69，167
卵巣過剰刺激症候群　104
卵巣血流　112
卵巣出血　67
卵巣腫瘍エコーパターン分類　75
卵巣腫瘍　167
　　合併妊娠　167
卵胞モニタリング　65，102

り
リアルタイムビームトレーシング法　27
流産　135
　　頸管流産　146
　　稽留流産　147
　　枯死卵　147
　　切迫流産　147
　　卵管流産　144
両大血管右室起始　184

る
類内膜癌　76
類皮嚢胞腫　69，167

れ
連続波ドプラ法　14

女性診療科 最新超音波診断	ISBN4-8159-1618-7 C3047

平成14年4月10日 初版第1刷発行	
平成15年7月15日 初版第2刷発行	〈検印省略〉

監 修	──	荒 木　　　勤
著 者	──	関 谷 隆 夫
		石 原 楷 輔
発行者	──	松 浦 三 男
印刷所	──	服部印刷株式会社
発行所	──	株式会社　永 井 書 店

〒553-0003　大阪市福島区福島8丁目21番15号
電話(06)6452-1881(代表)／ファクス(06)6452-1882

東京店
〒101-0062　東京都千代田区神田駿河台2-4
電話03(3291)9717(代表)／ファクス03(3291)9710

Printed in Japan　　　　　©SEKIYA Takao & ISHIHARA Kaisuke, 2002

・本書の複製権・翻訳権・上映権・譲渡権・公衆送信権(送信可能化権を含む)
　は，株式会社永井書店が保有します．
・**JCLS** ＜(株)日本著作出版権管理システム委託出版物＞
　本書の無断複写は著作権法上での例外を除き禁じられています．複写される
　場合には，その都度事前に(株)日本著作出版権管理システム(電話03-3817-
　5670，FAX03-3815-8199)の許諾を得て下さい．